自閉症スペクトラム障害のある人が才能をいかすための人間関係10のルール

著 テンプル・グランディン
ショーン・バロン
訳 門脇陽子

Unwritten Rules of Social Relationships
Decoding Social Mysteries Through the Unique Perspectives of Autism

明石書店

自分自身と世界を理解しようと日々奮闘している、自閉症スペクトラム障害のある人々と、
彼らを支える親たち、教師たち、支援者たちに本書を捧げる。

——テンプル・グランディン

僕のすばらしい父と母と妹、すなわちロン、ジュディ、ミーガン・バロンに本書を捧げる。

——ショーン・バロン

目次

謝辞

本書に貴重な助言を与え、共に多大な労苦を捧げてくれたベロニカ・ジスクに感謝します。また自閉症やアスペルガー症候群への理解を広めるための貴重な書籍を多数出版し、本書の最初のアイディアを温めていたフューチャー・ホライズン社社長、ウェイン・ジルピンにも謝意を表したいと思います。彼のビジョンに感謝し、フューチャー・ホライズン・ファミリーの一員であることを誇りに思います。

読者へ

●本書は、三人の原稿から構成されています。テンプルとショーンの執筆部分は、全章にわたり、文章の前に名前を冠して執筆者がわかるようにしました。そのほかの部分は、編集者ベロニカ・ジスクが、私たちの意見をとり入れながら書いてくれたものです。

●私たちはパーソン・ファースト*による表記に賛同し、本書もそのスタイルをとっています。

●また、一般的な三人称として「彼または彼女」と表現せずに、男性人称代名詞を用いました。本書でいう「教師」は、自閉症スペクトラム障害のある人を指導するすべての人を意味し、学校の教師に限定されません。とくに断りのないかぎり、本書の見解は男女を問わず等しくあてはまります。

●最後に、本書は各章の中に複数の「声」が混在する構成になっています。最初の二章は、テンプルとバロンがそれぞれ執筆したものなので、一人称で語っています。それ以降の章は、二人の考えや意見を合わせたものなので、必要に応じてこの二人を三人称で表現しています。❖印は、筆者を明示した場合と同様、「声」の主の変化を意味します。

*訳注――"a child with ASD"のような表現。日本語でいえば「障害児」ではなく「障害のある子ども」にあたる。

舞台裏——序にかえて

人間関係のルール

社会の中で、個人あるいは集団として他者と交流するときの、
ある社会の姿勢、価値観、偏見、不安を反映し、
果たすべき役割やなすべき行動を規定する
明記、明言された、あるいはされていない
指針、基準、要求、期待、慣習、掟《おきて》。

フューチャー・ホライズン社*社長のウェイン・ジルピンから、「人間関係の暗黙のルール」をテーマとした本を書かないかと持ちかけられたとき、私たち、テンプル・グランディンとショーン・バロンは興味とともに、ある種の不安を覚えました。「自閉症の影響と闘い、障害を乗り越えて社会に適応し活躍しているあなたがたの長年の知恵を、自閉症の関係者に紹介することには大きな意義がある」とウェインは力説しました。「二人とも社会的機能という複雑な領域について豊かな見識と経験がある。あなたがたがどうやって現在の自分になったのかを、知りたい人がいるのではないか」と。

*原著出版社

ウェインの指摘は、知的・論理的な面からは納得できました。自閉症スペクトラム障害（ASD）のある私たちのような人々について、とりわけ私たちの思考とそれが対人関係に与える影響について、定型発達の人々*に理解を深めていただくのは、大いに意義のあることです。私たちそれぞれが現在の社会理解にいたるまで歩んできた困難に満ちた道のりをふり返る機会にもなります。また、自閉症スペクトラム障害のある人の親や教師、介護者、そして本人が常に抱えているテーマについて、私たちが考えてきたことを書物にして社会貢献できるということに、心をひかれました。

本書の執筆を引き受けた時点では、私たちの社会理解の探求の旅がどんな像を描き出すのか、ほとんどわかっていませんでした。

当面やるべきことは理解していたとはいえ、実行するとなると一筋縄では行かないことに気づきました。何を書くかについて話し合えば話し合うほど、雲をつかむようなテーマのように思えてきたのです。一つ暗黙のルールをあげれば、すぐに一〇〇の例外が出てくる。ちょうど子どもから思春期を経て、現在の自分に至るまでの社会性の習得の過程で味わったような不安といらだちが募ってきました。人間関係のルールにしろ社会とのかかわりにしろ、最初は単純で定義も明確です。子どもの頃は「口にものを入れたまましゃべってはいけません」とか「教室では手をあげてから発言すること」という程度ですみます。本書の当初のアイディアもそうでした。これまでに習得した人間関係の暗黙のルールのいくつかについて話し合えばすむと思っていたのです。ところが、社会的な場面に深くかかわり社会理解が深まるにつれ、ルールは複雑に絡み合い、単純に割り切れなくなります。話せば話すほど、境界線はかすみ、ルールよりも例外が増えるのです。ちょうど森に奥深く分け入るにつれ、光が薄れていくかのように。

幸い、そこに編集者ベロニカ・ジスクというよき案内人が現れ、行く先を照らすライトを与えてくれまし

＊標準的な神経学的機能をもつ一般の人々

た。そして対話を重ねるうちに、考えが整理され、書くべき内容がまとまり始めました。膨大でときには不可解な人間関係のルールを論じるという本書の最初のコンセプトは、あまりに茫漠としていて、入口も出口も見えないことがすぐに明らかになりました。ベロニカがこの仕事を、私たちが理解できるレベルの扱いやすい小さなステップに分解してくれると、不安とストレスの巨大な氷山が溶け始めたのでした。

さらに、私たちの社会意識が長い年月の間にどう展開したかを語り合ううちに、いくつかの共通の考えが意識の表面に浮かび上がってきました。社会的行動を規定する小さく個別的なルールは、より広いカテゴリーの下にまとまり始めました。普遍性のある暗黙のルールの本質は興味深く、目からうろこが落ちるようでした。こうしたルールは、家庭、学校、地域社会などのどんな領域や場面でも適用でき、年齢や文化を超えて通用します。やがてそれらが集約されて、本書の「暗黙のルール10ヵ条」となりました。自閉症スペクトラム障害のある人は、ものごとを一般化するより細部にこだわる傾向があるといわれますが、本書の執筆のプロセスはまさにそれを物語っていました。

本書執筆の初期、ことが思うように進まなくていらだっていた時期に、ショーンは人間関係の暗黙のルールを定義する難しさについて、端的にこう表現しました。「定型発達の人の世界と、自閉症スペクトラム障害のある人の世界は違う。僕たちのものの見方や理解、思考のプロセスは一般の人と大きな開きがあるのに、それでも一般の世界のルールに従うことを求められる。彼らは生まれながらにして社会理解が備わっているけれど、僕たちは違う。人間関係を築くのにプラスやマイナスになる暗黙のルールを僕に書けということは、フランス人のルールについて書けというようなものだ。僕はフランス人ではないし、フランスの文化の中に生まれ育ったわけでもないから、彼らのルールはわからない。それと同じだ」と。

それでも最後には何とかなるもので、本書が完成する頃には、私たちはそれぞれ、かつてよりもはるかに豊かで充実した人間関係の暗黙のルールの理解にたどりつき、自閉症スペクトラム障害のある人に接するときのヒントが示せるようになりました。しかし、おそらく私たちの最大の発見は、**社会意識を身につけるまでの二人の道のりに、いかに大きな違いがあったか**ということでしょう。

私たち二人がまったく異なる道を通って社会理解にたどりついたことは確かです。現在の私たちそれぞれの世界観は、**異なる社会的視点**によって色づけされています。社会意識を身につけ世界と結びつく道は一つだけではなく、自閉症スペクトラム障害のある人の数だけあるといってよいでしょう。ただ背景や文脈を語らずしてそれを主張しても説得力がありません。そこで本書では、それぞれの個人史から出発することにしました。「人間関係の暗黙のルール10ヵ条」の舞台設定をするとともに、成長過程での二人の非常に異なる視点を紹介したいと思います。

自閉症スペクトラム障害のある子どもに「ソーシャルスキル」を教える親や教師には、二人のそれぞれの社会的視点を、指導の**二つの異なる出発点**と見ていただくこともできるでしょう。この二つの視点には、思考や学習の方法だけではなく、社会意識の性質や特徴を形づくる、生まれもった素材というべきものが反映されています。たとえばAという道に生まれついた子どもなら、世界に対する結合感や幸福感は、常に論理的分析的観点から生まれるでしょう。彼らは人との感情的なつながりよりも知的探求に関心があります。またしばしば高い知的能力に恵まれ、研究や学習に没頭するあまり周囲の世界には無関心になりがちで、事実や数字、問題、パターンなどが思考の中心を占める「豆学者」です。彼らの自己存在感や結合感は、何を**感じる**かよりも何を**する**かに結びついています。彼らは共通の関心をもつ人と友だちになります。一方、Bの道を行く子どもには、もともと人に対する感情的なつながりがあります。最初は適切さを欠くものの、強く感情を表現し、欲求を訴え、感情的な回路を通して理解されることを望みます。そして社会的・感情的なつながりを通して周囲の世界を感じ取り、自分と世界が調和しないときはひどく動揺します。彼らは感情によって奮い立ち、感情をむき出しにします。このタイプの子どもは感情的なつながりをもてる友だちや仲間を切に求め、つながりをもつこと自体が動機づけとなります。しかし感情の波に飲み込まれないように激しい逆流に抵抗するすべを知りません。

テンプルは生まれたときから「典型的な自閉症」でした。四歳近くまでことばを話さず、触覚と聴覚の感覚過敏のため、しょっちゅうかんしゃくを起こしていました。ひとりになると、飽くことなくじゅうたんの繊維をいじったり、指の間からこぼれ落ちる砂をじっと眺めたりしていました。テンプルの障害は深刻で、施設への入所を勧められたほどでしたが、母親は娘の将来をあきらめませんでした。テンプルは好奇心が強く、創造力があり、意欲的にまわりの世界を探求する子どもでもありました。ものを作り、「生活」のしくみを探偵のような綿密さで解明することが好きでした。彼女の前向きで強靭《きょうじん》な自意識は、自分の行動や母親に導かれたさまざまな体験や生活環境によって、少しずつ形成されていきました。共通の関心で結ばれた友だちとはよく遊びました。まわりの子どもとの間にはっきりとした違和感を覚えるようになったのは一〇代に入ってからでした。けれどもその時期までに、高い自尊感情、自発性、創造性、柔軟な思考を身につけていた彼女は、自分の世界を根底から揺さぶるような周囲の無理解に耐え抜くことができたのです。テンプルはこの時期も常に自分のなすことによって自分を定義していました。彼女はよく知られているように「絵で考える」人であり、非常に論理的に情報を処理します。テンプルの思考は視覚的であり論理的です。現在、彼女は大学で教鞭をとり、家畜用の機具の設計もしています。

一方、ショーンは幼少の頃から深い孤独感と根深い不安や恐怖にさいなまれていました。それらは極端に硬直した思考パターン、反復的行動、絶対不可侵のルールとなって表れました。自閉症と診断されたのは、一九六五年、三歳のときです。今日の診断基準の「高機能」には該当せず、テンプルと同じようにことばに遅れがあり、感覚過敏の問題がありました。三歳になって数や文字を口にし始めましたが、四歳まではそれ以外のことばを話しませんでした。彼の母親の記憶によると、州都名やラジオ局のコールサインを「唱える」だけで、社会的機能のあることばを言ったり会話をしたりすることができなかったのです。また人と視線を合わせることができませんでした。玄関のチャイムのような無害な雑音を意識から締め出せず、その一方で、まわりの大人や両親の呼びかけを無視しているように見えました。実際は、どの音も声も無視できないために混乱していたのです。痛みにはそれほど敏感ではありませんでしたが、バスタブの中に座るとか、頭を触られるとか髪を洗うとか櫛でとかすといった触覚刺激に耐えられませんでした。感覚過敏の問題の一部は、二〇代に入ってもなお続きました。現在、ショーンは記者として活躍し、オハイオ州でひとり暮らしをしています。関心は幅広く、広い交友関係があります。

以下の章でわかるように、ショーンの行動は感情に支配されていました。彼は「自分の頭の中の世界」に住んでいて、そこには自閉症という霧が深く立ちこめ、霧の向こうには何も存在しないかのようでした。ショーンは孤独な少年で、すでに自分が知っている情報にしか好奇心を示さず、何度も同じことを聞きたがりました。同一性の中にだけ秩序と平安を見出し、奇妙なルールが彼の日常の対人接触を支配していたのです。世界は恐怖と不安に満ちた、コントロールのきかない場所でした。そんな彼にとって、ほんの束の間でも不安からの執行猶予を与えてくれる行動は、どんなものであれ命綱のように思えました。興味深いことに、ショーンの質問は時間に関するものばかりで（「あの人は何時に来るの？」など）、自分ができないことや理解できないことについて、どうしたらよいかと尋ねたことは、まったくありませんでした。この傾向は大人になっても継続し、なかでも人に助けを求められないことが、彼をもっとも長く苦しめたようです。

表面的には両親や周囲の人々に無関心なように見えましたが、ショーンには人と感情的につながるための種が宿っていました。この種は、自閉症スペクトラム障害のある人々の中に、さまざまなレベルで存在しています。あとからふり返ると、彼の場合、人と感情的なつながりをもつ潜在能力は高かったのですが、自分の思考の枠から一歩踏み出して柔軟に考える能力や、他人の視点でものごとを見る「心の理論」の能力が欠落していたことがわかります。人間関係でつまずくたびに、彼のガラスのようにもろい自尊感情は大きく傷つきました。どんなささいな無理解もすべて、自分が生まれつきどこかおかしい「だめな」人間である証拠のように思えました。彼の意識は自分にばかり集中していましたが、好んでそうしたわけではなく、自閉症に原因があったのです。日々の社会生活につきまとう不安や恐怖をコントロールできず、しばしば怒りを爆発させては、自分への絶望というブラックホールへと引きずり込まれていったのです。しかしそうした過去にもかかわらず、現在のショーンは新聞記者として自立した生活を営み、多彩な人間関係を楽しんでいます。

本書の作業を進めるうちに、二人の社会的視点がそれぞれの思考パターンや行動にいかに影響するかが浮き彫りになりました。テンプルは人生に対しても執筆に対しても、分析的なアプローチをとります。調査し、議論し、評価し、「問題」を解決するのです。彼女の文章には、社会生活能力を習得する過程でのできごとや考え、論理的で秩序のある生き方のスタイル、そしてだんだんと形をなしてきた社会意識の新しい概念や観点などが描かれています。

一方、ショーンの場合、人生にも文章にも感情が満ちあふれています。自閉症を乗り越え、対人関係というつかみどころのない世界で生きるなかで経験してきた不安、恐怖、あこがれ、喜びなどが、どの文章にも顔をのぞかせています。

二人の違いはかすかでもあり明白でもあります。この違いは環境や生い立ちだけに由来するものではなく、生理学的条件にも原因があります。最近の脳の研究によって、脳の各部分を結ぶニューロンの接続に問題があると自閉症の特徴が表れることがわかってきました。もっとも影響を受けるのは前頭皮質で、記憶が蓄積される脳の後部は、多くの場合正常です。また、目から送られる感情的信号を処理する領域に異常があることもわかっています。異常がある部位は人によってさまざまで、それが、同じ自閉症スペクトラムでも行動や感情に個人差があり、ショーンがショーンでありテンプルがテンプルである理由ともなっています。

二人は、道のりこそまったく違いますが、同じ目的地に到着しました。二人とも幸福で自立した大人になり、充実感のある仕事と、一体感や帰属意識を与えてくれるよい人間関係を維持しています。

自閉症はスペクトラム、つまり連続体状の障害であり、自閉症のある人々の世界には別の文化があります。どの文化もそうであるように、私たちにも私たちなりの社会的規範や暗黙のルールや思考の観点があります。しかし文化的多様性の尊重よりも盲目的な画一性を要求する、もう一つの文化の中で、私たちは毎日を生きていかなければならないのです。その世界に順応するのはとてつもなく難しく、私たちはしばしば抑うつに悩まされ、不安につきまとわれます。

私たちは本書を通じて、自閉症のある人と定型発達の人が互いの文化をより深く意識し、理解し合うようになることを願っています。そのためには、自閉症のある人が人間関係をどうとらえているかを伝えるのが一番よいと考えました――これは他者の視点を理解するのに必要なステップです。まず私たちの「頭の中」を理解していただき、他者や状況について自分自身と交わしている対話に耳を傾けていただかないことには、人間関係のルールをいくら並べても、また私たちが習得した対人的行動の例を体系的に整理してどんなに多くあげても、定型発達の人々の心には残らないでしょう。よい人間関係を結ぶには、相手の立場からものごとを見る健全な能力が必要です。それは、自閉症のある人に一般の人の視点を教えることを意味するのがほとんどですが、本書では、自閉症のある人の人間関係の視点を紹介することによって、この流れを逆転しようと試みました。この作業を通して、私たちそれぞれに新しい視界が開け、自閉症という共通の絆を分かち合うこともできました。この試みが、二つの文化の新たな相互理解のかけ橋となることを期待したいと思います。

この地球という星に人類は何億年も暮らしてきましたが、私たちの社会意識はいまだ未熟な段階にあります。互いに調和し尊重しながら共存するためには、私たちみなが習得すべきスキルがあります。パレットにたくさんの色があるほど、美しい世界を創り出せるはずです。そして誰しも互いに貢献できるものを豊かにもっているのです。

対立する価値観が共存する豊かな文化を築くには、
人間の潜在的可能性をあらゆる範囲において認識しなければならない。
それぞれが生まれもった多様な個性や能力に適した場所がみつかるような
恣意や偏りのない社会構造を生み出すために。

――マーガレット・ミード

二〇〇五年七月

テンプル・グランディン
ショーン・バロン

第1幕

社会的思考の二つの視点

1　私の世界は私のなすこと

テンプル・グランディン

　子どもの頃、私は『スーパーマン』と『ローン・レンジャー』*の大ファンでした。どちらも単純明快な勧善懲悪の物語で、正義の味方が悪人に勝つ。価値観が明快なので、メッセージも難なく理解できました。善悪の区別を学ぶときにも、私は具体例によって学びました。たとえば、人にぶたれたらいやだから、自分も人をぶってはいけないというふうに。「悪に悪で報いるのは正義ではない」というルールなら、自分のおもちゃを壊されたからといって、壊した子のおもちゃを壊してよいわけではない、というような例で理解しました。

＊一九五〇年代のアメリカの人気西部劇ドラマ

　当時の子どもの人気番組『ロイ・ロジャース・ショー』のロイ・ロジャースのルールも共感できました。その西部のカウボーイの掟《おきて》は、私が子ども時代を過ごした一九五〇年代の社会のルールでもありました。

ロイ・ロジャース・ライダークラブのルール

いつも清潔にしよう

人には礼儀正しくしよう

両親の言うことをよく聞こう
弱者を守って助けよう
勇敢になろう、だが危険なことはやめよう
熱心に勉強し、よく学ぼう
動物は思いやりをもって世話しよう
食事は残さず、むだづかいはやめよう
神を愛し、日曜学校に毎週通おう
国旗と祖国を敬おう

一九五〇年代のアメリカ社会は、今日よりもずっと素朴で、枠組みがきっちりとしていて、社会の規範を重んじる伝統がありました。自閉症関係の集会で講壇に立つと、「どうして今日のようなあなたになれたのですか。よい仕事をし、友人に恵まれ、社会で立派に通用する人間になれたのはなぜでしょうか」と、会場の親や教師から質問されることがあります。それはもちろん一言では答えられません。現在の私は四〇年前の私とは違うし、一〇年前の私とも五年前の私とも違います。ある年齢になったとき、突如スイッチが入って社会理解が開花したというわけではありません。もし質問した人が、高校を卒業したばかりの私に出会ったのなら、まるで別の印象を抱いて背を向けたにちがいありません。私はもうすぐ六〇歳になりますが、長年の経験から多くを学びました。社会理解の未熟な五歳や一〇歳の子どもの頃とは比べるべくもありません。けれど本書の準備をしながら、現在と過去のさまざまな段階での自分の社会理解を比較するうちに、いくつかの成功要因に気づきました。

- 一九五〇年代から六〇年代にかけて成長期を過ごしたこと
- きちんとした枠組みのある家庭生活
- 創造性と好奇心に富む気質
- 両親と教師の高い期待
- 行動の明確なルールと一貫性のある罰
- 高い自尊感情と強いモチベーション

これらには内的要因もあれば外的要因もあるし、自閉症スペクトラム障害のある子どもや大人に一般的にいえることもあれば、私にしかあてはまらない生まれつきの資質もあるかもしれません。

一九五〇年代から六〇年代にかけて成長期を過ごしたこと

ふり返ると、つくづく私は時代の子だったと思います。一九五〇〜六〇年代の社会構造は現代よりもずっと単純でした。家族の絆が強く、人々は尊重し合い、期待される行動がはっきりしていました。マナーを守ること、他人を思いやること、地域社会に貢献することを、子どもは教えられていました。

拙著『我、自閉症に生まれて』〔Grandin & Scariano 1986〕や『自閉症の才能開発──自閉症と天才をつなぐ鎖』〔Grandin 1995〕、そして母の著書『ポケットの中のトゲ（*A Thorn in My Pocket*）』〔Cutler 2004〕でもふれているように、子どもの頃の私には行動にかなり重度な問題があったにもかかわらず、母は自閉症を理由にして、社会で通用する人間になるという私への期待を緩めたりしませんでした。私は六歳頃には家族と一緒にテーブルにつき、お行儀よくふるまい、リビングルームを散らかさないなどの家庭のルールを守ることを期待されました。礼儀正しくし、「どうぞ」「ありがとう」を言うことは、あの時代のどの子どもにも求められていましたが、グランディン家ではなおさらでした。私がソーシャルスキルを習得することは、何ら疑問をさしはさむ余地のない、当然の期待だったのです。

母のしつけは厳しく、かつ一貫していました。すぐれた観察眼をもっていました。後年私の武器となる鋭い分析力は、母譲りかもしれません。母は、私が疲れや過剰な感覚刺激のせいで暴発したのか（その場合は罰を与えなかった）、それとも努力していないだけなのか、単に「テンプルのくせが出ている」のかをよく見分けていました。私も懲りない子どもでしたし、どこまでなら叱られないかを試したがるのは、自閉症があろうとなかろうと、子どもの常でしょう。

母がしつけに励んだ理由の一つは、私を施設に入れる必要がないことを父や医師に証明したかったからです。当時はまだ自閉症に対する理解が進んでおらず、自閉症の原因は母親の世話や愛情の不足というブルーノ・ベッテルハイムの説が、暗雲のように影を落としていました。しかし母は、私に合った方法で教えさえすれば学ぶことができるはずと確信していたのです。私を施設に入れまいと母は必死で努力しましたが、それは決してなまやさしいものではありませんでした。

私が育った環境は、人との交流や友情が自然に育まれるような環境でもありました。現代のようにテレビやＤＶＤ、コンピュータやテレビゲームの前で何時間もひとりで遊ぶことはありませんでした。自閉症スペクトラム障害のある子どもの成長には、まさしく理想的といえるでしょう。工作や手芸、凧《たこ》や模型飛行機の組み立て、戸外遊び、ボードゲームやトランプで時を過ごし、「交代する」ことや「順番を守る」ことは遊びの中で覚えました。私は五歳の頃には、すでに段ボールを使って工作をしていました。こうした遊びは知らず知らずのうちに自尊感情を高めたし、言語や感覚の統制、行動のコントロールなどのさまざまなスキルを実践することができました。

私はひとり遊びもしましたが、たいていは妹たちや家庭教師、近所の子どもと一緒に遊びました。それはソーシャルスキルの発達にはもってこいの条件でした。一番好きなテーブルホッケーも、相手がいなければできない遊びでした。母が私にマナーとエチケットをたたきこんでくれたおかげで、交代する、ズルをしない、相手がしたい遊びにもつきあう、といった子どもの遊びに必要なソーシャルスキルを早くから身につけることができました。

ときおり私は何かにとりつかれたように、一般に人が好まないような話を何度も何度もまくしたてました。これは私の執着的傾向の一つです。近所の家に、耳を押すとしっぽが上がって尻からタバコが出てくるロバの人形がありました。まあ、下ネタの部類だったのですが、私は世の中にこれほど愉快なものはないとばかりに、そのことばかりしゃべっていました。しまいに、まわりの子どもたちはうんざりしてしまいました。ただありがたかったのは、彼らがずばりと「もうやめて。その話はもうたくさん」と言ってくれたことです。これは私のためになりました。昔は誰もが率直で、私が何かよくないことをすれば、大人も子どもも遠慮しませんでした。くどくど説明したり相手に気をつかいすぎたりせずに、単刀直入に悪いことは悪いと指摘し、それが母なら確実に何かの特権を取り上げられました。今よりもはるかにざっくばらんな人間関係だったのです。

また、よその家庭との接点が多い時代でもありました。小学校の同級生はたった一二人で、どの子とでも遊びました。当時はそれが普通だったのです。みなが全員の誕生日パーティに呼ばれ、仲間はずれはないし、放課後はいつも群れをなして遊ぶ。近所には、格好いいエレクターセット*のある家やビリヤード台のある家

*建築現場のクレーンなどを模したおもちゃ

があり、私はそれで遊ぶのが大好きで、よく訪ねていっては、その家の子どもと一緒に使わせてもらいました。日常生活には人づきあいの場面がたくさんあり、適切なソーシャルスキルが期待されました。もし隣の家で悪さをしたら、その家のおばさんがぴしゃりと注意するでしょう。それは何も特別なことではなく、自分の子どもと同じように接したまでなのです。これはよいこと、これはよくないこと、と。母親たちは子どもたちに同じマナーを教え、自分の行動の責任をとらせました。今よりずっと結束の固い社会でした。

また、私は人見知りをしない子どもでした。そのおかげで比較的ソーシャルスキルを習得しやすく、全般的に人生に対して積極的になれたのだと思います。子どもの頃、家族旅行でカナダを訪れたときのことですが、トボガン*で遊ぶ子どもを見ているうちに自分もやりたくなって、初対面の相手に「一緒に乗せて」と頼みにいきました。妹は内気でそんな真似はできませんでした。また近所に誰かが引っ越してくれば、自分から訪ねていって自己紹介しました。人と接することに気後れはなく、失敗を恐れたりしませんでした。機会がふんだんにあり十分に練習できたからでしょう。母の徹底したマナー訓練とともに、そういったことが後の人生に益したのだと思います。

私は根っからの工作好きでした。それは私の視覚的思考のごく自然な展開でした。人形遊びなどの「女の子の遊び」は好きではなく（もとい、大きらいでした）、外に出て木の上に家を作ったり、飛行機や凧など飛ぶものを作ったりするのが好きでした。スカーフとハンガーでしゃれたパラシュートを作ったこともあります。設計に工夫を凝らしたパラシュートは、糸がからむことなく美しく開き、遠くまで飛んでいったものです。

六歳の頃、弟のディックが生まれたとき、退院する母と弟を歓迎するためにちょっとしたしかけを作りました。まず段ボールを馬の形に切り抜き、クレープペーパーをたくさん糊付けし、ひもをつけました。弟を抱いた母が玄関を開けた瞬間、手すり越しに馬をつり下げると、クレープペーパーがパッと広がり大きな輪

＊小型のそり

を作りました。六歳の私の頭はいつもそんなアイディアでいっぱいでした。また、母がホームパーティーを開いた日、ハンガーに自分の服を着せ、紙袋で頭を作り、居間のすぐ上の二階の窓からつり下げたことがあります。人が落ちてきたと勘違いした客が金切り声を上げました。私はおなかを抱えて笑い転げました。

私は感情面の「心の理論」は不得手でしたが、**視覚面の**「心の理論」には長けていました。八歳の頃だったか、かくれんぼのときに、ダミー人形を作ってオニをだますことを思いつきました。枯葉をつめた上着を木につるしてオニをおびきよせ、その間に陣地に駆け込むのです。三年生のときには、犬の扮装をして学校のドッグショーに出演しようと思い立ちました。飼い主役のリース家の双子にひっぱられて、手作りの犬の着ぐるみを着た私が登場すると、大喝采《かっさい》が起こりました。私の創意工夫をまわりの子どもも楽しんだのです。私は共通の興味をつてに友だちを作っていました。

もし私が一日中ひとりでテレビの前に座りゲームにかまけていたら、はたして創造的な人間になれたか、自発的な意欲や高い自尊感情をもてたかどうかは怪しいでしょう。コンピュータもテレビと似たようなものです。私はいまだに家にパソコンを置いていません。パソコンは私には催眠効果があるようで、何時間もスクリーンセーバーを見つめたまま、ぼーっとしてしまいそうです。もし子どもの頃こういうものがあったら、ひとり遊びばかりして、後の人生で役立つソーシャルスキルは習得できなかったでしょう。ソーシャルスキルは自分ひとりでは学べません。「エレクトロニクス時代」に生まれなかったために、私はまわりの子どもや大人とかかわらざるをえなかったのですが、それはよいことだったと思います。母は私の持ち前の好奇心を刺激するために、いろいろな活動をさせたし、世間とのつながりを断つことを許しませんでした。また母は私をよくほめてくれましたが、ささいなことではいちいちほめませんでした。賞賛は努力して勝ち得るものであり、今のように大盤振る舞いされるものではなかったのです。家族や家庭教師、学校の先生も、私の得意なことを積極的にやらせてくれました。そうしたことすべてがプラスに働いたのだと思います。

母は、たとえ子どもでも自分の行動には責任をとるべきで、よくないことをすれば罰があることをはっきりと教えました。家庭生活にも学校生活にも、きっちりとした枠組みがありました。実は、これは自閉症のある人の思考法にはより適した環境だったのです。私が通ったのは昔ながらの、一日の時間割がきっちりと決められた学校で、一クラスの生徒は一二名、授業は最初に教科書の輪読、次に算数のワークブックを三〇分間、その次に書き方の練習を三〇分間というふうに、秩序正しく進められました。環境も非常に静かで、気の散るような感覚刺激は多くありませんでした。もし今日のような一クラス三〇人の騒然とした教室だったら、私はきっと介助者の助けなしにはやっていけなかったでしょう。

当時は、学校と家庭のしつけが一貫していました。自閉症スペクトラム障害のある子どもに接する教師たちからよく聞かされるのですが、何より困るのは、学校と家庭で一貫した行動のルールを適用できないことだそうです。私が子どもの頃は、学校で何か悪さをして母親に連絡がいくと、当然のように家で「一晩テレビ禁止」などの罰をくらったものです。ただし母は一週間も禁止したりしませんでした。罰が重すぎると、私がよい子になる気力をなくしてしまうと心得ていたのでしょう。でもその夜の『ハウディ・ドゥーディ・ショー』は見せてもらえませんでした。母はヒステリックに叫んだり感情に流されたりしませんでした。帰宅した私に「ディッチ先生から、あなたが今日学校でしたことでお電話をいただいたの。今晩の『ハウディ・ドゥーディ・ショー』は見てはいけませんよ」と淡々と言い渡す、ただそれだけでした。罰は前もって知らされ、必ず実行され、それをもって終了するのです。

何かをすることができるというのは「特権」であり、努力して獲得するものでした。そのいくつかは「大人の特権」で、それを手に入れたいなら最大限によい子にする必要がありました。母のディナーパーティーに出てオードブルを配る手伝いをすることは、大人の特権の一つでした。八歳か九歳の頃、叔母がプロ用の油絵の具を貸してくれたことがありましたが、油絵の具を使うことは大人の特権だったので、とても気をつけて使ったのを覚えています。母は私が何に興味があるかをよく知っていて、それを生かして私に新しいことを身につけさせようとしました。しかし前述のように、私が音やそのほかの感覚刺激が苦手なことも理解していました。だから、サーカス見物の途中でかんしゃくを起こしたとしても罰は与えませんでした。ある限界を超えると私が環境に耐えられなくなることを、熟知していたからです。それでもなお、母は私をサーカスなどに連れ出し、だんだん慣らしていきました。母のおかげで、私はいろいろな活動が好きになりました。本当に耐えられないところまできたら、そこから連れ出してもらえるとわかっていたから、楽しもうという気持ちになれたのです。私の限界を正確に見きわめ、いつ、どのくらい背中を押すべきかをよく心得ていた母に、私は多くを負っています。

健全な自尊感情を育てる

私が成人してから世間的に成功できた最大の理由は、母が私の中に堅固で健全な自己価値意識を育んでくれたことにあります。といっても、母がほかの親がしないような何か特別なことをしたというわけではありません。実際、一九五〇〜六〇年代の子育ての「心理学」には、子どもの自尊感情を高めなさいという教えはありませんでした。当時の子どもは今よりもたくさんのことをし、そこから自尊感情を築いていったのです。とはいえ、母は自尊感情の形成に欠かせない、次の二点を無意識のうちに理解していたように思います。

●自尊感情は、実際にやりとげたことを通して少しずつ高められる。たとえば、時間と労力をかけ忍耐を重ねて美しい刺繍を完成したとき、私は自分に満足し、自信をつけました。

●自閉症のある子どもは、ものごとを字義通りに解釈し、具体的に思考するので、自尊感情を高めるには、ことばでほめるだけではなく目に見える成果が必要である。

キャシー・コーエンは『子どもの社会性づくり10のステップ』〔Cohen 2000〕で、自尊感情の高い子どもと低い子どもの特徴について次のように述べています。

自尊感情の高い子ども

- 気分が安定している
- 小さな目標を定め、それを達成する
- 意欲的で、根気がある
- 拒絶や批判を受け入れられる
- 友だちに「ノー」と言える
- 自分の長所と短所を現実的に把握している

自尊感情の低い子ども

- 人の行動をしばしばとがめる
- 誰からでも好かれなければ満足できない

- 自分は失敗者だと思う
- 他人を批判する
- すぐにイライラしたり、挫折したりする
- 自分の行動に対する責任をとらない
- 自分について否定的なことを言う
- すぐに投げ出す、あきらめが早い

私が子どもの頃は、現在ほど「欠陥は直せ」式の風潮が広まっていませんでした。私は小学校で言語療法のレッスンを受け、月に一度精神科医の診察を受けていましたが、そのどちらにも、どこか悪いところを「直す」という雰囲気はありませんでした。また、身体的なテストのほとんどはごく幼少の頃に受けたため、自分が自閉症があるせいで人より「劣っている」と感じないですみました。最近は子どもに次々と診断が下ってさまざまなセラピーが処方され、週に五日以上も通うはめになったりします。それは子どもに対して、あなたにはどこか欠陥があり、自閉症はよくないことだという無言のメッセージを送っているだけではないでしょうか。もっとも苦しむのは知的能力の高い子どもでしょう。自閉症の専門家や特別支援教育の教師は、天才児からまったくことばが話せない子どもまで、きわめて多様な子どもたちを相手にするという事情があるとはいえ、IQ一四〇以上のアスペルガー症候群の子どもは、「障害」に偏りすぎた心理学によって、彼らの才能にみあわないプログラムをあてがわれ、かえって発達を妨げられているありさまです。私はアスペルガー症候群のある優秀な子どもをもつ何人かの親に、昔なら障害ではなく「**才能**」と診断されたはずだと話しています。

小学生の間、私は自分にかなり満足していました。私の作った作品は家族や教師からほめられたし、友だちがいたし、新しいことに挑戦し、マスターすることができました。冬祭りでトロフィーをもらったことはうれしかったし、六年生のときに母に勧められて大人のコンサートで歌ったことも自信になりました。つらい高校時代を乗り切れたのは、こうした得意分野があったからです。人間関係で傷つくと、私は趣味に打ち込みました。それは人生の冬を乗り越えるよすがとなりました。

自尊感情にはその子の個性が大いに関係していて、ある子どもは生まれつき前向きで意欲的な態度をもっているということを親は理解してほしいと思います。自閉症スペクトラム障害があるかどうかは無関係です。幸いにして私もそういう子どもでした。今日の私があるのもそのおかげだと思います。自分の障害を知っている高機能のアスペルガー症候群のある子どもなら、アスペルガー症候群や自閉症的性格をもつ偉人についての本を読むことが、自尊感情を高める助けになるかもしれません。たとえばノーム・レジン著『アスペルガーと自尊感情――著名なロールモデルによる洞察と希望（*Asperger's and Self-Esteem: Insight and Hope through Famous Role Models*）』［Ledgin 2002］がお勧めです。

今の子どもはごくささいなことでほめられていますが、これは何かするたびに賞賛を求めるという悪循環を生んでいないでしょうか。『ウォールストリート・ジャーナル』に、常にほめてやらないと仕事ができない最近の若い新入社員についての記事がありました。この間、政府機関の要職にある女性と話す機会があったので、近頃のサマーインターン（夏期研修生）をどう思うかときいたら、半数は優秀だが、残りの半数はぐうたらで小さなことでもいちいちほめてやらないと何もしないと嘆いていました。親や教師は、普段どんなほめ方をしているかふり返ってみてください。卒業して社会に出れば、人からほめられる機会は激減します。ほめられることがあたりまえになっていると、やがて不快な現実に目覚めることになるでしょう。それが原因で社会参加への意欲にマイナスになることすらあります。常に現在よりも大きな賞賛がなくてはならないというジレンマに陥ってしまうのです。

私はしょっちゅう母や教師にほめられていたわけではなく、むしろその反対でした。それは私に限らず誰もがそうでした。賞賛されるのは何か目覚ましいことをしたときだけで、だからこそ意味があり意欲もかきたてられました。テーブルマナーを守ったとか夕食を残さず食べたとか、日曜学校用の服をきちんと着たとか、教会やベラ叔母の家で行儀よくしたといった日常茶飯のことは、ほめる対象になりませんでした。できてあたりまえだからです。でも、三年生の頃、粘土で美しい馬の像を作ったときには、母は絶賛してくれました。

自閉症スペクトラム障害のある子どもは、ものごとを字義通りに解釈し具体的にとらえる傾向があるので、自分の能力や自己価値を健全に意識させるにしても、見たり触れたり匂いをかいだりできるものと結びつけてほめる必要があります。とくに幼いときは、遊びにしろ体系的学習にしろ、目に見え手で触れられる結果が出る活動をすると、自分の行為や能力と、達成感や世界に対するコントロール感との直接的な結びつきを理解しやすいでしょう。工作にしろ絵画にしろ、具体的に何かを作り出すには、選択、順序付け、全体と部分の関係の把握、概念やカテゴリーの習得が必要です。こうしたスキルはより高度なスキル、つまり対人的な交流という具体性の少ない領域のスキルを習得する土台にもなります。すべては積み重ねなのです。子どもに何かを教えるときには、単純なものから始めて、だんだん複雑なものに進むのがよいでしょう。

モチベーション

今日の私を築いた個人的要因として第二にあげられるのは、まわりの世界を探究したいという強い意欲です。いつでもベストを尽くしたい、世界に何か貢献したいという内なる欲求がありました。幼い頃から母が私や妹たちにいろいろな体験をさせたこともプラスに働きました。楽しいものもいやなものもありましたが、母は自閉症を理由に私を世界から遠ざけようとはしませんでした。また一九五〇〜六〇年代の子どもは現代っ子よりも、よく外で遊び、体を使う遊びをしていました。テレビは「特権」で、時間も制限されていました。ビデオで二時間ものの映画を観るとか、テレビゲームやコンピュータの前に座りっぱなしになるなどは考えられませんでした。それはよいことだったと思います。遊びは自分で発見するものでしたし、遊ぶには妹たちや家庭教師、近所の子どもとかかわらなければなりませんでした。そのような条件のもとで、社会意識はおのずと育まれ、ソーシャルスキルを鍛える機会はいくらでもあったのです。

私の動機づけの核の一つは、ものを作ることでした。自閉症スペクトラム障害のある人にとって、ものを作ることがいかに楽しく、さまざまな内的ニーズをどれほど満たしてくれるかを、定型発達の人はなかなか理解できないかもしれません。ものを作ること（芸術作品でも砂の城でも縫い物でも）は、論理的で絵画的な思考をするタイプの人には、大いに自信を高める手段になります。ものを作ることは、可視的で具体的なので、意欲を刺激するのです。一つひとつの部分の展開を目で確かめながら、作業そのものが報酬であることを学びます。環境をコントロールする欲求も満たされるし、作業の中でおのずと選択を重ね、その結果を目で確認することができます。また、しばしば失敗に気づいて修正しながら、失敗してもすべてが台無しになるとはかぎらないことも理解します。自閉症のある子どもの中には、失敗しても取り返しがつくことや、失敗にはさまざまなレベルがあることをなかなか理解できず、それが人間関係をはじめあらゆる機能の足かせになっている子どもがいます。「大きな目でみれば、すべてのことが等しく重要なわけではない」と「人は誰でも間違いを犯す。一度の失敗ですべてが台無しになるわけではない」という二つのルールを、後述の「人間関係の暗黙のルール10ヵ条」に含めたのは、そのためです。形のない社会的概念も、自閉症のある人の思考法に適した具体性のある方法によって教えるなら、対人的な交流の助けとなるでしょう。ものを作ることは、将来、人間関係の中で抽象性の高い選択をするスキルを養う格好の練習台になります。文字通り、レンガを一つずつ積むことから始まるのです。

私は三年生の頃、おもちゃのミシンで劇の衣装を縫ったことを、今でも覚えています。勉強に身が入らなかった四年生の頃も、舞台装置作りにかけてはやる気満々でした。周囲にとけ込めずに苦しんだ高校時代にも、ウィンターカーニバルの看板作りに熱中したことがきっかけで、周囲から認められるようになりました。

高校時代、勉学への意欲は芳しくありませんでしたが、母の期待は常にはっきりしていました。宿題をさぼるなどもってのほかで、つきっきりで宿題をさせられることもしばしばあり、終えるまでテレビは見せてもらえませんでした。母が意識的に「行動の原理」を教えようとしていたかどうかはわかりませんが、どうしたら私からやる気を引き出せるかを心得ていたのは確かです。

成人してからのもっとも楽しかった思い出といえば、いくつかの建設プロジェクトにかかわったことです。ゼロから何かを立ち上げ、経過の一部始終と完成した姿を見届ける喜びがありました。ある晩、空港に向かう途中、道路が工事で封鎖されていたことがありました。高速道路から空港に入るランプウェイの建設工事が約二年間行われていたのですが、ちょうどこの日の真夜中は、高速道路を閉鎖し、巨大なコンクリート梁を建てるところだったのです。五台の大型クレーンとライトで照らされた工事現場を眺めるうちに、私のもの作りの虫がうずき始めました。もし梁が建つところまで見ていられたら、きっと忘れがたい思い出になったことでしょうに。

たとえば、スペースシャトルの管制室のエンジニアたち。発射を目前にして熱気みなぎる彼らの中に、きっと一人や二人はアスペルガー症候群のある人がいるにちがいないと思います。以前、火星ローバープロジェクトのエンジニアのインタビューをテレビで見ましたが、嬉々としてプロジェクトについて語る様子は、まるで模型飛行機の話をする一〇歳の少年のようでした。子どもが幼いうちに何に意欲を示すかを見つけ、それを生かしたいものです。

自閉症スペクトラム障害のある人は、ある一つの領域に非凡な才能をみせることが少なくありません。美術や数学や、音楽の才能があるなら、それを育てることは大切です。才能が人づきあいの糸口になることもあります。まわりの子どもが私と遊びたがったのは、私が工作や手芸がじょうずだったからです。おかげで、ほかの面は大目に見てもらえました。自閉症やアスペルガー症候群をもちながら顕著な成功を収めた人々の中には、才能を磨いたことによって立派な仕事をした人がいます。ただし才能と日常の基本的な社会生活能力とのバランスがとれていなければなりません。将来の成功はそこにかかっているからです。ある自閉症をもつ中学生には、数学に対する驚異的な理解力がありました。母親は、彼はきっと将来、偉大な数学者になると確信していました。ただ残念なことに、母親は彼の数学の興味には支援を惜しまなかったのですが、基本的な社会生活能力についてはまったく見過ごしていました。少年は自分の関心のある分野以外では、子どもどうしの簡単な会話さえできなかったのです。母親は「ソーシャルスキルは身につかないんです。私たちもどうにかしようとしましたが、まったく関心をもたないので。でもこれだけの数学の才能があるのですから、無理に押しつけようとは思いません。才能で生きていけるでしょうから」と言います。

私の答えは「そうかもしれません」というところです。たとえ少年が世界有数の数学者になったとしても、やはり礼儀を守り、人前で適切なふるまいをし、だらしないと後ろ指をさされないようにし、世間とつきあっていく方法を知らなければ通用しないのです。母親は彼の数学への興味を利用して、基本的な社会生活能力を習得させることもできたはずです。最初は大変かもしれませんが、これは子どもにとって必要な苦労です。社会生活能力を欠いたままでは、将来、集団にとけ込めずに失敗をくり返すはめになる可能性が高いでしょう。私は講演や著書で子どもの才能開発を力説していますが、やはり日常の社会生活能力とのバランスは必須です。才能だけでは生きていけません。アスペルガー症候群のある子どもを社交家にしようと考える必要はありませんが、マナーや礼儀など基本的なスキルは絶対に不可欠です。

また逆に、こと社会生活能力となると、大様に構えることのできなくなる親や教師もいます。講演の後、必ずといっていいほど「このままでは息子にガールフレンドはできません」とか「結婚して家庭をもつのは無理かもしれません」と悲痛な面持ちで訴えにくる親がいます。その子どもたちの多くは学問分野に秀でていて、将来、職業人として成功し、よい報酬を得る基本的能力のある子どもです。しかし親が社会性を身につけさせようと熱心になるあまり、その子の社会性の発達段階以上のものを求めてしまったり、将来の職業に結びつく能力を磨くことを軽視してしまったりすることがあります。自閉症のある子どもの中には、一生、人と強い感情的なつながりをもたないタイプの子どももいます。それでも、彼らは本来の能力を生かして伸ばしていけば充実した人生を送ることができるのです。ボーイフレンドやガールフレンドを作ることや、結婚して子どもをもうけることは、たいていの人——とりわけ自閉症のない人々——にとって人生の重大事ですが、自閉症でなくても結婚しない人や子どもをもたない人はいるし、結婚生活に破れる人もいます。だから私はこうした質問を受けたときには「それは**あなたの**望みですか、それともお子さんの望みなのですか」

とたずねることにしています。あとで、感情的なつながりと基本的社会生活能力の区別について述べたいと思いますが、自閉症スペクトラム障害のある人の中には、このどちらかの回路しかもたない人もいるのです。これは重要な概念で、さらに詳しく論じる必要があると思います。

何が子どもの意欲を引き出し、困難を乗り越えさせるかを知るためには、自分の子どもがどういう子で何に興味をひかれるかをよく観察し、見きわめることが大切です。つまり親や教師は、ときには既成概念を捨てて、子どもの目線から何が「大切」で「適切」かを見直す必要があるということです。たとえば、感覚刺激は意欲をかきたてても妨げもするものですが、ある少女は癖のように物を壊していました。両親は娘を観察するうちに、彼女が好きなのは物が壊れるときの音であることを発見します。そこで彼らは、物を壊すという不適切な行動を、適切な行動を習得するための動機づけとして活用することを考えました。両親は大きな箱と壊してよい物をたくさん用意し、少女がよい行動をしたときには、ごほうびとして箱の中で物を壊させました。物を壊すという行為を、感覚刺激の欲求を満たすためだけではなく、よい行動の動機づけとして建設的に活用したのです。やがて適切な行動を身につけるにつれ、物を壊したいという欲求も減っていきました。さらによい方法としては、シンバルを与えて音を楽しませるという手も使えたでしょう。いずれにしても、ここで注目に値するのは、両親が「物を壊すのは悪」と決めつけずに——もちろん普通はよくないことですが——それを利用して少女の学習意欲を高めたことです。

ソーシャルスキルの場合、それを身につける努力と直接的に結びつくような目に見える具体的な報酬が、いつもあるとはかぎりません。とくに対人的なつながりの感覚がないような機械的な学習がそうです。ソーシャルスキルや社会意識を育てる初期の段階では、こうした漠然としたスキルは何か具体的な報酬と結びつけると効果的です。

さらに親が、子どもがごく幼いときから、その子をよく観察し、何が意欲を引き出すかを見きわめて建設的に活用するなら、自発性に基づく達成感を得る機会をふんだんに与えることができます。これは社会意識という具体性の薄い領域に入ったときに脱落せず、誰にとっても難しい思春期を乗り切るために非常に大切です。簡単な公式で表すなら、〔社会的場面への関心の欠如〕+〔低い意欲〕=〔社会的発達の低さ〕となるでしょう。もし二つ目の項が〔高い意欲〕に替われば、答えもまた変わります。

私は幼い頃から絵を描くのが大好きでした。両親は必要な材料を惜しみなく与え、私の作品をほめてくれました。浜辺で埠頭《ふとう》を描いた水彩画を額に入れて飾ってくれたことは励みになりました。その絵を見て母の友人がほめてくれたのもうれしいことでした。しかし一方で、食事のマナーを守ったり、リビングルームを散らかさないことも求められました。ルールに違反すれば、その晩のテレビは禁止になりましたが、母は、絵の具やミシンなど私の才能を育む手段は決して取り上げたりしませんでした。才能とはもろく繊細なものです。大好きな絵や数学をしょっちゅう禁止されたため、その道をあきらめてしまったという残念な話を耳にすることがあります。罰として禁止したいなら、才能や職業とは無関係なもの、たとえばテレビゲームやテレビにすべきです。

将来の社会的成功に大きくかかわるモチベーションや自尊感情のような資質は、子どもの頃から少しずつ積み上げられます。それを始めるのに早すぎることはありません。

高校時代――人生最悪の日々

高校に入ると、私は壁にぶつかりました。人生最悪の時期でした。一般に、子どもは思春期から青年期へと移行するうちに、帆船やら凧やら自転車競争やらボードゲームに興味を失い、社会感情的な世界に目を向けるようになります。それは私にとって災難の始まりでした。私は一通りの社会生活能力、つまりその場に応じて礼儀正しく適切にふるまうすべは身につけていましたが、ティーンエイジャーを結束させている「絆《きずな》」の感覚が欠落していました。私のしたいことを同級生はもはやしたがらなくなったので、私の交際範囲は狭まり、一方彼らは友人の輪を広げていきました。なぜ仲間に入れないのか、なぜほかの子とトラブルになるのか、さっぱりわかりませんでした。自分が人とは違っていることには、なかなか気づかなかったのです。私が、人からどう見えるかよりも自分が何をするかを大事にしてきたからかもしれません。

私が面白い科学実験に熱中するかたわらで、同級生たちは互いに対して熱を上げていました。デートや映画スターやヘアスタイルや化粧が彼らの関心の中心でした。女子生徒たちは男子生徒のどうということもない一言に反応し、誰に気があるのないのと何時間でもしゃべり続けました。そうした話題は私にはばかばかしく、これっぽっちも興味をそそられませんでした。

青年期には、人は自分と似た人間と結びつくことで安心感を得ます。これはアイデンティティの確立が始まるときの、通常の感情の発達段階です。誰が自分と同類か異質かということが、新たな重要性を帯びてきます。もしまわりの基準に合えば生きるのは楽ですが、合わなければいじめやからかいが始まります。自閉症スペクトラム障害のある人にはまさしく地獄となりかねません。だからこそ、この時期以前に基本的な社会生活能力を身につけておくことが必要だと思います。人間関係の暗黙のルールとそれにまつわる感情を理解し、健全な自尊感情を保ちながらストレスや不安に対処するだけでも一苦労です。もしそのうえ、人前で適切にふるまう能力や基本的マナーが身についていないとしたら、その何百倍も苦労することになります。

高校時代、私はずっといじめられっ子でした。私をいじめる生徒は私の大好きなこと、たとえば乗馬や電子工学やモデルロケットなどには、まったく興味がありませんでした。一方、相変わらずそういうことに夢中な「オタク」タイプの生徒もいて、彼らとは親しくなれました。共通の関心で結ばれた彼らからいじめられることはありませんでした。私をいじめるのは、もっと社交的で、群れておしゃべりするのが好きなタイプの生徒でした。もちろん社交性の高いタイプの中にも優秀な人はたくさんいたので、知的レベルには関係がありません。おそらく発達段階の通り道が違うということなのでしょう。いわば、小学生の頃は誰もが同じ道を歩いていても（小さなグループはあっても）、青年期に入ると分岐点にぶつかるのです。〝もの〟や〝こと〟に興味を抱くプロジェクト志向の人は左へと曲がり、そのほかの大多数は右へ、人づきあいという大通りへと進むのです。

大規模な高校は、小学校のような「自閉症にやさしい」環境ではなかったことも、追い討ちをかけました。小学校のように一つの教室で、一人の教師のもとに大人の目の届く範囲で秩序正しい活動をするのではなく、いつも混雑し騒然としていて、たくさんの人、声、音、匂いに囲まれた環境での生活。私はさまざまな過剰な感覚刺激に圧倒され身動きがとれなくなりました。いじめがエスカレートするにつれて勉強が手につかなくなり、ついに問題行動を起こしてしまいました。ある日、私をいじめる女子生徒に本を投げつけてしまい、それがもとで、母が選んでくれた生徒四〇〇名の大規模な私立女子高校を退学処分になったのです。その後、母は、情緒面に問題のある優秀児のための特別な寄宿学校に私を入学させました。まだ一九六〇年代のことで、自閉症はあまり知られておらず、現在のように自閉症のある子どもの教育訓練を受けた教師もいなかったため、ほかに選択肢はなかったのです。転校してからも私は勉強に身が入らずに漫然と過ごしていましたが、ありがたいことに、やがて科学教師のカーロック先生との出会いがありました。カーロック先生は、私の勉強への意欲に再び火をつけ、私の執着的な傾向を、科学への関心や科学者になるという目標へと向けてくれました。以後、私は本物の科学者になることをめざして勉強に精を出すようになったのです。

いじめやからかいから逃れられる唯一の時間は、ほかの子と何かをして遊ぶときだけでした。幸い、ルームメートは私と同じように馬が好きだったので、プラスチック製の馬の模型のコレクションに、靴ひもで作った西部劇風の手綱やタバコの包装紙の銀紙で作った鞍《くら》を取りつけてみたり、またあるときには本物の乗馬をしたりして、一緒に楽しみました。こうした遊びや共通の興味を通して友だちを作れたので、まったく友だちのいない高校時代だったわけではありません。しかし毎日の学校生活（昼食や夕食、教室移動の時間）はまるで拷問のように感じられました。からかわれ、私の行動に由来するいろいろなあだ名（「テープレコーダー」など）をつけられても、どうしたらよいかわからず、何の対処もできませんでした。子どもの頃は、母や家庭教師がそばにいて一つひとつ説明してくれましたが、成長するにつれて自分の力で解決しなければならなくなりました。思春期特有の社会的・感情的な関係は、私にとってあまりに不可解でした。ある日は親しくしてくれたかと思うと、別の日には牙をむいて攻撃してくるのです。学校で竹馬が大流行して、みながツー・バイ・フォーの木材で竹馬を作りはじめたとき、私は腕をふるってとても背の高い竹馬を作り、じょうずに歩いてみせました。誰もが感心し、竹馬がはやっている間は、いじめは止みましたが、流行が去れば元の木阿弥でした。

今日の中学や高校の環境は、私の成長期よりもはるかに複雑になっています。一〇代の喫煙、飲酒、セックス、薬物使用など、昔は考えられなかった問題に、親たちは直面しています。そのうえ、ショッピングや演劇、音楽など、自閉症スペクトラム障害のある人にとって魅力的な授業プログラムは、予算削減のために切り捨てられています。残ったのは、対人的環境での授業だけです。自閉症スペクトラム障害のある人には、対人的プレッシャーの強い環境ではなく、インターネットによる通信教育など別の環境で卒業資格を得られる道を開くべきだと、私は本気で思います。学校という環境で日々蓄積されるストレスと不安に対処するだけで膨大なエネルギーを費やしていると、本来の学業に注ぐべきエネルギーはほとんど残りません。さらにいうと、ティーンエイジャーどうしのつきあいのスキルは、その時期にしか通用せず、その後の人生では役に立ちません。私は、すべての自閉症スペクトラム障害のある人を高校から脱出させよといっているわけではありません。むしろ高機能ではない自閉症のある人にとっては、比較的過ごしやすい環境でしょう。彼らのニーズはたいてい表に現れるので、学校で必要なサービスを受けやすいし、まわりの生徒も彼らの抱える困難を理解しやすく、いじめも監視しやすいでしょう。むしろ問題なのは、言語能力も知能指数も高いという高機能のアスペルガー症候群のある人でしょう。彼らの障害は目に見えにくいため、教師は必要な支援を提供できず、同級生はただ彼らを「変なやつ」としか見ない傾向があります。彼らは必要なソーシャルスキルの訓練を受けられないまま、やがて落ちこぼれていくのです。最近は親が、自閉症のあるわが子のために、高校の数年間をホームスクーリングに切り替えたり、高卒資格をとる動機づけを維持するためにコミュニティカレッジに登録したりすることが増えているそうです。

もう一つ私が非常に気になるのは、一部の親や高校がソーシャルスキルの訓練を重視するあまり、将来の職業にかかわる能力の開発を軽んじるきらいがあることです。ようやく学校が自閉症スペクトラム障害のある子どもの対人面の困難を認識するようになったのはよいことですが、アプローチが断片的で近視眼的であることが多いのです。無論、社会生活能力の習得は大切ですが、高校生ともなれば成人後の人生にかかわるソーシャルスキルに重点を移す必要があります。たとえば、どうすれば研究チームの有能な一員になれるか、時間の管理、同僚の嫉妬への対処、能力の売り込み、職場の暗黙のルールの理解などです。もっと基本的なスキル——会話に加わる方法、パーソナルスペース（対人的距離感）、身だしなみなどを、高校生になってから教えるのでは遅いのです。こうしたスキルは幼いうちに習得させ、高校ではもっと高次元のソーシャルスキルを教えるべきです。後述する人間関係の暗黙のルールのいくつかは、ごく幼いときから教えることができるものです。子どもの成長にあわせて、強調点やトーンを変えていけばよいのです。まずこうした重要な暗黙のルールをいくつか理解していないと、より複雑でとらえどころのない職場や個人生活での人間関係のルールは理解すべくもありません。

大学時代と社会人生活

社会意識と社会理解は、自閉症スペクトラムがあるかどうかを問わず、人との接触の中で生きるすべての人が一生かけて体得するものです。書店に山積みされたセルフヘルプの本や、新聞の人生相談、インターネット上の無数の「エチケット」関連のホームページを見れば、「人の輪にとけ込むこと」がいかにビッグビジネスとなっているかがよくわかります。円滑な人間関係を結ぶ方法は、一九五〇〜六〇年代ほど明確に定義できません。それでも所属への欲求は人間生来のもので、自分と共通点のある人との一体感を、私たちは突き動かされるようにして求めます。自閉症スペクトラム障害のある人にも多かれ少なかれこの欲求が見られるし、実際にあると私は思います。

人生が複雑化し、社会的価値観やモラルの拘束が緩くなるにつれて、私たちの存在を規定する社会的ルールには例外があまりに多くなり、そのすべてを把握することは、もはや誰にも不可能になりました。自閉症スペクトラム障害のある人は「オール・オア・ナッシング」でものごとをとらえて不安に陥る傾向があるので、ほかの人もルールを完璧に把握しているわけではないことを、彼らにはくり返し伝えるとよいでしょう。

ただ、それはそれとして、やはり日々の人間関係には暗黙の期待があるし、いくら「適切」の基準があいまいだとはいえ、やはり適切な行動は期待されます。たしかにわかりにくいかもしれませんが、それは社会人として通用するための努力を怠る言い訳にはなりません。むしろ、一生かけて社会学習をするつもりでなくてはならないのです。

私の最初の仕事体験は、まだ一三歳のときでした。裁縫師の助手として、服の裾を縫ったり服を分解したりする仕事でした。この仕事は目に見える具体的なもので、始まりと終わりがはっきりとしていました。環境は静かで、せきたてられることもありませんでした。人とのやりとりは、母に仕込まれたような礼儀正しい簡単な会話ができれば十分こなせました。当時の私の技術や能力にちょうど合っていて、徐々に仕事の世界になじむことができました。もちろん失敗もしましたが、取り返しがつく程度のものでした。大学時代には研究室や、自閉症などの発達障害のある子どもの学校でサマーインターンをしました。こうした仕事体験を通して、私は責任感を学び、労働倫理を少しずつ身につけたのです。

大学卒業後の最初の就職先は『アリゾナ・ランチマン』誌で、パートタイムの記者として七年ほど働きました。おもな仕事は、会議やインタビューのメモをとり、後で記事に書き起こすことで、覚えるのにさほど苦労しませんでした。記事を構成する方法や面白くするヒントは、雑誌のバックナンバーを読んで学びました。たいした給料はもらえませんでしたが、人と仕事をする際の暗黙のルールを学ぶのにうってつけの環境でした。無論、山ほど失敗をしましたが、周囲の人は私の才能を認め、助力を惜しまず指導してくれました。

同じ時期に一年半ほど、建設会社で機械設計と広告を担当し、パンフレットを作成したり会社の機械の記事を業界誌に載せる手配をしたりしました。最初はいちいち指示されないと何もできませんでした。「テンプル、ほら受話器をとって、ダイヤルを回して、スネーク・リバー・プロジェクトの記事を必ず載せてもらうよう交渉しなさい」と上司にはっぱをかけられたのを思い出します。もちろん最初は電話をするのがこわくて失敗もしましたが、自分からいろいろな工夫をしたし、仕事の覚えも早かったのです。

今思うに、一つの仕事は次の仕事への扉になるということを、私はかなり早くから理解していました。その扉は次の扉、また次の扉へと続くのです。自閉症スペクトラム障害のある人にはそれが理解できずに、せいぜい目の前の扉しか見ていない人が多いように思います。また「下積み」の大切さにも、気づきました。任された仕事はたとえ気乗りがしなくても、きちんとやりとげなくてはなりません。プロとしての評価は時間をかけて築くもので、仕事の中で能力を証明しなければなりません。また仕事を拒否したり上司や同僚と言い争いをしたりしていては、長く仕事を続けられないことも、ほどなく学びました。私の非常に強い動機づけは、職を維持することとベストを尽くしたいという思いでした。

やがて私は仕事の腕を上げ、周囲から評価されるようになりました。畜牛や牧場関連の会議を取材するときには、ほかの雑誌の編集者に自己紹介し、調査記事の提供を申し出ました。名刺交換をして、業界に名前を売り込む方法も覚えました。一方、設計もフリーランスで請け負うようになったので、仕事のポートフォリオを作成してクライアントになりそうな人に見せました。徐々に、私は業界で一定の評価を築き、家畜用システムの設計で実績を上げて名を知られるようになりました。しかし、一朝一夕にそうなったわけではありません。

雑誌社の仕事を順調に続けて数年たった頃、会社が売却されて新しい上司が赴任しました。彼は私を変な人間だと思ったらしくクビにしようとしました。同僚のグラフィックデザイナーのスーザンの助言で、それまでの記事のポートフォリオを作ってその上司に見せたところ、彼は解雇を取りやめたばかりか、仕事の質の高さに驚いて給料を上げてくれたのです。

自閉症スペクトラム障害のある子どもの得意分野を見つけて、将来の職業、たとえば製図、コマーシャルアート、注文高級家具の製造、自動車修理、コンピュータプログラミングなどに結びつく能力を育てることの重要さは、いくら強調してもしすぎることはありません。そうした努力によって、知的欲求を満足させる職業に就くチャンスができます。もし知的欲求を満たす仕事ができなかったら、私は人生に生きる価値を見出せなかったでしょう。仕事こそ私の人生です。ときに自閉症の専門家は、社会生活を重視するあまり、知的満足を得られる職業に必要な能力を育てることを、おろそかにしてしまうきらいがあるのではないでしょうか。


さまざまな自閉症関係の会合に参加すると、高機能自閉症やアスペルガー症候群のある人の中で人生にもっともよく適応している人は、仕事に満足している人だということに気づきます。知的能力を生かした仕事は、自尊感情を大いに高めてくれます。反対にもっとも不幸せなのは、雇用に適した技術や他人と共有できる趣味を身につけてこなかった人々です。成人後の人生の大半は職業にあてられるのだから、充実感をもてる職についた人が一般に幸せで、さまざまな状況への対応能力が高いのは当然といえば当然でしょう。

コンピュータプログラマーとして活躍中の、自閉症スペクトラムのある人に何人か会ったことがありますが、ある女性プログラマーは、「仲間」と仕事をするのが楽しいと話してくれました。また、四年生の頃から父親にコンピュータのプログラミングを教えられ、現在ではコンピュータ企業に勤めているという人もいます。自閉症スペクトラムのある人特有の思考パターンのゆえに、こうした職業に適性のある人は少なくありません。親や教師はこの能力を十分に活用し育てるべきです。

数年前に日本の自閉症プログラムを見学したことがあります。そこで高機能自閉症のある多くの人と出会いましたが、それぞれが立派な仕事に就いていました。技術文書や法律文書の翻訳者、作業療法士、コンピュータプログラマーも数人いました。あまり高機能ではなさそうな男性はパン職人として働いていました。日本では能力の開発が重視されています。彼らが今日あるのはそのおかげだし、今後の人生にも恩恵をもたらすでしょう。

生まれつきの才能を就労に結びつくまでに育て上げることは大変な仕事とはいえ、自閉症スペクトラム障害のある人自身はそのために努力すべきですし、教育者や職業訓練のトレーナーは、職業的成功の妨げになりがちな対人的な側面を彼らに指導する必要があります。ただし業績を上げたとき、自閉症のある人にとって順応しやすい技術職から、彼らに対処しきれない面を伴う管理職への昇進を受け入れるかどうかという点については、慎重になるべきだし、避けたほうが無難です。昇進によって得意な仕事からはずされた人たちの悲劇をときどき耳にします。建築図面の製図工、実験技術者、スポーツライター、コンピュータプログラマーとしては才能を発揮していたのに、対人的スキルが要求される管理職についたために業績を上げられなくなってしまうのです。

人と興味を共有できるような趣味をもつのもよいことです。自尊感情が向上するだけではなく、経済的なメリットがついてくることもあります。ある女性は将来性のない仕事に不満を抱いていましたが、自分と同じ趣味（珍種のニワトリの飼育）をもつ人々と出会って人生が変わったと言います。インターネットでニワトリのブリーダーたちと交流しながら趣味を追求することで、以前よりもずっと人生が楽しくなったそうです。

自閉症スペクトラム障害のある人はぜひ、人から評価され必要とされる職業的スキルを磨き、専門にかけては誰にも負けない人になることを目指してほしいと思います。畜牛業界の仕事では、女性は私だけでまわりはすべて男性ということが多々ありました。彼らは最初は私を遠巻きにしていましたが、知識や専門的技術で一目置かれるまで、私はひたすらスキルを磨きました。やがて能力を認められるようになると、奇異に映るささいな癖は大目に見てもらえました。他の仕事でも同じでした。人目につくような社会性の難点を帳消しにするには、ほかの人よりも優れた能力を身につけ、専門領域のエキスパートにならなければなりません。あなたがチームの誰よりも質の高い仕事をしているなら、ささいな対人的失敗は見逃してもらえるかもしれません。しかし月並みな仕事しかできないなら、対人的トラブルだけで職を失うかもしれません。相殺する材料がないからです。

人々は才能を高く評価します。優れた才能はたくさんの扉を開き、たくさんのチャンスをもたらします。自閉症スペクトラム障害のある人が職業人としての能力を高めるには、仕事のスキルを教え職業人としての向上に導いてくれる「師《メンター》」が大切です。「どうしたら師が見つかりますか」ときかれることがありますが、意外な場所で出会えるものです。スーパーのレジの列の中にいるかもしれません。私の食肉業界での最初の師との出会いは、あるパーティーで彼の保険代理人の妻とことばを交わしたのがきっかけでした。彼女は、私が手間ひまかけて牛の刺繍を施したウエスタン風シャツを見て、声をかけてきたのでした。たとえば、地元の大学のコンピュータ学科の掲示板に貼り紙をしてみましょう。コンピュータ会社のネームバッジをつけた人を見かけたら声をかけて、自閉症のある人にはどんな仕事ができるかを見せてあげましょう。

自閉症スペクトラム障害のある人は一般に人間関係が苦手なので、人柄よりも仕事を売り込むことが大切です。私は写真や設計図のポートフォリオを作って、仕事をくれそうな人に見せて歩きました。また仕事を探すときに人事部に行ったことはありません。直接エンジニアを訪ねていき、設計の仕事をもらいました。

職業人としての能力を磨くことと並行して重要だったのが、感覚過敏の問題をコントロールし、個人的な関係や仕事上の人間関係での暗黙のルールを学ぶことでした。そのための努力については後の章で語りたいと思います。

仕事とは単なる生計の手段にとどまりません。充実感と創造性のある人生への鍵です。私や自閉症スペクトラム障害のある多くの人たちにとって、仕事とは、混沌とした世界の中で人生を分解させないための強力接着剤のようなものです。私にとって、生きるとは何かを「する」ことであり、ものを作っているときほど幸せを感じるときはありません。また共通の関心で結ばれた友人たちは、私の人生を充実させ豊かにしてくれます。自閉症について、畜牛について、最新の科学の面白いトピックや脳の働きについての新しい見解などについて語り合い、家族、友人、職場の人間関係などの対人的な問題についても意見を交わし合います。対人的な場面や対人関係を理解するためのセルフヘルプの本や『ウォールストリート・ジャーナル』のコラムが話題にのぼることもあります。私たちはありとあらゆるテーマで語り合いますが、会話には常に目的があり論理的に展開します。雑談のための雑談はしません。

恋愛には、私が今なお理解できない複雑な機微があるので、意識的にかかわらないようにしています。私の思考や行動は自閉症スペクトラム障害のある人すべてに共通するわけではありませんが、たぶん想像以上に多くの人にあてはまると思います。けれど私のようなあり方はあまり好意的には受け取られません。とくに感情的なつながりという視点から世界を見るタイプの人には受けがよくありません。

自閉症スペクトラム障害のある人の中には、感情的なつながりに関連する身体的あるいは生化学的な回路がもともと欠落している人がいます。橋を建てようとするとき、基本的な建築材料の一部が足りなければ、どうあがいても建てようがないのと同じことです。一方、自閉症のある人の中には、人と感情的につながるのに必要な建築材料はそろっていて、あとは橋の形に組み立てるだけというタイプの人もいます。両者の道は異なりますが、どちらの道でも幸福で創造性のある人生を送ることができます。だが残念なことに、一方が他方より劣っているとか選択肢が狭まると見る人が、自閉症スペクトラム障害のある人にも一般の人にも多くいます。これについては私は賛成しかねます。自分と異なる思考回路をもつ人への理解が欠如していないでしょうか。後述するように、両者の違いは心理学より生理学に属する問題なのです。

私の思考回路――ハードディスクのデータ

親や教師、また自閉症スペクトラム障害のある人本人も「一生勉強」で、ことに社会意識にはそれがよくあてはまることを覚えておきましょう。人間関係の明白なルールや暗黙のルールの習得は、一生かかる仕事です。何歳で始まり何歳で終わるというたぐいのものではなく、セラピープログラムのように最終回が来るわけでもありません。進度をはかるベンチマークはあるかもしれませんが、社会意識を一冊の教科書におさめることはできません。最後のページにたどりついたら本を閉じて「これでおしまい」というわけにもいきません。この本に最終ページは存在しないのです。

社会に通用し、人間関係を築くスキルを私が習得できたのは、知力を駆使した観察と視覚化の能力のおかげにほかなりません。私はいろいろな場面でどうふるまうべきかを、長年かけて一つひとつ暗記学習のように覚えてきました。そして視覚記憶のアーカイブを猛スピードで検索して、すばやく判断を下します。私は視覚化の能力を使って、それぞれの場面での自分を一歩離れたところから見ています。あたかも科学者が実験を観察するように、場面の構成要素をメモし、すべてのデータを今後の参考資料として頭の中のハードディスクのメモリに保存するのです。私はこの能力を「片隅の小さな科学者」と呼んでいました。『アリゾナ・ランチマン』誌の取材で各地を訪問し、さまざまな人々と交流したことは、若かった私にとって得がたい貴重な経験でした。そのおかげで、ハードディスクにたくさんの情報を蓄積することができたのです。はじめから豊かな情報をもっていたわけではありません。

幼い頃は脳内のハードディスクに十分なデータがなかったため、対人的場面で正しい論理的判断ができないことが少なくありませんでした。自閉症のある子どもが異なる状況に対して同じような反応をする理由の一つは、ある状況に対して想起したり関連づけたりする視覚イメージの蓄積が少ないからです。しかし経験が増えるとともにデータは増え、精度は高まり、よりふさわしく対応できるようになります。現在の私は昔よりもずっと適切な反応ができます。直接的な経験や本、論文、新聞、映画、テレビなどから得た大量の情報が、ハードディスクに保存されているからです。

私を大いに助けてくれたものは、一つには読書でした。私は昔から幅広く読書することによって、ビジネスから科学、人間関係、人づきあいにいたるまで、対人的な場面を整理し個人生活や職業生活を切り抜けるのに必要なあらゆる情報を、ハードディスクに大量に詰め込んできました。

実は小学校三年生のときに母から特訓されるまで、私は読むことが苦手でした。母はフォニックス*を使って読み方を教えてくれたのですが、この方法は大いに功を奏しました。サイトワーズ**が向いている子どももいるので、その子の学習スタイルにもっとも適した方法を用いるのがよいでしょう。読む力がつくと、興味のおもむくままに情報を手に入れられるようになり、関心は飛躍的に広がりました。読みの力は、四年生の頃には六年生レベルにまで達しました。けれども、観念の順序づけは不得手でした。今でも、たくさんの人物が登場する複雑な筋の物語は苦手で、ミステリー小説よりも事実の資料を読むほうが好きです。

定型発達の人は、「社会感覚」が生まれながらにして備わっていて、観察によって学習することができます。一方、自閉症スペクトラム障害のある子どもや大人は、直接的な体験によってしか学べません。一九九

*単語の綴りと発音とを関連づけて学ぶ方法

**頻繁に使用される単語を、暗記用単語カードのフラッシュカードによって学ぶ方法

〇年代初期の頃の私は、まだユーモアというものが理解できず、講演や発表は平板で単調になりがちでした。畜牛団体から頻繁に講演を依頼されましたが、それはスライドや視覚教材が優れていたからでした。しかしやがて、よいスライドだけではよい講演はできず、情報の伝え方も大切であることに気づきました。そしてその論理的帰結として、発表能力の向上をはかることにしました。聴衆のアンケート評価も参考になりましたが、その頃読みあさったスピーチ術の本の多くがユーモアを奨励しているのに気づきました。ほかの人々が面白いと感じることが、私にはさっぱりピンとこなかったのですが、あえて講演にジョークを取り入れるようにしました。あるジョークで聴衆が笑えば、それを記憶しておき、うけないときは別のジョークを試しました。私は徐々にユーモアというものが理解できるようになり、今では脳内のハードディスクに、私なりに「可笑《おか》しい」と思うことの画像ファイルがあります。この小さな一例だけでも、私が対人的場面に対処する方法がおわかりいただけると思います。それは観察、分析、結論の三段階による非常に科学的なアプローチなのです。

　私は画像によって考えます。現在五八歳の私の脳は、何千もの画像を瞬時に検索できるよう論理的にカテゴリー化された巨大コンピュータに似ています。若い頃は、社会的経験の画像データが少なかったので、社会生活への適応も難航しましたが、対人的コミュニケーションのよい例と悪い例のデータが蓄積されるにつれて、うまく適応できるようになりました。メモリ内の画像は人間関係のタイプごとに別のカテゴリーに保存されていて、未知の状況に遭遇したときはメモリファイルの類似した場面と照合することができます。たとえば「クライアントを喜ばせた行動」とか「クライアントを怒らせた行動」というカテゴリーがあり、あるカテゴリーはさらに「同僚の嫉妬」「失敗への対処」といったサブカテゴリーに分かれます。そうした過去の経験の画像を「検索」して、新たな場面にもっともふさわしいテンプレートを見きわめるのです。

私の思考プロセスは、いわば脳内のネットサーフィンです。あるいは次々に現れる画像をファインダーからのぞくのに似ているかもしれません。このプロセスには言語も感情もいっさい伴わず、ただ画像だけが流れるのですが、定型発達の人には理解しにくいようです。私は自分の思考プロセスを画像単位で段階ごとに説明できます。ある状況を理解しなくてはならないときは、私は徹頭徹尾、感情を抜きにした論理的スタンスで理解しようとします。実際、そのほうが問題を解決しやすいのです。私たちの行動の多くは、社会感情的であるより機能的なものであることが多いし、分析的アプローチはどちらにも有効です。多くの定型発達の人が非合理的な感情を状況に結びつけるせいで、不要なストレスと不安を招いているのを私は見てきました。自閉症のない友人から悩みごとの相談を受けることがありますが、私の意見で問題が解決しやすくなることが多々あります。

例を一つあげましょう。ある友人が母親から非常に不快なメールをもらい、どう対応すべきか悩んでいました。メールの内容は家庭内のある事情のことで、彼も心配はしているものの、そのことで生活を振り回されたり、不愉快なメールの応酬はしたくないと思っていました。私はまず彼に、現在の状況を感情抜きで論理的に見つめ直すようアドバイスしました。扁桃体ではなく大脳皮質で考えるようにと（いつも脳科学の手ほどきつきでアドバイスします）。事情を聞くうちに私の脳裏に浮かんだイメージは、バケツの中のカニでした。バケツの底にうごめくカニの集団が家族で、バケツをよじのぼろうとする一匹のカニを引き戻そうとしています。私たちはこのイメージを思い浮かべながら、どうするとバケツの底に転落し、どうすればよじのぼって脱出することができるのかを考え合いました。

基本的に、私は人生のほとんどの状況にこのようなアプローチをとっています。完全に説明しきれず、解決のプロセスを妨げがちな感情的ニュアンスの泥沼にはまって身動きがとれなくなるより、問題をきちんと解決したいのです。感情は完全には理解できないものですし、論理で説明できません。私自身の感情の要素はごくシンプルで、うれしい、悲しい、こわい、怒っているという数個のカテゴリーにすべておさまります。おそらく私の脳の物理的構造に関係しているのでしょう。通常の人の大脳皮質はもっと接続回路が多く、感情が複雑につながっています。たとえば、自分に暴力をふるう男性をなお愛する女性の心理は、私の理解の範囲を超えます。やむをえない経済的事情でもないかぎり、なぜ関係を続けるのかまったく理解できません。また、何に対しても不安を覚え、これまで一度も実際に起きたことがなく、おそらく今後も起こらないようなことに対してまで恐れを抱く人がいますが、私はそうした恐怖を感じたことはありません。非合理的だからです。

これまでの人生で、それこそ何百万回と人と接触しているのでしょうが、社会意識に関してはなお新たな発見がいくつもあります。たとえば、人は目の動きで感情を伝えることがあるという事実は、サイモン・バロン＝コーエンの『自閉症とマインド・ブラインドネス』［Baron-Cohen 1995］を読むまでまったく気づきませんでした。また定型発達の人はたいていの場合、記憶した情報に感情的な要素が伴うことも初めて知りました。そのようにして、ようやく感情が事実認識を歪めることが多いのを理解できたのです。

私の思考はそうではありません。私にも感情はあるし、ときには非常に激しい感情を抱きます。けれどもそれはその場かぎりのものです。記憶に保存された情報には、感情は伴いません。かつて仕事をクビになったとき、私は二日間泣きわめきましたが、後でその画像を思い出すと、まるで映画を見ているようで他人事にしかうつりません。私は常に客観的情報と感情を分離することができます。たとえひどく動揺していても、感情によって事実を歪曲したり論理を曇らせたりせずに、事実を何度でも検討し直して、論理的に結論を出すことができるのです。

しかし、自己存在感と直接結びつくような、ある現在的な状況に対しては、非常に強い感情が湧き上がることがあります。たとえば自分が手がけた畜牛処理のＤＶＤの銀色のディスクを手に取ると、思わず涙があふれてきます。このＤＶＤの中身は私自身なのです。私の仕事のすべて、誰かに役立ててほしい情報のすべてが盛り込まれています。私はより多くの人々に情報を提供し活用してもらいたいという願いから、自分のＤＶＤには一切コピー防止加工をしないことにしています。それによって死後も社会に貢献したいのです。私はこのことを話すたびに胸がいっぱいになります。私という人間の核に迫ることなので、感情と強く結びつくのです。

今なお、私の社会的機能のある側面には困難があります。だから対人的に複雑すぎてトラブルになりそうな場面はなるべく避けるし、何らかの方法で自分の弱い部分を補っています。たとえば私はできごとの順番を思い出す短期的記憶が劣っています。それを補う一つの手段として会計士を置いています。また複数の仕事を同時にやるのが苦手で、二つの仕事を五分間ずつ交代でやることはできますが、同時にはこなせないという弱みがあります。また視覚的でないものは文字にして書きとめ、カンニングペーパーを作らなければなりません。多くの人と同様、一ヵ月を一目で見渡せるカレンダーがないと、プライベートな約束や仕事の約束を果たせません。また自閉症のある多くの人は注意移動に生理学的な問題があるため、聴覚的理解と視覚的理解の間を行ったり来たりしなければならないので、急激な変化や複雑な対人的コミュニケーションについていくのが容易ではありません。ごく単純なコミュニケーションに加わるだけでも膨大な努力が必要で、身体的にも精神的にもかなり疲労してしまいます。

自閉症のある人にはしばしば感覚過敏の問題がありますが、これには絶対に何らかの対処をすべきだと思います。職場であれレストランであれ耳障りな音が聞こえるたびに動揺していては、人づきあいなどできません。聴覚過敏のある人は、まるでロックコンサートのスピーカーの中にいるような感じがするそうです。私の場合、三〇代前半に行った投薬治療で救われました。抗うつ剤によって、絶え間ないパニック発作が抑えられ、音に対する過敏が緩和されたのです。人によっては、アーレン研究所の着色レンズの眼鏡*や聴覚訓練が効果的です。グルテン・カゼイン除去食などの特別食、オメガ3**のサプリメントが効く人もいます。少量の薬物投与と食生活の改善とサプリメントの組み合わせで、もっとも効果の上がる人もいます。自閉症やアスペルガー症候群の人々の中でもっとも悲惨なのは、不安や感覚過敏、抑うつに対して何の対処もしてこなかった人々です。

社会的に通用するスキルは、ゆっくりとたゆみなく向上するものです。突然、飛躍的に進歩するものではありません。一つの「ソーシャルスキル訓練プログラム」だけでは社会性は目覚めません。ソーシャルスキルの訓練はチームプレーで、子どもの成長につれてチームのメンバーは変化していきます。しかし、最初から最後まで子ども本人は変わりません。親や教師は早いうちに、次の三点をよく教えるべきです。

①社会性の学習には終わりはない。そしてたくさんの練習の機会がある。
②自分の選択と行動には結果が伴う。
③誰でも自分の行動には責任をとらなければならない。

これらを理解していないと、子どもから大人になる過程で、自分の運命や未来は変えられないとか、自分の行動をコントロールする力はないとあきらめやすくなります。そこから無力感が昂《こう》じ、人間関係を築く努力をする（必要に応じていっそう努力する）意欲が枯渇してしまいます。そうした無力感は、ソーシャルスキル

*アーレン研究所開発の感覚刺激に過敏な人のための色つきの眼鏡

**不飽和脂肪酸の一種。脳神経や循環器系に効果があるとされる。

を「必要」と思わない子どもや、思った以上に多くの努力が必要なのを知って投げ出してしまった人に、よく見受けられます。また一方では、アスペルガー症候群のある大人の中には、悪いのは周囲の世界で、自分が社会に受け入れられない責任は自分以外の誰かにあると思い込む人もいます。この二つは両極端で、ほとんどの人はその中間のどこかにいます。何より肝心なのは、**誰でも自分の行動には責任をとらなければならない**、という点です。ソーシャルスキルに欠けた行動の結果、自立できない、就職できない、仕事が続かない、社会に貢献できないというなら、その状態を変えるための知識を習得する責任は自分にあります。もちろん普通の人よりずっと難しいでしょうし、困難のあまり挫折する人も少なくないでしょう。どこまでやるかは個人の選択ですが、投げ出さないほうを選んでほしいと思います。

今日の私がある理由を私以外の要因、たとえば家庭教師がいたことや私立の特別学校で学んだことなどに求める人もいますが、私がどれだけの努力を払ったかを見過ごしてほしくありません。およそ平坦《へいたん》な道のりではありませんでしたが、私は投げ出しませんでした。社会生活に適応するために、若い頃はいつでも努力が必要でしたし、現在でも相当な努力をしています。社会への適応は、自尊感情、動機づけ、ソーシャルスキルを習得するチャンスの有無などがすべて関係しますが、チャンスは身の回りにいくらでもあるのです。生活そのものがチャンスであり、家庭の経済力とは関係ありません。来る日も来る日もパソコンの前に座りつづけ外界から遮断された暮らしをしていては、社会性に目覚めたり人間関係の暗黙のルールを習得したりする可能性はほとんどないといってよいでしょう。自閉症スペクトラム障害のある人は直接体験を通して学ぶのですから、外の世界に身を置き、行動しながら学ばなければならないのです。

社会生活能力と感情的つながり

本書の読者には、親や教師の立場から、自閉症スペクトラム障害のある人をより深く理解したい、あるいは彼らのソーシャルスキルや社会理解の向上を助けたいと願っている方がおられることでしょう。ここで、ぜひ理解していただきたいのが、**社会生活能力**と**感情的なつながり**の区別です。前者は**行動**のあり方の問題で、後者は**感情**のあり方の問題です。この二つはまったく別物ですが、自閉症スペクトラム障害のある人を対象とした最近のソーシャルスキル訓練プログラムの多くは、これを同一視しているように思えます。また「ソーシャルスキル」といえば、この二つがひとくくりにされる感があります。実は、これは自閉症のある人にとって迷惑な話で、もともと難解な領域をますます難解にするだけです。社会意識や社会的能力を教えようとして、かえってわかりにくくしているのです。

社会生活能力を身につけることは、劇中で役を演じるのに似ています。私が育った一九五〇年代は、マナーやエチケットや場面にふさわしいふるまいが重んじられていました。共有する、交代する、一緒に遊ぶなどのソーシャルスキルは、母や家庭教師にたたきこまれたものです。母は私と妹を丘に連れ出して一台のそりを交代で使わせたり、ボードゲームで遊ばせたりしました。誰かがズルをしたり勝手にルーレットをいじったりしたら、たちまち注意されました。だめなものはだめとはっきりしていたし、一貫していました。

日曜日の祖母と一緒のディナーでも、たくさんのソーシャルスキルを学びました。七、八歳の頃には、母は私をかなり上等なレストランに連れて行ってくれましたが、そこでは行儀よくふるまうことが要求されました。ロブスターは特別なお楽しみだったし、大好きなラズベリーソースがけのライムシャーベットをデザートに注文してもよいと言われるよう、私は行儀よくふるまおうとしました。「お願いします」と「ありがとう」を言うことも、何が失礼にあたるかも、すべて具体的経験を通して教えられ、よくないことをすればその場ですぐに叱られたのです。あるとき、太っちょのベラ叔母のことで妹とくすくす笑っていたら、たちまち母につかまり、そういう話題は口にしてはいけないと厳しく注意されました。こうしたことはルールとしてたたきこまれ、私はさほど苦もなく身につけることができました。そこに感情は介在しませんでした。

成長するにつれ演技は上達しましたが、私にとってはあくまでも演技であり、コンピュータのアルゴリズムのようなものでした。それ以外の何かに驚異的に変容することはなかったし、年齢を重ねるうちに、それはそれとして受け入れるようになりました。たとえば、私は仕事のさまざまなプロジェクトで同僚の嫉妬を買いましたが、嫉妬という複雑な感情に対処する方法を見つけ出すまでに二〇年かかりました。一番効果があったのは、その人をプロジェクトに引き込み、役割を与えることです。芝居には演じにくい部分があるものですが、なかでもこの演技に習熟するのには長い年月がかかりました。

一方、感情的なつながりは感情の交流の問題です。それは他人と心が通じる感覚であり、友情を築いたり、自分に似たような考えの人に親近感を抱いたり、恋愛、結婚、近所づきあいなどの絆を築いたりしようとする内的な動機づけです。感情的なつながりには愛情表現、気持ちや感情を行動で表すこと、相手の立場への配慮などが含まれますが、自閉症スペクトラム障害のある人はこうした概念を理解しにくいことが多々あります。第三幕で「自閉症的な思考回路」について詳しく説明し、自閉症のある人に感情的なつながりが欠如しているように見える理由を明らかにしたいと思います。

「うちの息子は私を愛しているのでしょうか。あの子は愛を感じるのでしょうか。私が死んだら悲しんでくれるのでしょうか」といった質問を受けることがよくあります。正直に答えるのはつらいですが、子どもによってはコンピュータが壊れたときのほうがもっと悲しむかもしれません。私の母も『ポケットの中のとげ』〔Cutler 2004〕でこの問題にふれ、親にとっては想像するだけでも恐ろしいことだと書いています。けれどもそうした反応をするのは、親を大切に思っていないからではないのです。多くの場合、絆の問題というよりも生物学的な問題なのです。私の脳をスキャンしてみると、前頭葉と扁桃体をつなぐはずの感情の回路（感情に影響し愛を感じる能力に結びつく回路）の一部が接続していないことがわかります。私も愛という感情を感じますが、定型発達の人と同じ感じ方ではありません。すると、私の愛はほかの人の愛より劣ることになるのでしょうか。

最近の脳の研究によって、感情と神経回路の関係について興味深い事実が明らかになりました。それは私たちが思う以上に物理的な関係です。二〇〇五年の『神経生理学ジャーナル（*Journal of Neurophysiology*）』のある論文は、熱烈な恋に落ちてまもない一七人の若い男女の脳に関する学際的チームの研究を紹介しています〔Aron, et al. 2005〕。このチームは次のような二つの予想を立て、立証しようとしました。(1)初期段階の熱烈な恋愛は、ドーパミンの多い皮質下部の報酬領域と関係がある。(2)恋愛は、報酬を得る意欲にかかわる脳システムと連動している。

チームは機能MRIのスキャンによって、愛に関連する神経生理学システムが脳内で作動するのを発見し、恋愛は感情や性的欲求よりも、意欲や報酬、行動の「欲求」面と深いかかわりがあるという仮説を立てました。研究チームの一人は「恋愛の特質は、陶酔感や不安などさまざまな特定の感情へと至るモチベーション、もしくは目標に向かっている状態であるというのが最もふさわしいだろう」と述べています。また、この研究結果は自閉症のある人にも応用できるといいます。

自閉症のある人の中には、愛着や恋愛感情をまったく理解できず経験しない人もいる。自閉症のある人の中脳と大脳基底核の報酬システムは、通常と異なる発達をしているのではないだろうか。自閉症の症状には、反復的な思考や運動など大脳基底核の機能の特徴に関連する症状があることを考慮すると、つじつまが合う。

私もそうしたタイプの一人です。映画スターに夢中になったことは一度もないし、高校時代、エド・サリバン・ショーに出演したビートルズに同年代の少女たちが黄色い声をはりあげる姿は、私の理解を完全に超えていました。今なお、私の人生は恋愛と無縁です。肝心なのは、私はそれで何の不満も感じていないということです。

この二、三〇年の私の観察によると、自閉症スペクトラム障害のある子どもには二つのグループがあります。おそらく脳の機能の違いに由来するのでしょう。そして多くの子どもはその中間に位置します。「社会性の連続体」ともいえるかもしれません。一方の端は、非常に優秀なアスペルガー症候群のある子どもで、彼らには感覚過敏や神経不安の問題はあまりありません。場面に応じた役を演じられますし、社会生活能力もそれほど苦労せずに習得できます。けれど彼らの多くは他人との感情の交流がありません。優秀な技術者やエンジニアを輩出しているマサチューセッツ工科大学では、学生に学問だけでなくソーシャルスキルを教える必要があるという判断から、ソーシャルスキルのクラスを設けたそうです。なかなか興味深い事実です。きっとこの大学にはアスペルガーの学生が多数いるにちがいありません。しかし、アスペルガーの学生だけではなく、定型発達の「技術屋」タイプの学生もソーシャルスキルの訓練を必要としているというのが、私の結論です。自閉症と工学には相関関係があるという面白い事実があります。サイモン・バロン＝コーエンの研究によると、自閉症のある人の家系のエンジニアの数は定型発達の人の家系の二・五倍だといいます。

これにはうなずけます。非常に社交的なタイプの人は、橋の建設や発電所の設計などには興味を抱きにくいでしょう。

今日、マナーやエチケットの訓練は、昔ほど重視されていません。これは自閉症スペクトラム障害のある子どもの成長には、より厳しい環境です。こうしたスキルが身についていないため、すでにワンストライクとられた状態でバッターボックスに立つことになってしまいます。非常に高機能のアスペルガー症候群の子どものニーズは、彼らの成績がオールAであるばかりに見過ごされています。彼らが人間関係を理解するために支援やサービスを必要としているとは、誰も思いはしません。せいぜい、ちょっと風変わりだとか浮世離れしているとか、もっと努力しさえすれば何とかなるはずと思われるくらいです。そのため、彼らは学業面では有望なのに、将来の成功に必要な支援を得られません。これは知的水準の高い高機能自閉症のある子どもにもあてはまります。しかし、彼らの場合、著しい感覚過敏や不安、身体的問題を抱えていることがあります。アスペルガー症候群のある大人でこのグループに入る人は少なくありません。彼らは、子どもの頃に感覚過敏の問題に対処しなかったため、今なお社会生活に適応することができません。彼らの感覚はすぐに過負担状態になり、常時、社会生活能力を脅かすため、電話が何本も鳴り、話し声がたえず聞こえ、ファックスが作動し、コーヒーやスナック菓子やランチの匂いがただようオフィス環境で働くことができないのです。

第二のグループは、高機能ではなく言語能力の低い子どもたちです。私の見るところ、彼らの多くは第一のグループよりもはるかに豊かな、人と感情的につながる能力をもっているのですが、感覚の混乱が機能を大きく妨げています。子どもの頃、私が失態を演じたのは、たいてい疲れているときか感覚が過負担状態になったときでした。このグループの子どももそうです。彼らの感覚過敏の問題は深刻です。彼らがことばを話せないのは、耳に入る音が不明瞭な雑音にしか聞こえなかったり、子音が区別できなかったり、言語回路が切断されていたりするからです。だが神経回路の接続状態によっては、アイコンタクトができたり、スキンシップが好きだったり、強い感情をもっていたりします。感覚過敏に対処するプログラムでは、行動改善のためのＡＢＡ（応用行動分析）と感情的なつながりを深める短時間のフロアタイム[*]を組み合わせたものが効果的です。こうしたプログラムでは、親や教師が子どもと一緒になって愛情の発達、抱擁、感情のコントロール、一体感の拡大をはかることができます。

＊床に寝そべり、子どもと同じ視点で社会的交流を促す遊びをする方法

このグループ分けは、私が観察や多くの親との対話を通して考え出した仮説です。『自閉症だったわたしへ』［Williams 1992］と『自閉症だったわたしへⅡ』［Williams 1994］の著者であるドナ・ウィリアムズを例にとりましょう。ドナはスペクトルのちょうど中間に位置します。彼女は相当ひどい感覚の混乱に悩まされ、私よりもかなり苦労したようです。けれど人に対する感情的なつながりは、私よりもはるかに豊かです。ドナは大変に社交的な人です。自閉症スペクトラムの一方の端に近づくにつれ、感覚過敏の問題と情報処理の歪みはひどくなりますが、感情の回路は正常に近づきます。もう一方の端では知的能力は高くなりますが、感情的なつながりは弱くなり、存在しないことさえあります。

自閉症スペクトラム障害のある人への社会性の教育は、できるだけ幼いときに始めたほうがよいでしょう。また親や教師は、社会生活能力を教えることと他人との感情的なつながりを教えることを区別して、この二つは等しく大切であるとはいえ、必ずしも並行して発達するわけではないことを知っておいてほしいと思います。人と交流する機会をたくさん与えることは、自然なものにしろ計画的なものにしろ重要です。最初は共通の興味を通してしか触れ合えないかもしれませんが、それでよいし、そうするよう励ますべきです。共通の関心は、人とかかわり続け、社会に通用するスキルを身につける外的な動機づけになります。ほかの子

どもや大人に囲まれた肯定的で支援的な環境で、共通の体験から多くの幸福を感じるほど、人との交わりを継続する内的な動機づけも強くなります。それが感情的なつながりの感覚が育つ土壌となるのです。

ソーシャルスキルを教えるとき、親や教師は子どもを社会的場面に参加させることに熱心になるあまり、感覚過敏の問題がソーシャルスキルの習得や社会意識の発達に与える影響を過小評価したり、忘れていたりすることがあります。社会性を習得させたくても、その環境が過剰な感覚刺激で満ちていたら、学習は成立しません。感覚刺激が子どもの集中力や学習能力を妨げるからです。感覚にまつわる不安は激しいもので、意識の領域をすっかり支配してしまうことがあります。そうなると何も入り込むことはできません。一九五〇年代のレストランはだいたい、今よりもずっと静かで私にも耐えられる環境でした。だからこそ私はソーシャルスキルの訓練に集中し、適切にふるまうことができました。もし今の時代に生まれていたら、過剰な感覚刺激に妨害されて、ソーシャルスキルに集中することは難しかったでしょう。だから、自閉症スペクトラム障害のある子どもにソーシャルスキルを教えるときには（ごく基本的なものでも）、まず感覚刺激の面から環境を見直し、集中の妨げになる要因を取り除く必要があります。残念ながら大半の場合、このことは見過ごされがちです。親や教師はなぜ子どもが基本的なソーシャルスキルを習得できないのか、努力しようとしないのかと困惑しますが、痛みを感じるような環境に子どもを置いておきながら、何を期待できるのでしょう。蛍光灯の光はディスコのフロアの反射光のようにチカチカし、周囲の音はまるで歯医者のドリルのように聞こえているかもしれないのに。あなたならそんな環境で学習できるでしょうか？

ソーシャルスキルの発達を妨げるのは、子どもの生来的な社会感覚の欠如だけではありません。子どもを指導する大人の観点も一因となります。人はそれぞれ自分の意見、視点、関心をもって他人と接し、自分なりの「人生にとって大切なもの」をフィルターとして世界を見ています。定型発達の人には、思ってもみないことかもしれませんが、実は、自閉症のある人の生活の指導にあたる人の多くは「感情のつながり」というフィルターを通して世界を見ているのではないでしょうか。そしてその視点による価値観を、同じ視点には立てないかもしれない相手に転移していないでしょうか。彼らが自閉症スペクトラム障害のある人のもつ、論理的で感情に動かされにくい視点から世界を見ることは難しく、また自閉症には絶対に変えられない面があること――とくに脳の物理的構造にかかわる部分がそうですが――を受け入れることは、なおのこと難しいようです。自分の子どもや生徒が、定型発達の人のような感情的なつながりを育むのは無理だと認めるのは、「別のあり方」を受け入れることというより、敗北であるかのように感じているのではないでしょうか。

ごく最近、ある教師が、アスペルガー症候群のある生徒が心を開かないことにいらだち「心が通じそうにありません」と訴えました。私は「通じないかもしれませんね」と答えました。もし感情に訴える方法だけで働きかけるなら、決して通じないでしょう。科学なり数学や歴史なり、その生徒の興味を利用してかかわりをもったらどうかと私は提案しました。また何を「成功」と定義するのか――自分がその子に好かれていると感じることか、それともその子が学業で合格点をとることなのかをよく考えてほしいとアドバイスしました。

「うちの子は、私を愛していないように思えるのです」と悩む親は、その子が特定の分野に秀でていたり、成績がオールAであったりと、彼の興味を正しい方向に伸ばせば洋々たる前途が開けることを忘れがちです。感情のつながりを育てることに熱を入れるあまり、親も子もこんなに努力しているのに報われないと感じてしまうのは一種の悪循環です。非常に頭脳明晰でアスペルガー症候群のある子どもの中には、もともと親が期待するレベルの人間関係を築く能力がない子どももいるでしょう。親がこうなってほしいと期待する姿ではなく、ありのままの子どもを認めて、そこから始めようとしないかぎり、その子は成功できません。

くどいようですが、何度でも言います。アスペルガー症候群があって幸福な人生を送っている人は、概して、本人が強い関心をもつ分野で充実感のある仕事をしている人です。多くの親にとって、自分の子どもが純粋な感情的絆よりも仕事や趣味に幸福を感じたり、結婚や家族が何よりも大切ではなかったりするのは理解しがたいでしょう。それでも幸福は幸福に変わりありません。

二〇〇〇年以降、ソーシャルスキルはますます強調される傾向にありますが、才能の開発は同じほどには重視されていません。最近ウィスコンシンで行った講演では、参加者の大半が教育者で、彼らのテーブルにはアスペルガー関係の良書が積まれていましたが、大学進学や就職支援に関する書籍は皆無でした。私が職業と才能開発に的をしぼった本『アスペルガー症候群・高機能自閉症の人のハローワーク』[Grandin & Duffy 2004]を著したのは、そういう人々に読んでもらいたかったからなのですが。もちろん彼らとて、職業の大切さはわかっています――そもそも彼らはみな職業に就いているのですから。でも自閉症スペクトラム障害のある子どもには多くの準備と訓練が必要なことや、小学校や中学・高校で、卒業後の社会生活を念頭においた訓練をする必要性はあまり認識していないように思えます。基本的ソーシャルスキルを中学生になってから教えるのでは遅いのです。その頃にはもう、生徒の関心や興味を見きわめて、グループ作業、要求の交渉、並行作業、仕事の優先順位づけ、締め切りの厳守などのソーシャルスキルを教えるべきなのです。教師たちの視野にはせいぜい一八歳か二一歳までのことしかなく、職業的成功につながる自尊感情や意欲、批判的思考のスキルといった基盤を築くことは軽視されているように見えます。「人間関係の暗黙のルール10ヵ条」の中心を占めるのは、人生に大きな影響を与えるそうした要素です。

考えてみると、学校管理職や進路指導カウンセラー、教師（おそらく一部の理数系の教師以外）はみな、感情的なつながりという視点から仕事をする人々です。彼らは、先のたとえでいうと、青年期の分岐点で右に曲がった「社交的グループ」に属します。その彼らが自閉症スペクトラム障害のある生徒の教育や訓練について決定権を持っているのです。けれど、こうした生徒たちの多くは、まったく別のアプローチから教育や将来の計画を考えてやる必要があります。進路指導カウンセラーの何人が、生徒に必要な指導をするためにビジネスの世界をよりよく理解しようとして、『ウォールストリート・ジャーナル』や『フォーブス』やそのほかのビジネス誌や業界紙を読んでいるでしょうか。彼らの読書リストの上位を占めるのは『サイコロジー・トゥデー』あたりでしょう。

こうした現実の一因はアメリカの文化的社会的構造にあります。たとえば中国や日本では、IQの高いアスペルガー症候群の子どもの教育については、職業的スキルの訓練が重視され、感情的なつながりを養うことよりも職業的な成功の支援に重点が置かれています。技術的能力はアメリカよりもはるかに高く評価されています。一般に、親が社交性の豊かな人であるほど、アスペルガー症候群のある子どもを理解するのに苦労するようです。母親がエンジニアやコンピュータプログラマーだったりすると、よりうまく対応できるようです。おそらく母親自身の思考パターンの中に子どもの思考パターンに近いものがあるからでしょう。彼女らは非常に論理的でありプロジェクト志向であることが多々あります。だから同様の傾向をもつアスペルガーの子どもとどうつきあえばよいのか、本能的に理解できるのでしょう。

私が思うに、自閉症スペクトラム障害があろうとなかろうと、すべての子どもと大人は社会生活能力を習得し、用いることが期待されています。このスキルは人間関係のテクニックであり、家庭、学校、レクリエーションや地域活動など日常生活のあらゆる社会的場面で使うスキルです。後述の「人間関係の暗黙のルール10ヵ条」にはこうしたスキルも含まれています。基本的な社会生活能力が身についていれば、周囲にとけ込み、人との交流でもっとも重要な「第一印象」の段階をクリアし、無事に「ソーシャル・クラブ」の仲間入りができます。一方このスキルがないと、子どもであれ大人であれ、すぐさま、そして何度も排除されることになります。再び仲間に入れてもらうためには這い上がろうとするような必死の努力が必要です。それは、人によってはいくらやっても決して追いつかない、終わりなき戦いとなるでしょう。

他人と感情的につながることは、たしかに子どもの社会性の発達において、社会生活能力と同じぐらい重要な要素です。しかしそれ自体を目標にしてはいけないし、その子にどの程度の潜在的能力があるのかを見失ってはいけません。子どもには、幼いときから社会生活能力を教えていきましょう。感情的なつながりも育てなければなりませんが、子どもによっては感情的なつながりの潜在的能力が親の期待を大きく下回ることもあるという事実を認め、**それはそれとして受け入れてほしい**のです。

母は私がこの世界で生きていく準備をしてくれましたが、同年代のティーンエイジャーと湖に遊びに行ったりパジャマパーティーをしたりするような社交的な子どもに仕立てようとはしませんでした。母の目標はもっと高いところにありました。大学に進学し、やりがいのある仕事を見つけ、自立した生活を送るのに必要なスキルや才能を育てようとしたのです。

今日の世界

もし私が今日の社会の子どもだったら、はたしてやっていけたのだろうかと思うことがあります。現代社会は一九五〇～六〇年代の枠組みのきっちりとした世界とは違います。かつては人生と社会の期待はもっと明確で、人々は互いに尊重し合い、生活のペースはゆったりしていて感覚刺激もずっと少なかったのです。

今の私は、これまでに受けた教育や育った環境の産物です。私が育った頃には、自閉症スペクトラム障害のある子どもの成長に自然とプラスになるような環境があり、軽度の自閉症のある人なら学業を全うして職に就き、社会の生産的な一員になることができるような枠組みや社会的訓練がありました。残念なことに今日では環境は一変し、社会性、感覚、言語、知覚の障害を抱える子どものニーズを満たす環境は、親や教育者が人工的に作り出さなければならなくなりました。

アファーマティブ・アクション（少数者優遇措置）や特別教育法のおかげで、障害のある人に必要なサービスが提供されやすくなった一方、そのせいで障害をもつ優秀な人々の一部に、「障害者メンタリティ」が助長されたきらいがあります。彼らは自分に支援される「権利がある」と思い、自分の行動とその結果について責任を負おうとせずに、成功や失敗を周囲のせいにします。もしこの社会がパーフェクトな社会であれば、自閉症スペクトラム障害のある人は一人残らず、成功に必要な支援とサービスを受けられるでしょう。しかし現実の社会は、そのはるか手前にあります。主体的に行動して生き抜こうとするか、それとも人の世話に頼るかを、一人ひとりが自ら選択しなければなりません。複雑な現実を単純化しすぎていると思われるかもしれませんが、私は、自閉症スペクトラム障害のあるあまりにも多くの仲間が、自尊感情も意欲も低く、怠惰と敵意にうずもれたまま大人になっているのが残念なのです。自閉症スペクトラム障害のある人は定型発達の人よりも環境の影響を受けやすいのかもしれません。つねづね言っていることですが、私はよい人間にも極悪人にもなることができたのです。

私の育った時代も家庭も、常に最善を尽くす姿勢や善悪の区別や人への思いやりを育めるような環境でした。そうしたものを土台として、やがて自分自身で何が適切かを選択できるようになり、自立した大人として世の中に出て行ったのです。母や母の友人、近所の人や教師は口をすっぱくして、子どもたちに健全な家族の価値観を教えました。メディアにすらこの価値観は反映され、テレビのゴールデンタイムには、本章の冒頭で紹介した『ロイ・ロジャース・ショー』や『スーパーマン』『ビーバーちゃん』『クリーバーズ』『ローン・レンジャー』のような番組がひしめいていました。『スタートレック』のようなSFドラマでさえ、個人の責任と仲間への思いやりという倫理規定を伝えていました。今日とは大違いです。私の一番のお気に入りは『スタートレック』のファーストシリーズでしたが、それは、毎回、善悪にまつわる問題が何か起きて、完璧な論理によって答えを導き出すというパターンだったからです。とくにミスター・スポックの論理的な思考が、私は大好きでした。あの頃は、どこへ行こうが、どんな行動が社会に受け入れられ、どんな行動が受け入れられないかが明白で一貫していました。今どきの自閉症スペクトラムのある子どもが見ている番組といったら、嘘をつこうが人をだまそうが倫理や道徳を踏みにじろうが、とにかく勝てば一〇〇万ドルの賞金がもらえるという『サバイバー』*のような番組なのです。

一九五〇～六〇年代に存在していた地域の共同体意識も、今日では失われています。人はだんだん自己中心的になり、助け合いとか社会への貢献といった価値観を重んじる人は減りました。家族はばらばらに離れて生活し、子どもはもっとも基本的な帰属感を養うチャンスさえ失っています。家族で夕食を囲むというあたりまえの風景ですら、さまざまな必要に迫られて失われつつあります。そのように社会的場面を体験する場がどんどん減っていく中で、ただでさえ五感にやさしい環境の中で実体験を重ねることによってしか成長できない自閉症スペクトラム障害のある子どもが、どれだけの基本的ソーシャルスキルを習得できるかは心もとないことです。

現代の家庭生活はまことにあわただしいものです。誰にとってもストレスがたまりやすく、頭がすっきりすることよりも混乱することのほうが多くなっています。子どもは同年代の仲間としゃべったり遊びを覚え

＊アメリカのバラエティ番組。グループでの無人島生活で最後まで追放されなかった人が勝者となる。

たりするより、ビデオ鑑賞などひとりでできる遊びに時間を費やしています。自閉症スペクトラム障害のある子どもがソーシャルスキルを獲得し、脳の回路をつなげるのに必要なのは、「生の」交流です。彼らはただ見たり聞いたりするよりも、直接体験を通して、実際にやってみることによって学ぶからです。

自閉症スペクトラム障害のある子どもはグループ活動ができないとか、不安が強くて活動することができないと多くの教師から聞かされます。これはよくみられることなのですが、そのまま放置すると将来の大学や社会での生活に支障が出ます。私は最初から高機能の子どもだったわけではなく、幼い頃は非常に自閉的傾向が強い子どもでした。多くの自閉症スペクトラム障害のある子どもと同様、未知の状況におびえていました。しかし母は私を積極的に外の世界に送り出しました。どこまでやらせてよいかをわきまえたうえで、私が不安を感じるようなことでも、あえてやらせました。たとえば、材木店にひとりでおつかいに行かせたり、アン叔母の牧場を訪問させたりしました。最初は行くのが怖かったのですが、いったんやりとげれば好きになりました。こうした体験を通して、私はリスクを引き受けること、失敗すること、自分に潜在的可能性があることを学びましたが、それらはみな成長期に貴重な武器となりました。たとえ不安でも怖くても、したことがないことをしなければならないときがあるのを学び、実際にやりとげて自信をつけたのです。

文化的理由とか認識不足とか理由はさまざまですが、大人は自閉症スペクトラム障害のある人に対して安易に手心を加え、不適切な行動を放置しているように見えます。それは彼らの可能性を過小評価し、期待していないからではないでしょうか。自閉症スペクトラム障害のある人で定職に就いている人はあまりいません。以前、日本のアスペルガー関係の会議で講演をしましたが、出席したアスペルガー症候群の人は一人残らずまずまずの仕事に就いていました。私のかかわる食肉加工の職場でも、私と同年代でアスペルガー症候群と診断されないまま大人になった人々がいますが、設備技師など立派な職に就いている人は少なくありません。彼らは社会に通用するだけの社会的ルールを身につけていました。現在、かつての彼らと同じような一六歳の少年が、子どもの頃にマナーを教えられなかったばかりに悪い道へと落ちていくのをみるのは悲しいことです。

期待を低くすることは、自閉症スペクトラム障害のある人にとって、かえって危険ですらあります。意識してバーを徐々に上げていかないと、私たちは自己判断で彼らの可能性にふたをし、本当の潜在能力を見つけるチャンスを失わせてしまいます。最近、ある学校の自閉症スペクトラム障害のある生徒の出演するタレントショーを見に行きましたが、ステージ上の生徒の服装には開いた口がふさがりませんでした。ジーンズとTシャツをだらしなく着て、髪はボサボサ、中には何日もシャワーを浴びていないのではと思われる生徒もいました。人前に立つときには普段よりも高い基準が要求されることを、今教えておかなければ、就職の面接や仕事にそれにふさわしい服を着て行くようになるはずがありません。

私は、アスペルガー症候群のある人がだらしのない格好をしていたり身だしなみが悪かったりするのを見かけたときは、すぐに脇に引っ張っていって注意します。感覚刺激に弱いとしても、柔らかい繊維の服や無香料の整髪料や浴用化粧品などが今はいくらでも出回っているのですから、人前にだらしない姿をさらすことに言い訳はできないのです。個性的に装うのはけっこうですが、不潔、悪臭、だらしなさは許されません。これはごく単純なことです。昔、上司が私の仕事場につかつかと入ってきて、デオドラントのびんを机にどんと置き、仕事を続けたいのならこれを使えと言いました。そのときはとても腹が立ちましたが、今は彼に感謝しています。ところが今の風潮として、自閉症スペクトラム障害のある人が不適切な行動をとっても、理由をつけて大目に見る傾向があります。彼らがどんなにだらしなくても人と協調しなくても、彼らの好きなようにさせるのが「真の受容」だと喧伝する人々がいるのです。まったくナンセンスです。必要なサービスを提供するのは大切ですが、それは高い期待のある環境と彼らの成功の潜在的可能性に対する真の信頼があってこそ有効なのです。

私の人生体験から、自閉症スペクトラム障害のある子どもの教育のヒントを得たり、自分の子どもの将来に希望を見出したりしてくれる人もいると聞きます。自閉症スペクトラム障害のある人には多くの共通点がありますが、各自の障害の特徴や生まれもった個性が成長に大きく関与することも事実です。これまで述べた私の個人史、つまり生い立ち、幼児期から青年期にかけての時代環境、そして今日の私を築く「パーツ」となった個々の性質などから、何が社会的能力の形成に貢献したかを読者に読み取っていただければ幸いです。

私が声を大にして言いたいのは、自閉症スペクトラム障害のある人は単なるパーツの集合体ではないということです。あるパーツだけを取り出して「修理」することができるような存在ではないのです。レゴなら一つのブロックを取り外して別の組み立て方をすれば違う形になりますが、自閉症はそうはいきません。自閉症はその人と不可分なのです。それは細胞の核まで織り込まれたものであり、私たちの体質の芯まで染み込んだ色や香りのようなものです。

人間をパーツの集合体のようにとらえた治療アプローチをとる専門家は少なくありません。言語能力ならスピーチセラピー、行動の問題なら応用行動分析、ほかの子どもと遊べるようにするにはソーシャルスキルの訓練をさせればよいと、彼らは考えます。それらすべてがなんとかうまい具合に調和して効果を発揮するというのが、暗黙の前提なのです。とくにソーシャルスキルと社会意識の分野の専門家がそうです。個々のニーズへの対応は必要であるし見過ごしてはいけませんが、パーツと全体との関係を考慮しないままパーツにかかわるなら、自閉症スペクトラム障害のある人に自分と世界との関係を理解させようとする努力の効果は半減してしまいます。私たちはそれぞれ個人ではありますが、目標は周囲の人々との関係において生きることにあります。

自閉症スペクトラム障害のある子どもの親は、子どもが学び成長するために最善の環境を作り出そうと、常日頃から心を砕いています。私たちが子どもの外側に作り出す環境は、すなわち子どもの内側に育つ世界でもあることを心に留めるべきです。人は見たものを自分の中に取り込むのです。世界を、子どもたちを、今度は別の角度から見ていきましょう。

2 社会意識のもうひとつの視点

ショーン・バロン

一九七五年六月二日。僕は怒りに震えていた。まるで腹の底にダンベルを飲み込んだような暗く重たい気分だった。僕の子ども時代と一〇代のほとんどは、この感情につきあい、ますます深みにはまって明け暮れた。なぜこの日をとくに覚えているかというと、人殺しでもしでかしそうな凶悪な形相で、ボードマン・グレンウッド中学校の七年生の自習室の机に向かっていた自分を、今もありありと思い出せるからだ。

さすがに本気で殺人を考えてはいなかったが、できることならある教師に対するうっぷんを晴らし、いまいましい状況に痛烈なダメージをくらわしてやりたかったのだ。

その日、ジリアン先生（仮名）は自習グループの見回りをしていた。僕は彼女と視線が合わないようにしながら、これみよがしに険悪な表情をしてみせた。先生はおもむろに僕の席に近づき「ショーン、どうしたの。まるで世界中が敵だって顔をしてるわよ」と言った。

何も答えないことこそ僕の答えだった。ぴくりとも表情を動かさず、視線を合わせず、それでいて先生が僕の言いたいことを察してくれるのを期待した。しかし先生は見切りをつけて行ってしまったので、怒りはますます燃え上がった。どうせ僕のことなんかどうでもいいんだ、でなければ、どうして僕がこんなに怒ってるのか知ろうとするはずだ。先生のせいで怒っているんだから、先生にどうにかする責任があるんだ、と。

それは七年生が終わる頃のことだった。ジリアン先生は科学の教師で、二〇代後半か三〇代前半。若くて活発で、黒い髪を肩まで伸ばし、笑うと大きな笑みが広がった。まだ赴任してまもなく、大きくよく響く声は、授業を妨害する生徒の声とはり合おうとして、ますます大きくなった。ジリアン先生は悪童たちを治めきれずに、ほとんど毎日キレていた。だが僕のジリアン先生への恋心は、そんなことでは揺るぎもしなかった。心底夢中だった。毎日、最後の授業が終わりに近づくにつれて胸は高鳴り、終業チャイムを待ちきれなくなった。放課後、ほかの生徒たちが急ぎ足でバス停に向かうのを尻目に、僕は先生と二人きりになれる一一四号室へとわき目もふらずに駆けていく。ドアの前にたどりついたら、すでに一人か二人先客があってジリアン先生とおしゃべりしていたりすると、興奮と高揚感はたちまち憤慨に変わった。先生と僕の間に割り込む厚かましいやつはどこのどいつだと地団駄を踏んだ。だがもっと悩ましいのは、心の中にひたひたと広がる不安だった。先生は本当に僕のことが好きなんだろうか、もしそうなら「僕たちの時間」になぜほかの誰かを部屋に入れるんだろう、と。

この強烈な感情を誰にもばれないように抱き続けるのには、とてつもない労力が必要だった。自分の気持ちを必死に隠すのと、なぜかわからないが自分の思いは届かないのだと察して生きていくのと、どちらが大変なのか。当然ながら週末や夏休みでジリアン先生と長く会えないときは涙もろくなり、よく落ち込んだ。その抑うつと不安から逃れるすべを知らない僕にとって、時間という壁は耐えがたくストレスとなった。その抑圧と不安は手で触れられるくらいはっきりしていて、僕は新しい問題に心を開けなくなっていた。

そして、さわやかな六月のこの日、僕の世界は音を立てて崩れ落ちた——世界中の不幸がわが身に降りかかったかのような気がした。ジリアン先生がこの夏休みに結婚するとわかったのだ。これこれの理由と説明できなくても、もうすぐほかの人と結婚する女性を好きになってはいけないことぐらいは、僕にも理解できた。先生は決して僕の気持ちに応えてくれないのを、子どもなりに悟ったのだ。僕は先生の結婚に憤慨し、屈辱を覚えた。ほかの男とバージンロードを歩くという宣言は、つまり僕を完全に切り捨てるということなのだと。

僕はすぐさま彼女が僕に対して犯した「悪事」への報復プランを立てた。まず、できるだけ彼女を無視し、存在を否定し、自分の思いを「なかったことにする」（熱烈な恋心をすぐに消せるとは思えなかったが）。新学期に彼女が「ロビンソン先生」として戻ってきたら、それを実行する。二度と接触したくないとか顔も見たくないというのとは違う感情だった。ひねくれた考えだが、それどころか、できるだけ復讐の機会を増やすため、できるだけ多く顔を合わせたいと思った。頑な怒りがはけ口を求めていて、そのときはそれしか考えられなかった。この厄介な感情をことばにしてみることも、ましてや両親やほかの人に相談することなど――もしかしたら、それが怒りと不安と孤立感の根本的解決になったのかもしれないが――思ってもみなかった。それに誰かに打ち明ければ、これまで堅く守ってきた秘密が白日の下にさらされて、恥ずかしくきまりの悪い思いをする。そんなのは、とても割に合わない。

この顚末《てんまつ》を日付まで正確に記憶しているのは、僕の人生の分岐点になったからだ。そのときには大した意味がないように思えても人生の決定的瞬間となったできごとが、多くの人にあると思う。僕は普通は、怒りや恐怖や不安など否定的な感情を引き起こしたできごとや状況をいちいち覚えていない。今ではそれほどしょっちゅうそういう気持ちにならなくなったせいもあるし、感情をうまく発散するすべを長年のうちに身につけたからかもしれない。しかし一九七五年六月のあの日、始業前のたった一つの報告で、僕がほぼすべての精神的エネルギーを捧げてきたことが水の泡になったとき、ほかには何も考えられなくなったのだ。

はじまり

自習室でふさぎこんでいたあの日のほぼ一〇年前、約七〇キロ離れたオハイオ州アクロンの診療所で、両親は医師から当時三歳の僕が自閉症だと宣告された。母も父も自閉症というものを初めて耳にしたのだが、医師の態度には慰めも励ましも、同情や共感のかけらすらなく、何の救いもなかった。彼の診断によると、僕の症状はかなり悲惨で、いずれどこかの施設に入れることになる、いや入れるしかないとのことだった。自閉症には手の施しようがない、知的障害のほうがまだましだと、医師は茫然とする両親に言ってのけたのだ。

感謝すべきことに、両親は医師の不吉な予言を鵜呑みにしなかった。二人はどんな困難にぶつかってもあきらめないと誓い合い、僕の奇妙で異様な反復行動、無反応、不機嫌などを克服するためにありとあらゆる手を尽くした。想像を絶するいばらの道をひたすら突き進んでくれた両親の献身がなければ、僕は今こうしてこの本を書いてはいないだろう。また、今両親に対して抱いている感謝ほどの深い感情を味わうこともなかっただろう。

自閉症は僕にたくさんの苦痛と不快をもたらし、まさに僕の子ども時代を奪い去った。生まれ落ちた日から容赦ない不安にとりつかれ、それを完全にふり払うことはできないにしろ、いくぶんかでもやわらげる方法を探すことに、幼い日々は費やされた。僕は自分にとって意味があり、耐えやすく、ある程度の安らぎやコントロール感、バランス、安全――すべて僕の生活に欠けているものばかりだった――を与えてくれるようなものを探し、取り込もうとした。物を分解する、いじる、人を追い払う、執着的な反復動作、同じ質問のくり返し、常同行動*の反復、自分勝手なルール、硬直した思考など。ほかのすべてを排除して一つのもの

*同じ動作や行為を目的もなくくり返す行動

やことにこだわることも、一時的に不安から逃れ、一定のコントロール感と安心感を得る手段の一つだった。

だが成長するにつれ、それでは事足りなくなってきた。小学校に入学し、自分とほかの子どもを比較する基準ができると、僕はよくない意味で普通の子とは違うことに気づいた。僕はからかいの格好の標的となった。攻撃してこない子どもは、僕が感染症の患者であるかのように近寄ろうとしなかった。

言語や社会性、知覚、視点、心理、そのほか自閉症に由来する問題をたくさん抱えていたにもかかわらず、僕の成績はそこそこで、いつもBとCの間ぐらいだった。それですんだ理由の一つは、僕が自分に欠けた部分（きりがないと思えたが）をほかのもので補っていたからだろう。後に、自分の殻から抜け出そうと闘ったときには、さらに多くの努力をしている。

日付を暗記したり、数学の問題を作って解いたり、望遠鏡で土星の輪を見ることにかけては（ボードマン高校では他の誰も見たことがないと思ったので）、いじめっ子たちも僕にはかなわなかった。といっても、そうしたことはまったく人間関係を学ぶ助けにはならなかった。

自閉症を克服するまでに長い歳月を要した。一六歳のとき四〇〇〇キロ離れたカリフォルニアに引っ越したことが一つの転機となったが、数え切れないほどの試行錯誤、後退、勝利、進歩、苦痛、心痛、努力、決意と実践を経て、そこにたどりついたのだ。

現在の僕が形成される土台が築かれたのは一九六五年、両親が医師からあなたの子どもは施設行きだと宣告されたにもかかわらず、その残酷な予言を受け入れるのを拒んだときにさかのぼる。両親はもやがぼんやりとかかったような世界に住む僕に手を差し伸べ、不可能を可能にしようと格闘した。今こうして世界とかかわることができるのは僕自身の努力もあるが、何より家族のおかげである。

次々と襲いかかる不安

ほんの幼い頃から僕は、誰かにとって一番大切な人になりたいと切に願っていた。だが、それは心に巣くう大きな不安とは両立しえないものだった。この対人機能のジレンマは、五歳の頃から次から次へと事件を引き起こしていった。

幼稚園に入園した頃の僕の激しい不安は、同年代の子どもに典型的な分離不安をはるかに超えていた。環境の変化、幼稚園の生活なりの関門、未知のものへの全般的な不安から、いつもびくびくしていた。そのためにまわりにとけ込めず、活動についていけなかった。

幼稚園のクレイドラー先生のアシスタントに、僕がそれまでやったどのことにも似つかない工作をさせられたことを思い出す。その中に、幼児用のはさみで紙に描いた形を切り抜くという作業があった。僕はそれまで一度もはさみを使ったことがなく、どうしたらよいかわからなくなって、本当に吐きそうになった。はさみの握り方も動かし方も知らないのだ。形を切り抜けるわけがない。アシスタントの先生は僕が意地を張ってやらないのか、わざと逆らっていると思ったのだろう、声を荒げて「どうしてやらないの！」とどなりつけた。その声でクラスはしんと静まりかえった。

まだ幼稚園の頃から、周囲の子どもたちは、僕がどことなく普通と違っていて奇異なところがあるのを感づいていた。小さなクラスだったので、評判はあっという間に広まり、僕は冷ややかな視線を浴びるようになった。

はさみの事件はその場かぎりのことだったし、僕を叱ったアシスタントもまわりの子どもも翌日には忘れていただろう。だが、それほど簡単に解決できずに、はさみの使い方よりもずっと長く僕を苦しめたのは、友だち作りだった。
幼稚園に始まる集団生活に入ってからの五年間は、いわば自分が作った真空空間の中で暮らしているようなものだった。僕は反復行動、常同行動、そしてしばしば破壊的・反社会的な行動をくり返した。そうすることで絶え間ない不安から自分を解放しようとしたのだ。この不安は子どもなら誰でも経験する、状況に由来する不安ではなかった。それは執拗につきまとう慢性的な不安で、スモッグさながらに僕のまわりをおおっていた。僕は視野をごくごく狭くして情報を処理するという方法を編み出した。情報のごく小さな断片だけに注目することは、環境をある程度把握しやすいものにした。たとえばカーペットの一本の繊維だけに注目している間は、ずっと楽になれた。そのためにほかのことをすべて見落とすとしても、自分をとりまく世界の重圧がいくぶんかやわらぐからだ。

だがこうして幼い頃を過ごしたために、本当に求めていたはずの人とつきあうスキルを身につけるのに必要な経験を逃してしまった。細部に目を奪われるあまり、細部に文脈を与える全体というものを見失っていた。黙々と命令に従って前進する兵隊のように、時間は流れ、僕も黙々と生活しつつ、幼稚園から小学校へ進んだ。

僕の弱点は、はさみをうまく使えないことにとどまらず、いろいろな領域に及んでいることがわかってきた。まず、ほかの子どもとの基本的なかかわり方がさっぱりわからない。挨拶の仕方すら、わからなかったのだ。学校ではひとりでいるのが好きで、きっと見るからに他人を寄せつけない雰囲気だったにちがいない。小さい頃は、洗濯機やコマの回転に見とれたり、電話の線を目でたどったり、裏庭の木に向かって物を投げてはそれが放物線を描いて落ちてくるのを見守ったりして、ひとりで遊ぶことが多く、近所の子どもや年齢の近い子どもとの遊びには、ほとんど興味がなかった。そんな僕が小学校に入学したからといって、魔法にでもかかったように急に初対面の子と親しくなれるわけがない。自分と他人の間に、見えないグランドキャニオンが横たわっているのに気づくのに、さほど時間はかからなかった。

一、二年生の思い出は、ほかの人なら思い出したくないようなエピソードでちりばめられている。この二年間、僕は担任の先生にとって難物であり問題児だった。幼稚園よりも教室が広いことや、学校にいる時間が長いことや、まわりを飛び跳ねる子どもが増えたことに、はじめから圧倒されるばかりだった。毎日が恐れと不安の連続で、まるで動物園の檻で見世物にされているトラのような気分だった。

その頃の僕は「文脈」というものが理解できなかった。また当時、つまり一九六〇年代後半から七〇年代前半にかけては、まだ自閉症はよく知られていなかった。二年生の担任のジョンソン先生はとりわけ、ルールを守り規則に従うことを重視する先生で、指名されてから発言する、指示の通りに行動する、何ごとも決まりに従って行う、といったことに厳しかった。ジョンソン先生のクラスは統制がとれていたし、生徒への期待も妥当な範囲だった。ただ僕のほうはまだどうやって従えばよいのかがわからなかったし、予測可能性がもたらす安心は、まだ効を奏していなかったのである。

案の定、僕は一年と二年の担任の先生によく叱られた。たぶん二人とも僕が彼女らの忍耐を試していると思ったことだろう。先生のほうも、僕がわざと逆らっているのか、従う能力がないのかを見分けられなかった。さらに悪いことに、僕には集中力がなく、長時間じっと座っていることは、ほとんど拷問だったのだ。

僕の特効薬は、教室の後ろの棚にある手動の鉛筆削りだった。授業中、席を立って後ろへ行き、法外な時間を費やして鉛筆を削っていた。あの頃の僕はほかの誰よりもとがった鉛筆を持ち歩いていたにちがいない。だが、これはルール違反としてジョンソン先生の逆鱗《げきりん》に触れた。それでも、僕はまだ社会性に乏しく、自分の立場からしかものを見ることができなかったから、すでにとがっている鉛筆をさらにとがらせることは、おとなしく座って過ごさねばならない、永遠に続くかと思える授業時間のささやかな息抜きであり、鉛筆削りのハンドルをゆっくり回し続けていると、だんだん没頭してきて恍惚《こうこつ》となり、安心感が湧いてくるのだった。「常に監督が必要です」というジョンソン先生のコメント付きの通信簿が、今も手元に残っている。

陰うつな気分と混乱

僕は常に不安につきまとわれていただけでなく、いつも陰うつな気分だった。めったに微笑みを浮かべることはなく、声を立てて笑うのは何かが刺激の欲求を満たしたときぐらいだった。自分が暗い気持ちでいたものだから、まわりの子どもが楽しそうにしているのを見るのが大きらいだった。

そんな僕とは正反対の、デニスという女の子がクラスにいた。惨めな僕とは対照的に、彼女は毎日が楽しく幸せそうだった。デニスが教室で声を立てて笑うたび、むかついた。そこで僕は彼女を罰する方法を考え出した。先生が答案の間違いにバツをつけるように、僕はデニスが笑うたびに紙にバツ印をつけ、毎日、その合計を出した。僕が決して味わいそうにない感情を臆面もなく表現する彼女から、何かを減点してやりたかったのだ。

暗く陰うつな世界にどっぷりはまっていた僕の奇異な行動は噂となり、その後も長くつきまとった。まわりの子どもは、僕が普通とは違うことに自然と気づいていた。僕はほとんど誰ともつきあわず、たまに休み時間に誰かと遊ぶとしても、僕だけのルールとこだわりに相手を従わせようとした。やがて僕はいじめられるようになった。多くの同級生は同じ中学校や高校に進み、学年が上がるにつれていじめの方法も巧妙になっていった。

三年生を前にして、何の拍子か、急に学校生活が「しっくり」いくようになった。家庭と学校がまったく別の世界だということや、一方では許される行動でも他方では許されないことがあるのが、ようやくわかってきた。学校生活の流れがつかめるようになり、月曜から金曜まで同じ教室で過ごすというようなごく明白なことは飲み込めるようになった。そうしたことがわかるようになったおかげで、三年生になると普通に学校生活ができるようになり問題児を卒業した。また僕は僕なりに一所懸命、衝動や反復願望をコントロールする努力をした。先生の指示に従うことや算数や英語やその他の教科をこなすことには、ほとんど難点がなくなった。だが対人面では大きな進歩はなく、依然としてグランドキャニオンが横たわっていた。

今度は、だんだん家よりも教室のほうが居心地よくなってきた。学校という場所に慣れると、学校生活の枠組みこそ自分に必要であることがわかってきたのだ。自閉症のある多くの子どもと同様、僕には決まった枠組みのある環境のほうが適応しやすかった。小学校の間は、どの学年でも一人の先生がすべての教科を教え、毎日決まった時間に算数や英語などの授業、休み時間、昼休みがある。授業にしても、たとえば一つの物語を読んで隣りのページの質問に答えるというように、一定のパターンがあって具体的だった。毎日同じことがくり返されるので、学校生活にもほとんどの授業にもついていけるようになった。

だが、家は別世界だった。両親は僕という子どもがいったいどうなっているのか理解に苦しんだ。涙ぐましい努力にもかかわらず、僕の衝動、ロボットのような動作、怒り、恣意的な自己流のルールを克服する方法を見つけられないでいた。僕は両親と反復的なコミュニケーションしかできず、たいてい不機嫌だった。数年前に同年代の子どもの多い地域に引っ越していたが、僕は彼らと遊びたいとはほとんど思わなかった。ソーシャルスキルは未熟なままで、強いられてでなければ彼らと遊ぶことはなかった。自分の部屋でひとりで過ごすほうが好きだったのだ。

学校では、成績と社会性の開きは広がるばかりだった。三、四年生までには同級生は結束力のあるグループを作っていたが、僕は置いてきぼりをくらい、学年が上がるにつれて、ますます奇異な目で見られるようになった。よく独り言を言い、前髪を人差し指にできるだけきつく巻きつけて刺激の欲求を満たした。変なハミングをし、春や秋にはミツバチを蹴ったりたたいたりして、奇声をあげた。カフェテリアではサンドイッチを分解して具を一つずつ食べた。僕の外見は、控えめにいってもほかの子どもたちとはずれていた。ボサボサの髪は突っ立ち、とくに指に巻きつけた直後はひどかった（まるで、てんでばらばらに伸びすぎたアルファルファのように）。シャツのボタンをかけ違え、ズボンのファスナーを上げないままトイレから出てくるのもしょっちゅうだった。腹を締めつけられるのがいやで、ベルトも締めずにダボダボのズボンをはき、今にも腰からずり落ちそうだった。

どう見ても、僕の行動も外見もほかの子どもに好意をもってもらえるようなものではなかった。むしろ排除や攻撃の材料となり、ストレスと不安、困惑は増すばかりだった。僕は内にこもり、ますます孤立した。自分はできそこないだと感じながら。

ルールと硬直した思考

小学校から高校まで、ちょうど回るメリーゴーランドから降りられなくなったように、僕はこの悪循環から抜け出すことができなかった。学年が上がるにつれて僕の噂は広まり、メリーゴーランドはますます回転速度を増した。上の学校に入るたびに「いじめっ子予備軍」は増え、高校に入る頃には、僕が「いじめてもいいヤツ」であることは、ほとんど公然の秘密だった。そこそこの成績を取り、何とかやっていけるとわかっていても、それだけではいじめをものともしない心の盾にはならなかった。教室や学校のルールを守り、宿題や試験勉強はできるようになったが、こと対人関係となると、からっきし手も足も出なかったのだ。

ときには、自分から数人の生徒にちょっかいを出して、よけい自分を惨めにしていた。それは相手を傷つけたいというより――結果的にはそうなるのだが――予測可能性へのあくなき欲求を満たす手段だった。たとえば、そっと近づいて耳をはじくとか、ある子を見かけるたびに同じことばを言うなどして、同じ反応が返ってくるかどうか確かめずにいられなくなる。違う反応だったり無視されたりすると、ますます欲求はたかぶり、期待通りの反応が得られるまで何度でもくり返してしまうのだった。

もちろん、それは僕の行為を正当化する理由にならないし、ましてやその子と仲良くなれるはずもない。クラスメートと僕との溝はいよいよ広がり、敵たちは僕をいじめてもよいという確信をますます強くした――さらに確証が必要だとでもいうように。

中学校での生活は幼稚園と同様、出だしからつまずいた。僕が五年生になったのは、ほかの子どもに遅れること二ヵ月の一九七二年一一月だった。その直前までクリーブランド近郊にある、深刻な問題を抱える子どものための居住型治療施設ビーチブルックにいたのだ。僕は九ヵ月間、平日をそこで過ごしていた。両親は、ますますひどくなる僕の常軌を逸した破壊的・否定的行動に万策尽きて、僕を施設に入れたのだった。僕の成長のためを思い、家族も大いに必要だった休養をとることを考えての決断だった。二ヵ月の遅れを思ったとき、不安で身がすくんだ。新学年の開始は労働者の日（九月の第一月曜の祝日）の次の水曜日、というぃつものパターンが崩れただけではない。クラスメートは僕の長期欠席をいぶかるにちがいない。今度の学校にはホームルームと教科ごとのクラスがあったが、どのクラスにも同じ小学校出身の生徒が必ずいて、いろいろ質問してくるはずだった。

引っ越しだとは言えないし、風邪かインフルエンザで二ヵ月寝込んでいたと言っても信じてもらえないだろう。秘密を守るためにもっともらしい言い訳を考え出すことが、中学入学の最大の難関だった。精神に問題のある子どもの学校にいたと誰かに知られたら、笑われるか学校から追放されるにちがいないと思った。

幸い、僕が恐れていたような大事には至らなかった。数人が「お前、どうしてたの?」ときいてきたが、「病気」とだけ答えて追い払うか、話題を変えるようにした。僕がそれ以上何も言おうとしなかったせいか、ほかにもっと面白いことがあったせいか、そのうち誰も気にとめなくなった。そして僕は、同級生と何キロも社会的距離をとりながら、いつも景気の悪い顔で、しかし勉強だけはやる気をもって、五年生のスタートを切ったのだ。

本当は、僕は友だちがほしくてしかたがなかった。人から好かれ慕われ、ほかのみなと同じようになりたかった。だが、やることなすこと、そこから遠ざかるようなことばかりだった。ある朝、妹のメグの部屋で消しゴムをほうり投げて蹴飛ばそうとしたら、誤ってベッドの支柱を蹴ってしまった。それで足を骨折し、四週間ギプスで生活するはめになった。ギプスをはめて登校する自分を思い浮かべるだけで愕然《がくぜん》とした。ますます普通じゃなくなる。ところが意外にも、クラスメートの多くはギプスにサインをして、*「だいじょうぶ?」と言って同情したり心配したりしてくれた。四週間後にやっとギプスがとれたが、何とその二日後、校舎の入口の階段でジャンプして足を踏み外し、もう一方の足の骨を折ってしまった。「あいつは足を二本とも骨折した」と笑い者にされるのが怖くて、その日はどんどんひどくなる痛みをずっとこらえていた。だがついに耐え切れなくなり、最後の英語の授業中に先生のところまでヨロヨロ歩いていき、保健室に行かせてくださいと頼んだ。ところが、先生は信用してくれず「席に着いて授業を聞きなさい」と言うだけだった。これが「骨折パートII」と判明したのは、帰宅後のことだった。翌日、先生は僕を信じなかったことを謝り、

*ギプスにサインをするのは激励の慣習

クラスメートはまたしても同情とユーモアをこめて僕のギプスにサインをしたのだった。

ギプスは一時のことで、足を二本とも折った僕の間抜けぶりもすぐに忘れられた。五年生の思い出といえば、もっと忘れがたいことがある。八時間目の授業の教室は、ちょうど学校裏の駐車場に面していて、帰りのスクールバスが整列する様子が窓からよく見えた。僕にはうれしい条件だったが、かわりに授業はうわの空だった。終業ベルの一五分から二〇分前になると、ぽつりぽつりとバスが現れる。最後のバスはほかのバスがすべて出発してから到着することも多かった。

ちょうどスクールバスに凝り始めた時期で、そのこだわりが同一性と予測可能性への欲求をかりたてた。スクールバスは毎日午後、ほぼ同じ時刻に集合し始め、同じ順序で並ぶ。駐車の角度や、バスとバスの間隔や駐車ラインを目で確かめるのが楽しくてたまらない。駐車場の様子をメモしながら、自分の乗るバスがいつ到着するかを目を凝らして待った。帰り道でほかのバスのルートを発見すると、それを頭の中に思い浮かべながら、あるバスが何時何分にどこを走っているはずかを、毎日ノートに記録した。

当時の僕の思考パターンの常として、スクールバスへのこだわりにも一定のルールがあった。僕は自分の乗るバスが最後（かせめて最後のほう）に発車するのを期待した。そうすればほかのバスがいなくなった後で、自分のバスの駐車角度を確かめられる。それ以上に肝心なのは、バスの出発が遅ければ家に着くのも遅くなり、家でついやってしまうさまざまな行動のことで、怒られたり止められたり罰を受けたりする時間も減ることだった。学校は秩序正しい空間だが、家はそうではなかった。僕が日々くり返した「不適切な」行動は、統制や枠組みのない混沌とした環境の意味を理解しようとする試みだったのだ。

だが、僕のルールと現実はたいてい一致しなかった。僕のバスはたいてい最後ではなく最初のほうに現れ、一日の終わりをぶち壊しにした。実に僕の毎日は怒りに始まり、怒りに終わっていた。朝は、家族が僕の期待通りの順番で朝食のテーブルにつかなかったことに腹を立て、午後はバスの運転手が僕のルールに反して早めに駐車場に現れたことにいきり立った。自分がバスの到着のタイミングをコントロールできないことくらいわかっていたし、僕の好みにあわせて運転手を説得できるはずもなかった。そこで、僕のバスが最終グループになりそうもないとわかると、次の手を考えた。僕は最後の一人としてそのバスに乗り込むというルールを決めたのだ。

この頃、何よりつらかったのは、授業の間の休み時間と二五分間の昼休みだった。広い正方形のカフェテリアも廊下も、人でごった返して落ち着かない。雑音や喧騒が僕の五感には負担だった。閉め切った教室に生徒三〇人という状態もつらいが、残響の大きい広大な空間にその一〇倍の生徒がひしめくのはさらに耐えがたかった。まるで裸でさらし者にされているような感じがした――誰も僕のことなど気に留めていなかったとしても。

昼休み対策として、僕は昼食を抜くことにした。僕をきらって仲間に入れない連中と同じテーブルを囲まなくてすむなら、空腹ぐらいは小さな代償だった。だが、僕とてこの半時間を無為に過ごしたわけではない。校内に決まった散歩ルートを開拓して、ひたすら廊下を歩いた。僕はこのためにまず大まかな計画を立て、予行演習をし、足したり削ったりして、ちょうど昼休み時間分のルートを完成させた。散歩の間はひとりになれるし、いじめっ子の手を逃れられるし、いくつかの衝動を満たすこともできた。それとは別に、終業のベルが鳴ってから駐車場に向かうときのルートも開発した。スクールバスに最後に乗り込み、しかも乗り遅れないという条件をつけ、僕は周到にプランを練った。大変だったのはルートの組み立てや時間の調節よりも、毎日最後にバスに乗り込むのが不自然に見えず、誰にも気づかれないようにすることだった。昼休みの散歩は一年ほど続いたが、ある日、先生にばれてしまった。みなと同じように昼食をとらないなら校長室に連れて行くぞと脅されて、こちらは立ち消えになった。だが夕方の儀式には誰にも手出しはできなかった。

新しい思い

成長するにつれて、僕にどこかひどくおかしいところがあることはますます明白になったが、僕自身は、その原因が自閉症にあるとは思っていなかった。自閉症であることは両親から聞かされていたが、ちっとも飲み込めていなかったのだ。僕は自分の問題をひとくくりにして「悪い種症候群」と名づけた。自分はどうしたわけか悪人に生まれついてしまったのだと、長い間信じていた。杓子定規で即物的で、白か黒かでしか考えられない思考パターンも、周囲へのかかわり方も、それを裏づけるばかりだった。年がら年中、直され、どなられ、からかわれ、いたぶられ、無視され、避けられている。常にマイナスの注目を浴びるというのが僕の目に映る現実のすべてだった。結論は簡単、「ショーンはだめな子」なのだ。

だが一〇代に入ってから、自己認識が変わり始めた。自分にどこかひどくおかしいところがあるのを自覚し、それを変えたいと思うようになったのだ。それをきっかけに、心の中の優先順位が変化した。友だちがほしい、何とかして自分の殻を破りたいと強く願った。だが健全な社会的欲求が高まるのに並行して、強迫も強くなった。酸素がなくては生きていけないのと同じくらいに、強迫は僕の奥深くまで浸透していた。

僕の奇異な行動は、例によって、まわりの子どもを遠ざけこそすれ引き寄せはしなかった。僕は新たにあることにとりつかれるようになった。六年生か七年生のとき、僕は鉛筆にこだわるようになり（以前の鉛筆削りとは別）、鉛筆いじりがくせになった。いつも何本かを持ち歩き、学校の自分の机の上にバスの駐車場に見立てたラインを引き、気がふさぐと鉛筆をバスの代わりにしてラインの間をゆっくりと走らせ、喉の奥でバスの音を真似て低くうなったりした。

ものを書くかバスにする以外の鉛筆の用途は、重力の法則を確認することだった。ありがたくも重力の法則はいつも不変だ。僕はペンや鉛筆を机から落として、目で追い、どのように床に落ちたかをノートに記録した。一度やると二度三度とやりたくなる。落下の様子や場所が気に入ると、同じような場所に同じように落としたくて、さらに回数が増えた。人に好かれるようになりたかったので、不審がられないよう注意しながら衝動を満たそうとしたが、言ってみれば、それはワイヤーなしの綱渡りのようなものだった。

結局、僕は何とかして回避したかったはずの状況を、自ら作り続けていた。クラスメートたちは、僕の鉛筆落としが偶然ではなく何かパターンがあることに気がついた。七年生の国語の授業で、オーウェン先生が何かの用事で席をはずしたときのこと、ふいに教室が奇妙に静まり返った。まさにそのタイミングで僕が鉛筆を落とすと、教室が爆笑に包まれた——僕は赤面した。ほどなく、先生にもばれてしまった。そんなある日、架空の人物を主人公にした物語を創るという宿題が出た。この頃の僕はユーモアセンスにあこがれていて、何か面白い物語を書ければ傷心と孤独の日々に別れを告げることができるような気がしていた。物語を書く要領など皆目わからなかったが、課題の条件を満たし、僕のこだわりをよい形で取り入れた、何よりもユーモアあふれる物語を創ろうと意気込んだ。

そのつもりで創作したのが、「ペンシルドロップ伯爵」だった。「伯爵」はかの吸血鬼伯爵から拝借し、「ペンシルドロップ」は、かつてない独創性と創造性のひらめきによって、僕のこだわりにぴったりとくる固有名詞をひねり出したつもりだった。この物語は一種の感情転移だったのかもしれない。伯爵は、僕自身の衝動を反映した不気味で滑稽なキャラクターになった。だが無残にも、僕の思いとは裏腹に、最終的に着地した場所はユーモアの世界ではなく皮肉の世界だった。翌日か翌々日、作文はDの評価と「とても変わったお話です」というコメントつきで返却された。僕のもろい自尊心は、はかなく吹き飛んだ。

八年生の頃は、クラスメートの真意を取り違えてばかりいた。好意からだったのか、会うたびに「ハーイ」と言って軽口をたたいてくる二人の女子生徒がいた。あいにく彼女たちの行為は、僕の過去の経験や条件づけとは矛盾するものだった。僕は悪意に受け取り、何か下心があるにちがいないと勘ぐった。**ショーン・バロンは誰にも好かれない**と決めつけていた僕には、何かのわなとしか思えなかったのだ。

同じ頃、いじめっ子グループに属さないおとなしそうな子から電話がかかってきて――これがクラスメートからもらった初めての電話だった――アメリカ史の宿題について教えてくれないかときかれた。僕は教えてやるどころか、いやせめて誠意をもって接するどころか、先の二人の女子生徒のときと同様、きっと何かのわなだと勘ぐって、「いいかげんにしないと警察を呼ぶぞ」と言ったのだ。じきに、三人とも僕にかかわろうとしなくなった。

八年生の終わりにかけて、それまでの問題が一気に吹き出し、人生に対して強い怒りと不満を感じるようになった。家では相変わらず、毎日何かにつけて直され、どなられ、止められ、叱られ、罰を受けていた。かたや、妹のメグはよい注目ばかり集めているように見えた。メグはよい子で、ショーンはだめな子。母も父もメグが好きで、ショーンはきらい。両親からは、あなたのすることをいやだと思うことはたくさんあるけど、それでもあなたを愛している、と耳にタコができるほど聞かされていたものの、抽象的すぎて理解できなかった。彼らが僕の悪い面に注目するのは、まさしく僕への愛からなのだとは、これっぽっちも思わなかった。両親は、憎しみからではなく愛情から僕を変えようとしていたのに。

またそれに劣らず僕をいらだたせたのは、両親がよい意味で注目してくれても、自分がそれを受け入れ、応えることができないことだった。子どもの頃から一〇代にかけて、何を感じ、何を考えているのか話してくれと、両親は何度、半ば懇願するように僕に言っただろう。とくに学校から帰ってきた僕が、見るからに動転していたり怒りにとりつかれていたり、爆発しそうなときに。だが、両親がなだめ落ち着かせようとどんなに懸命になっても、僕は何も答えようとしなかった。今になってやっと、そのときの両親のいらだちや怒り、悲しみが想像できる。母が僕の肩を抱きしめて目を見つめ、私にできることがあったら教えてと言ったときさえ、僕は口を開かなかったのだ。

そんなとりつくしまのない態度には、いくつか理由があった。まず杓子定規な思考パターンのせいで、できごとを正しく思い描くことができなかったということがある。自分がいじめられ、いたぶられ、ばかにされ、たたかれ、殴られ、足をかけられているということはわかっていても、それを終わらせるためにどうしたらよいか、また終わらせる力のある人にどう話せばいいかということには結びつかなかった。

僕が母から目をそらして押し黙っていたもう一つの理由は、まだ心の傷が生々しくて、いやなできごとを口にしたらますます痛みがひどくなる気がしたからだ。また、自分以外の視点から考えることができなかったので、どうせ両親は、いじめられる原因はある程度僕にあるという結論を出すにちがいないと決めてかかっていたのだ。家ではいつも僕の失敗を責めているのだから、それが学校でのことでも同じだろうと。

また、クラスメートの仕打ちを口に出して表現することは、事実を否定せず正面から向き合うということでもあった。どうせうまくは説明できないのだ。せめてもの抵抗のしるしとして、否定し隠し通すことが最善、あるいは唯一の選択肢のように思えた。だいたい説明が足りなくて、もっと面倒なことになるかもしれないのに、わざわざ言いたくないことを言う必要があるだろうか。この無反応のもう一つの微妙な、しかしもっと大きな理由は、自己イメージと直結したものだった。僕の自尊感情は大変低く、自分の力で悪事をただすことはとうてい無理だと思っていたのである。四方八方に枝をはり、どこから始まりどこで終わるかわからないような複雑で絡み合った状況は、とても手に負えそうにないと。

新しい視点

社会的・感情的理解を大きく変えたのは、「トークセラピー」(と僕は名づけた)だった。一六歳でカリフォルニアに転居し、転校した頃、新居のリビングで両親としばしば話し込んだものだった。ときには夜中の一時、二時にまで及んだ。両親は人間関係の基本中の基本を僕に教えようとして、時間をかけていろいろな角度から説明してくれた。すでに僕は一〇代の後半に入っていたが、たとえば僕に対して純粋に好意と関心をもってくれる人の時間や労力を「吸い尽くす」のがいけない理由、つまり僕より年長で家庭などの責任のある人と、なぜ好きなだけ一緒に過ごしてはいけないのかが理解できていなかった。

深夜の語り合いの中で、両親は僕の他人に対する非現実的なまでに高い期待がどれほど有害かを指摘した。僕は、当時の家族の親しい友人(両親は歌手のモーリン・マクガヴァンと仕事をしていたので、音楽関係者が多かった)が、両親にも僕にも同じ態度で接してくれるのを期待していた。彼らにとって重要な人物になりたかったのだ。その期待が満たされないと、僕はひどく傷ついて怒り、彼らの存在を否定した。自分の部屋に引きこもって彼らとの接触を拒んだ。僕に僕自身の感情に対する責任があるのと同じくらい、彼らにも僕の感情に対する責任があると思い込んでいたのだ。ものごとをオール・オア・ナッシングでしか考えられず、他人の立場になって考えることができないという、僕の自閉症の一大特徴がここにも現れていた。

一七歳を迎える頃には、引っ越し以前よりもずっと進歩していた。それでも心の中にはたくさんの怒りや恨みが潜み、くすぶり続けていた。自分がヒーローになって人をあっと言わせるようなことをすることに、以前にもましてあこがれるようになった。ちょうどその頃に観たのが、ローン・カウフマンという男性の自閉症からの回復を描いた『サン・ライズ』というテレビ映画だった。見終えてから、母と何時間も語り合った。そのとき初めて、自分が自閉症であることを理解した。自分の中で何かがはじけた。なろうと思えばなりたい自分になれるのだと、生まれて初めて思えたのだった。

僕は外に目を向けるようになった。僕の世界は僕を超えて広がり始めた。

やがて、僕はゆっくりと自分の殻から抜け出し始めた。ほんのささいなことができただけでも大きな達成感を覚え、まるで背が三〇センチも伸びたような気がした（多少の誇張は許してほしい）。僕に注目してくれない人を無視するのはやめ、むしろこちらから話しかけ、感じよくふるまうようつとめた。すると相手も打ち解けてくれた。また外見にも気を配るようにした。シャツのボタンを正しくとめ、髪をとかし、不評だったボサボサ頭を卒業した。自分以外の世界に興味が湧いてくると、自分のこだわりとは関係のない純粋な意味での質問ができるようになった。最初はぎこちなかったが、だんだんと自然になり、人とふれ合いたいという思いはますます強くなった。一歩前進するたび自信がついた。

高校の最終学年で、初めての友だちができた。全員女の子だ。一緒に昼食をとり、放課後の遊びやホームパーティーにも誘われた。二年前の僕はほとんどエイリアンだったのに、今では僕を受け入れてくれる人がいる。天にものぼる心地がした。

一九七〇年代の後半、僕の進歩をみた両親は、睡眠時間を削って僕の相手をし、人間関係の基本を教えてくれた。後に父は言った。僕の脳の配線盤は、回路はすべて整っているし機能する能力もある、あとは接続の問題だけだと思っていたと。父は、時間をかけて徹底的に話し合うことで回路をつなごうとしていたのだ。

両親の忍耐の甲斐あって、やがて批判的思考が芽生えてきた。質問をしてものごとの裏側を探り、隠れた意図に気づけるようになった。批判的思考と常識を養うのは、使い慣れない筋肉を曲げたり伸ばしたりして鍛えるのに似ていた。耳を傾け、吸収し、観察し、質問するというプロセスをくり返すうちに、何でもかんでも信じ込むおめでたさは消え、人を見る目ができてきた。僕の道は遅々とした障害物だらけの道だったが、両親は僕を導き支え続けてくれた。彼らがあきらめなかったから、僕もあきらめずにすんだのだ。

高校を卒業するときは、複雑な心境だった。長い間、僕にとって学校はいじめられ、からかわれる場所だったのに、高校の最終学年はそれまでの人生で最高の時間になった。せっかくとけ込めるようになったのに、もう終わりなのか。だが一方で、気分は高揚していた。九年生の頃は最後まで続ける自信がなかったのに、こうして卒業証書を手にし、誰もが僕におめでとうを言い、家ではパーティーを開いてくれる。

長い間、大学進学は夢のまた夢だった。だが無事高校を終えた今、もう夢ではなくなったことにふと気づいた。カリフォルニアには二年制の無料のコミュニティカレッジがあったので、僕は家から一番近いロサンゼルス・バレー・カレッジに登録して、興味の湧いた三つのコース（心理学、幾何学、英語）をとることにした。入学を控えて一時期不安になったこともあったが、大学内に、障害のある人にノートの取り方や講義のポイントの押さえ方やよい学習習慣の作り方などを教えるクラスがあるのを両親が見つけてきたので、夏休みに通うことにした。それで自信がつき、余裕をもって新学期を迎えることができた。心配していたよりも授業は難しくなく、最初の学期の成績は平均Bだった。

新しい日

一九八四年、オハイオ州に戻った僕は、ドーナツショップの清掃員から、ファストフード店の皿洗い、ピザ店のテレビゲーム係（ねずみの着ぐるみを着た）など最低賃金の仕事をいろいろやった。数年たって、何か人の役に立つ仕事をしたいと思い始めたときに、地域の老人介護施設でスタッフを募集しているのを友人に教えられ、リハビリ助手に応募して採用された。これが初めての本格的な仕事だった。おばあちゃん子だったせいか、お年寄りには敬意を覚えたし愛情を感じた。

一九九二年、僕の自閉症からの目覚めを描いた母との共著『ここにいた少年（*There's a Boy in Here*）』［Baron, Baron 1992］が出版された。この本が売れたことで、ライターになりたいという気持ちがますます強くなり、大学に戻ってジャーナリズムを勉強することを考え始めた。ずっと変化をきらい、抵抗してきた僕であり、当時の仕事にもとても満足していたのだが、ついに一二年間勤めた養護施設を辞職し、ヤングスタウン州立大学に入学した。僕にとっては、ジャーナリズムと自閉症的であることは、まさに対極にあった。ジャーナリズムでは外界に目を向け、他人のことを考え、ものごとを客観的に複眼的に見ることが要求される。

二期の課程を終え、地方紙のインターンシップに応募して採用された。コンピュータは一度も使ったことがなく近づきもしなかったのだが、仕事にはコンピュータが必要不可欠だった。僕は自分の無知を隠さず、人に教えを請うた。あてがわれたデスクで先輩スタッフと一緒に作業し、コンピュータの手ほどきを受け、さまざまな面で助けてもらった。会社の人たちは新米の僕を受け入れ、評価してくれた。「仲間」を感じたのは、生まれて初めてのことだった。新聞社がインターンシップを二期延長してくれたので自信がつき、一年後にはフリーランスのライターとして契約を更新することができた。今もそこでの仕事を続けている。

二〇代後半から三〇代前半にかけてずっと、たとえ人を傷つけ、操作するような人であっても、誰かつきあう相手がいるほうが全然友だちがいないよりもましだと思っていた。きっとあまりに長い間、敬遠され、つまはじきにされ、孤独に生きてきたからだろう。僕の足をひっぱるような人に人生の貴重な時間を捧げることはやめようと決心したのは、ようやく三〇代後半に入ってからだった。自閉症を乗り越えようとしていた時期にはしばしば、何か問題のある人を「救う」ことで、人から必要とされる特別な人間になれたような気がしていたのだが、いつも最後には自分が傷ついていた。今の僕は、つきあう人は自分で選択できると知っている。僕は人とつきあう能力があるし、それを使うかどうかは自分の意志しだいだということを。

経験が広がるにつれ、過去へのこだわりから解放されるようになった。さまざまな体験を積むうちに、ものごとを正しいバランスで見られるようになり、ささいなことは気にならなくなった。家族や友人、同僚、また初対面の人でも、つきあえばつきあうほど一人ひとりのよさがわかるようになってきた。

ある晩、友人と食事に出かけたが、入る店が決まらずに行ったり来たりした。僕は言った。「どこでも君の好きなところでいいよ。君と一緒なら、場所は二の次さ」これが僕の人づきあいの新たな視点の一例だ。一緒にいて楽しい相手となら、どんな小さなことも楽しいし、満足できる。

毎日がつらかった頃を振り返ることがあるが、今は不思議と、それを経験してよかったと思える。もし自閉症でなければ、僕の人生は現在のように豊かで有意義なものにはならなかっただろう。母と一緒に本を出すことなどありえなかったし、アメリカ各地そしてヨーロッパまで旅することもなかったはずだ。そして何より、自閉症のある人とかかわる人々、あるいは自閉症のある子どもをもつ人々とのたくさんのすばらしい出会いもなかっただろう。その中にはよい友人になれた人もいる。かつての状態に戻りたいとは絶対に思わないが、自閉症に対する見方は一変した。もはや自分のしたことを善か悪か、白か黒かではかったりしないし、自閉症をありのままにとらえられる。つまり、それは一般の人とは違う、世界に対するかかわり方であり理解の方法なのだと。

健全な人間関係を築き、保つのは、たいていの人にとって容易なことではない。レストランで一つのテーブルを囲むカップルが互いにほとんど目を合わせようとしないのを、見かけることが多い。石のように黙りこくって、にこりともせずに料理を待ち、パートナーよりもウェイターに話しかける回数のほうが多かったりする。批判するつもりはないが、普段どんな生活をしているのかと思ってしまう。

友人たちにしろ、さまざまな人間関係の問題を抱えている。配偶者のアルコール依存症や暴力、結婚生活のすれ違い、家計、夫婦関係など、あげればきりがない。僕が学んだ人間関係の一つのルールがある。それはかつての僕の思考パターンの対極をなすものだ。「**人間関係には、一〇〇%の成功を保証する不変不動のルールは存在しない**」というルールである。

社会とつながり、とけ込むうちに、いくつかの一般的な暗黙のルールに気づいた。この大きな枠組みは、ちょうど門番のように僕の社会的機能と社会意識の扉を開き、四一年間の人生で最良の日々に道を開いたのである。

僕の自閉症はいわば一つの旅で、その道中は多難だった。ゆとりをもって対人的場面に臨み、起こりくることに自信をもって対処できるようになったのは、一瞬の悟りによって僕の社会性が根本的な変化を遂げたからではない。それは、今なおそうだが、時が熟して一輪また一輪と花が咲いていくのに似ている。

自閉症を克服しようと努力し始めてから、僕はいろいろな面で変わった。それまであたりまえに思っていたことの素晴らしさがわかってきた。観念や概念を自分のものにし、抽象的な領域を受け入れられるようになった。興味深いことだが、僕の行動から自閉症的な傾向が薄れるにつれ、機械的情報の保持や想起が苦手になった。今では数字や日付、名前や住所などを覚えることは得意とはいえない。だが世界と、そして人とうまくつきあえるようになったのだから、その程度の代償なら軽いものだ。

感謝すべきことに、成長期にあれほど求めていた人間関係を今の僕は手に入れている。家族とはきわめて良好な関係にあるし、素晴らしい友人たちとのつながりがある。新聞記者としての仕事は知的好奇心を満たし、二〇〇三年からつきあっている彼女もいる。誰もが僕の人生にプラスの影響を与えてくれる。

僕は今、これまでの人生で一番幸せだ。広い世界との深いつながりを感じ、感謝したいことがたくさんある。最近、パティ・ラベルの「ニュー・デイ」という歌をラジオで聞いた。その歌詞がまるで自分のことのようで勇気づけられた。

新しい日、目を開けると、はっきりと道が見えた
新しい日、ゴールがもっと近づくまで力の限り前進し、
新しい日、翼を広げ、私は私らしく生きていく
新しい日

第2幕

二つの思考・二つの道

自閉症的思考は社会理解にどう影響するか

ルネ・デカルトのかの不評な一節、「われ思う、ゆえにわれあり」は、まさしく自閉症スペクトラム障害のある人の世界観であるといえるでしょう。彼らの思考は絶対性を帯びています。その思考パターンは柔軟性に乏しく反復的で、とりつかれたようにごく小さな細部に注目し、外界を探検するより内的世界に没入します。人がどのような生理学的、感情的、認知的枠組みで思考するかは、自分の体験を理解し、行動と結果を関連づけ、この世界に適応する能力に深い影響を与えます。そして社会的な思考と行動ほど、それが如実に表れる領域はありません。

自閉症スペクトラムの世界に属さない人は、自閉症のある子どもや大人に人間関係の暗黙のルールを指導する前に、まずその人の思考法やものの見方になじんでいただきたいと思います。以下で、ショーンとテンプルはそれぞれの思考プロセスを説明しますが、二人の思考法や認識の仕方は非常に異なっています。二人とも自閉症スペクトラム障害と診断されていますが、それぞれが驚くほど違うかかわり方で、世界を理解してきました。彼らは自分の内なる思考を非常に詳しく説明してくれているので、あなたが自閉症のある人の思考を理解し、自分の安全地帯から「異なる思考」の領域へと踏み出すのにちょうどよい機会となるにちがいありません。自閉症のある人の行動や反応、考え、感情を支配する思考パターンを真に理解しようとしたら、ある意味で「常軌を逸する」必要があるのです。

まずショーンから――

昔、二階の両親の部屋にあった二四インチの大型テレビは、何とも気まぐれで気難しいテレビだった。ゼニス社の白黒テレビだったが、まるで前世紀の遺物だった。といっても、一九七〇年代半ばの最先端のテレビがどんなものだったかは知らないが。いつ購入したものやら、僕の記憶のかぎりでは、とっくにガタがきていて、スイッチを入れると、まったく予想外の画面が現れたりする。僕にはあずかり知らぬ要因が左右していたようだ。

たまに鮮明に映るが、たいていは、かなりの識別眼を必要とするような画像しか映らなかった。映像と音声がばらばらなときもある。映像は『マイペース二等兵』＊なのに、音声ではジョン・ウェインが夕日に向かってパカッパカッと馬を走らせる音がする。これを何とかしようとして、僕はテレビから一・二〜一・五メートルのところに立ち、映像と音声が一致しますようにと念じ、ドンと床を踏み鳴らすのだった。だが、やがて床を踏み鳴らす回数は増えるばかり、映像と音声が一致することは減るばかりで、しまいには音声しか聞こえなくなった。

あのときのイライラが昂《こう》じる感じは、今も鮮明に覚えている。そしてあれから二〇年以上たった現在、あのテレビと自分の行動との共通項が見える。どちらも気まぐれで、人をいらだたせ、予測不可能な反応をした。そしてどちらもまわりの目には、救いがたいほど一貫性に欠けていたのである。

＊一九六〇年代のコメディドラマ

三つのR――ルール（Rules）、反復（Repetitions）、柔軟性の乏しさ（Rigidity）

世界と人に対する僕のかかわり方には、グレーゾーンというものがなかった。自閉症のために自分の殻にこもり、僕を圧倒するような大きな全体像を見るよりも、細切れの情報を取り入れることで安心していた。自閉症であることは、生まれながらにして容赦ない不安にとりつかれ、その暗雲の下で暮らし続けるということだ。その不安にはこれといった原因はなく、解放されるのはつかの間だ。僕は、人やものごとを見る視野をごく狭くすることによって安心感を得ようとした。ものをいじる、電気をつけたり消したりする、ほかのすべてを忘れて細部に神経を集中する、そのほか自閉症に典型的なさまざまな反復行動によって、世界をコントロールする手ごたえを得ていた。そうやってほかの何かにひたすら精神を集中することで強烈な不安に対処し、毎日の生活に何とか耐えていたのだ。

原因と結果――反復で不安をコントロールする

暗雲のように垂れ込める激しい不安への対処法がどれだけあるのか知らないが、僕が選んだ、自分にとってもっともわかりやすい方法は、一つのことをひたすら反復することだった。とくに、ものごとが予測通りになるかどうかを確かめたくてしかたがなくなると、反復行動をとった。自閉症的行動と普通の行動の分かれ目は何かというと、たとえば暖房ダクトに物を投げつけるとか、裏庭の木をめがけて物を投げ、それが放物線を描いて落下するのをじっと見ているとか、コマの回転にくぎづけになるとか、そうした行為そのものではない。むしろ、深く抗いがたい欲求からそういった行為を**何度もくり返す**ところにある。だが反復行動には「消失効果」（僕の命名）がつきまとう。反復行動によって得た喜び、快感、安心、コントロール感は、いつもはかなく霧散し、恐怖や不安などのいやな感情がたちまちよみがえるのだ。その悪循環からは抜け出せなかった。

七、八歳まで、夏になると両親の友人の家に行ってプールで遊んだ。そのプールは深いところで二メートル一〇センチ、浅いところで九〇センチ。僕はプールに入るたびに、まず浅いほうの深度を「検証する」儀式を欠かさなかった。頭まで水につかったり潜ったりするのが怖かったので、浅いほうにばかりいた。また、水に飲み込まれそうな感じがするので、プールのへりにはりついていることが多かった。

その後まもなく、祖父母が近くのスイミングクラブの会員権をプレゼントしてくれた。僕は水に潜る恐怖を何とか克服し、身長より深い、水深三メートル六〇センチのところまで進出するようになった。だが予測可能性を求める欲求は少しも変わらなかった。

怖がらずに水に潜れるようになってからも、同じ条件であるのを確かめるため、プールに入るたびに「検証」しないではいられなかった。爽やかな夏の日のスイミングクラブで過ごす数時間のほとんどを、僕は一メートル八〇センチの深さを確かめるために浮いたり沈んだりしていた。そして納得がいくと、歓喜と快感をほかの人にも分け与えるべく、水面に浮上するたびに「一メートル五〇!」「一メートル八〇!」と叫んだのだ。

これは自閉症的な経験の一端である。だが僕の自閉症の特徴は、僕の行動だとか、子どもの頃や一〇代の頃の興味やこだわり、それ自体にあるのではない。スイミングクラブで僕と似たような遊びに夢中になる子どもはたくさんいるし、こうした遊びはきわめて健全だ。また多くの子どもは、何か儀式をすることによって自分の環境や生活を意味づけし、構造を見出そうとする。誰にでも予測可能性や枠組みは必要だし、それがなければ世界がどんな混沌となるか想像もつかない。反復行動それ自体ですら、必ずしも自閉症の兆しではない。

僕の経験からいうと、自閉症のある子ども（や大人）と定型発達の人の境界線は、こうした傾向に「極端」がつくかどうか、そして処理能力が欠けているかどうかだ。僕の場合、ものごとを断片的にしか把握できず、一つの状況から得たヒントや情報を、ほかの同じような状況に関連づけることができなかった。「点」でしか情報を把握できなかったのだ。一例をあげると、僕はスピードメーターにこだわりがあり、外出するときには近所の私道に駐車した車のスピードメーターを片っ端から見て回り、針の位置を確認しないと気がすまなかった。ある日、普段は通行の少ない通りに車が走ってくるのを見て、僕は母の手を離して道路に飛び出した。走る車の窓からスピードメーターを確かめようとしたのだ。何度怒られ、叱られ、罰を与えられても、すぐに忘れて、車が走ってくれば同じことをした。反復的な行動は、しつこくつきまとう不安をほんのしばし忘れさせてくれた。車道に飛び出せば車にひかれるという因果関係を、僕は理解できていなかった。不安から逃れようとするあまり、ほかのことが見えなくなっていたのだ。

白か黒かの二者択一的思考とその影響

一二、三歳の頃だったか、家族ぐるみの友人である女性が遊びにきた午後、僕は自分の部屋にこもって、彼女に見てもらうためにティンカートイ*で大きな飛行機を組み立てた。説明書と図面にきちょうめんに従って一時間かけて仕上げると、彼女を部屋に呼んだ。ところが飛行機を見せたその瞬間、青い棒のパーツが一つ足りないのに気づいた。頭に血が上った僕は、彼女の目の

＊棒やブロックの組み立て式おもちゃ

前で飛行機を壊し、パーツを部屋中にぶちまけてしまった。そのパーツをとりつければすむことで、一秒とかからないということは、頭をよぎりもしなかった。また、彼女がパーツが一つ足りないことに気づくとはかぎらない、とも思わなかった。この飛行機は説明書と寸分たがわぬものでなければいけない、ということしか頭になかった。それ以外はすべて間違いであり、失敗だったのだ。

また、おもちゃにしろ物にしろ用途は一つではなく、いろいろな使い方を工夫できるとは思いもしなかった。四、五歳の頃のティンカートイの遊び方はひどいものだった。クローゼットを洗濯機に見立て、中にティンカートイをばらまいてドアを閉め、洗濯機を回しているつもりになった。この遊びは、ある程度のコントロール感を与え（ばらまいたティンカートイは僕の思い通りに「回る」ことになっている）、不安をいくらかやわらげた。だが物の使い方は本来とは違っていた。僕は何百ドル分ものおもちゃや物を壊したが、それが破壊的だとかよくないことだとはほとんど思わなかった。不安から目をそらし、ある一定の安心感とコントロール感と安全を得るためにやったのだから。

これはすべて、僕が生まれて五年間をどう過ごしたかを示すベンチマークである。五歳まで、僕はほかの子どもとほとんど接触しなかった。当時は知るよしもなかったが、この生活が培った土壌から、やがて新たな問題や困難が芽を出し、育ち、怪物化していったのだ。

ティンカートイのようなおもちゃは、僕にとって生身の人よりも扱いやすく理解しやすいものだった。人はコントロールできないし、一定の予測可能なパターンにそって動くわけではない。いつも同じように同じときに同じことをする人など、ほとんどいない。他人をコントロールすることができないとわかると、僕は次の手を打った。自分勝手な白か黒か式の「暗黙の」ルールを作り、彼らがそれに従うのを期待したのだ。そして彼らがルールに従わないときは——たいてい彼らはルールの存在さえ知らないのだが——僕の世界も彼らの世界も修羅場と化すのだった。

年齢が上がり、多少複雑なことばが使えるようになると、僕は会話を通して人をコントロールしようとした。自分のこだわりのおもむくままに、何度も同じ質問をした。「このライトのスイッチはどれ？」「ワイオミング州の州都は？」「アラスカに行ったことある？」「アラバマには？」——この調子でアメリカ五五州をめぐるのだ。誰かがある町に行ったと聞けば、そこのテレビ局やラジオ局のコールサインは何か、ラジオ局の周波数はいくつかと矢継ぎ早に質問を浴びせる。面白いことに、山ほど質問するわりに、相手に自由に回答させるような質問は一つもなく、決まった答えが返ってくる質問ばかりしていた。自分が会話の流れを支配し、情報よりも会話のリズムや予測通りの回答を得ることに魅力を感じていたのだ。巨大で予測不可能な外界から身を守るために作った白か黒しかない世界の中に、僕の思考も表出言語もとり込まれていた。僕の行動もまたそこから外へは出られなかった。

そのせいで、周囲の複雑な世界を理解する能力は伸びなかった。だがほんの少しの快感や安心感でも、まったくないより、はるかにましだった。僕は、どうしてもしないではいられないことに、始終、親や先生からストップをかけられるのがいやでたまらなかった。どなられることも罰を受けることも。ひたすら下へと向かうスパイラルだ。だが一歩前進して、罰と行動の関係を理解するのは当時の僕には無理だった。僕の頭は単線構造で、抗いがたい衝動に身も心も占拠されていた。ほかのことなどどうでもよかったのだ。

自閉症スペクトラム障害のある人は、定型発達の人には理解しがたい、まったく異なる精神構造で世界に対峙しています。ショーンの思考パターンはだいたい理解できたとしても、彼の思考がいかに人やできごとにかかわる能力を支配していたかには驚きを覚えたのではないでしょうか。彼の不安はどこまでも広がり続け、反復行動によって環境をコントロールしたいという欲求は精神的エネルギーを食いつくしました。たとえどんなに小さくても、一定の安心感を得ることは彼にとって何より大事だったのです。

次に紹介するテンプルの思考法は、ショーンのものとはまったく違います。それでもやはり、思考パターンが対人スキルに与える影響の大きさには驚きを禁じえないでしょう。

❖

テンプルは語る――

歳をとるにつれてますますよくわかってきたことの一つが、私の思考法が世間のほとんどの人のものとは著しく異なるということです。一般の人の思考パターンが非論理的で感情や人間関係に左右されやすく、ときには感情が思考を歪めることすらあるのには、今でも驚きを覚えます。社交性の豊かな人ほど、非論理的な対応をするように思えます。

私は二〇〇一年に『自閉症・アスペルガー・ダイジェスト（*Autism-Asperger's Digest*）』誌のコラムに、「天才とは異常なことである」とつねづね感じる、と書きました。自閉症を引き起こす遺伝子や要因がすべて消えてなくなったら、きっとこの世界は、社交性は豊かでも大した偉業を残さない人々であふれるでしょう。芯から社交的な人は「ものを作ること」、つまり偉大な美術作品や音楽、細部まで神経をつかった職人芸的作品を作り出すために必要な時間を捧げることに、あまり意欲がわきません。彼らの精神構造に合わないからです。けれど、自閉症スペクトラム障害のある人はしばしばこの点で卓越しています。

私の持論ですが、自閉症スペクトラム障害のある子どもは、社会的・感情的能力の面でだいたい二つのグループに分けられます。私と似たタイプの子ども、つまり論理的傾向が強く優秀だが感情に乏しい、高機能のアスペルガー症候群のある子どもと、感覚過敏の問題を抱えているが感情は豊かな自閉症のある子ども（高機能タイプの場合もあれば、言語能力が低く問題行動が多い場合もあります）がいます。私は後者については、感覚過敏の問題に対処するよう口をすっぱくして言っています。感覚に問題があると、本来の実力が発揮しにくくなるからです。外界の攻撃に対処するのにエネルギーを使い切ってしまうため、能力が低いように見えてしまうのです。

自閉症スペクトラム障害のある人の心身は、一般の人とは異なる回路でできています。人間の生理が行動に与える影響や、感覚が世界を解釈する能力に与える影響については数々の研究が行われています。ところが自閉症の専門家は感覚処理の問題が行動に及ぼす影響をまったく認めようとしないで、否定的あるいは受動的な姿勢をとることが多々あります。これを「柔軟性に乏しい思考」とは言わないのでしょうか。感覚のトラブルが実在することや、それが生活に**多大な**影響を与えていることが、彼らにはまったく理解できないようです。言語能力の高いアスペルガー症候群のある何千人もの人がそれを証言しているのに、なぜ耳を傾けないのでしょう。私の思うに、人は自分の思考法や認識に縛られやすく、別のあり方が存在するというのは想像しにくいことです。柔軟性に乏しい思考は、何も自閉症のある人の専売特許ではありません。実は人は誰でもそうなのではないでしょうか。でも一般の人は、自分と同様の思考の人がたくさんいるので、それで許されるように感じています。もしガリレオ・ガリレイやアルバート・アインシュタインが多数決に屈していたら、今日の世界はどうなっていたでしょうか。進歩と発明と発見のあるところには、必ず異質の思考法が存在します。

言語によって思考する多数派の中に画像で思考する人がいる場合、言語的思考の人が画像で思考する人の視点を想像するのはほとんど不可能です。その逆、つまり視覚的思考の人が言語による思考を身につけることのほうがまだやさしいでしょう。今の私にはそれが実感できます。

畜牛業者の間にも、視覚的思考の人と言語的思考の人がいます。私の動物に関する意見をよく理解してくれるのは、すぐれて「直感的」なタイプのトレーナーで、その中には軽度の学習障害や失読症の人が少なからずいます。一方、言語的思考の傾向が強い人は行動科学やオペラント条件付けの視点から、動物を厳しく扱うことが多くあります。彼らにはそれ以外の見方ができないし、動物の遺伝的差異を認めようとしません。

ＡＢＡ（応用行動分析）が流行する理由の一つは、言語的思考に訴えるからだと思います。一方、スタンレー・グリーンスパンの提唱するＤＩＲ（Development, Individual-difference, Relationship-based 発達・個人差・人間関係を基本とする）／フロアタイムモデルや、スティーブン・ガットステインのＲＤＩ（対人関係発達指導）法のような、「全人的」な社会的感情的・認知的教授法があまり評価されていないのも、同じ理由と思われます。

畜牛にしろ自閉症のある人にしろ、学習とは単なるオペラント条件付け以上のものです。自閉症スペクトラム障害のある人に基本的な社会生活能力や他人との感情的なつながりを教えるには、その人の身体的・生物医学的、生化学的作用をよく調べ、感覚過敏の問題の程度を判断し、思考パターンが論理的か感情的かを見きわめ、それらの要因をすべて考慮したプログラムを作る必要があります。しかし、社会的行動的側面を基本としたプログラムの多くは、何がよい行動で何がよくない行動かを教え、行動の条件付けによって社会理解が成長することを期待するものです。自閉症スペクトラム障害のある人向けのプログラムのほとんどは、こうした断片的で細分化された治療アプローチにとどまっているのが現状です。

社会意識が発達しない根本原因が生理学的なものなら、つまり神経回路の接続の問題だとしたら、親や専門家が何をしようと成果は上がらないでしょう。身体的障害がそれを阻むのです。感覚システムがいつも不調で、ストレスや不安が常態化しているなら、まずそれを緩和しないかぎり、高度なレベルの行動や社会性を教えても徒労になります。また論理的に思考する子どもに対して、感情に訴える理由で説得しようとしても、本人に適さない教え方をしているかぎり効果は期待できません。言語のスキルにしろ、ソーシャルスキルや遊びのスキルにしろ、全人的な教え方をしないと、かえって子どものためになりません。最初から成功の見込みのない設定をしておいて、多大な努力を要求しているのです。とどのつまり、自閉症スペクトラム障害のある人の独特の思考法を正しく理解しているかどうかが問われているのです。

アスペルガー症候群のある人はしばしば変化に対して否定的な反応をしますが、その度合いは、決まった手順や同一性やコントロール感への欲求と直接的な関係があります。彼らが変化に動揺するのは、社会的に適切なやり方で自分や環境をコントロールするメカニズムができていないからです。私自身を含め自閉症スペクトラム障害のある多くの人にとって、変化は不安と恐怖を呼び起こすものなのです。

自閉症スペクトラム障害のある人の中には、思考が非常に硬直していて、オール・オア・ナッシングでしか考えられない人がいます。たとえばある行動を変えてほしいと言われると、その行動は一切してはならないのだと解釈してしまいます。実際は、全面的にやめることを求められているのではなく、少し修正したり、時と場所をわきまえたりすればすむことが多々あります。たとえば、私はひとりで自宅にいるときにはだらしない格好をすることもあります（定型発達の人もしばしばそうするようですが）。自分の個性は保ちながら、社会の暗黙のルールにも反しないよう、折り合いのつく方法を見つける努力が大切です。

思考は行動に影響する

すべての人には多かれ少なかれ、テンプルの言う「社会能力」が備わっています。だからこそ社会意識が芽生え、人とのつながりを感じ、マナーやエチケットなどの基本的な社会生活能力を習得することができるのです。この能力は、社会的感情の発達の段階を一段ずつ登りながら、一生を通じて成長していきます。人の気持ちがわからないような人、人の悲しみにほとんど共感しない人、他人と一緒にいるのが気詰まりに見える人、周囲に「とけ込めない」人に、誰しも出会ったことがあるでしょう。人はそれぞれ得手なスキルと不得手なスキルがあり、自閉症のある人にもそれぞれ潜在的なスキルがあります。定型発達の人は生得的にソーシャルスキルや他人との感情的なつながりを習得する資質が備わっているように見えますが、実はこれらは学習することが可能な能力なのです。

自閉症スペクトラム障害のある人特有の杓子定規な思考パターンは、人間関係の暗黙のルールや社会的行動の習得に影響を与えます。ショーンの先のエピソードは、白か黒かの二者択一的思考が猛威をふるうさまを描いていましたが、次のエピソードは、ごく単純な行為と結果の関係が、自閉症のある人独特の思考回路ではどう解釈されるかの一例です。

❖

ショーンの話――

「学校の勉強」をなぜ「家で」やらなくてはいけないのか僕にはさっぱりわからなかった。学校のことは学校でやればいいはずではないか。一年生のある晩、テレビで『モッズ特捜隊』を見ていたら、父がやってきて突然スイッチを切ってしまった。テレビは宿題を終わらせてから見なさい、これから毎晩チェックする、と父は厳然と言った。僕にはこれが不当な罰に思えた。わけのわからない理由でやりたいことを取り上げられたのだ。視覚的刺激にあふれ、予測通りの展開をするテレビが、僕は大好きだった。父のルールに従わなければならない理由は、抽象的すぎて理解できなかった。**まったく不可解な**理由で、罰を受け、特権を奪われたとしか思えなかったのだ。

テンプルの体験――

母は、ある行為をしてもよい場所としてはいけない場所をきっちりと分けていました。たとえば、子ども部屋に置いてあるものを壊してもらえましたが、リビングのものを壊したり汚したりすると厳しい罰が待っていました。このルールには二度だけ違反しましたが、当時の私の思考は未熟で杓子定規だったので、自分がしたことが違反だとは思えませんでした。一度目は、玄関ホールの階段を往復しながら、壁に鉛筆のあとをつけたことです。私の理屈では、そこは「玄関ホール」であって「リビング」ではなかったのです。またホームパーティーのときは母の言いつけ通りに礼儀正しくオードブル係をつとめましたが、私はそうしたパーティーで無作法をしたことはありません。ただしパーティー会場の上でならば、したことがあります。私の頭の中では「パーティー会場の中で」と「パーティー会場の上で」は別のことでした。一度、パーティーをしている広間の真上の部屋の窓から、洋服を着せたハンガーをつり下ろし、客に悲鳴を上げさせたことがあります。もっとも、すぐにハンガーを引っ張り上げたのでばれはしなかったのですが。けれど、これは自閉症のせいとはいいきれません。私はませた生意気な子どもで、どこまでなら許されるか試して楽しんでいるふしがあったのです。

❖

定型発達の人の思考は「一般から個別へ」ですが、自閉症スペクトラム障害のある人の思考は「個別から一般へ」です。この違いが原因で、自閉症スペクトラム障害のある子どもが周囲から理解されないことがあります。彼らの世界は、ディテール（細部）からできています。とくに幼い頃はそれが顕著です。彼らの思考パターンではまだ概念というものを使いこなせず、ただ互いに関連のない無数の詳細情報が並列的に存在しているだけです。そのうえ、どの情報にも等しい重みがあるのです。自分が集めた情報をランク付けするスキルはまだ発達しておらず、ランク付けしても初めの頃は間違っていることが多いのです。

家族とのふれあい、スーパーでの買い物、裏庭で犬と遊ぶといった一つひとつの体験や人との交流が、子どもの頭の中で、互いにどう関連しているかわからないバラバラの情報として蓄積されているとしたらどうでしょうか。概念もカテゴリーも一般化もなく、個別的情報だけが存在する世界は、さぞかし生きづらいでしょう。感覚に押し寄せる膨大な断片的情報から逃れたくなり、すべてを遮断して沈黙の世界にこもろうとするのは無理からぬことです。大量のイメージを処理しきれなくなって暴発することも。

❖

テンプルは語る――

私は個別の情報をカテゴリー化し、さらにその中にサブカテゴリーを作るという方法を考えつきました。情報を体系化すると、世界は理解しやすくなりました。幼い頃、私は犬と猫を大きさで区別していました。ある日、近所で猫よりも小さな犬を見かけて、大きさだけではこの二つの動物のカテゴリーを分けられないのに気づきました。そこで、犬にはあって猫にはない視覚的な特徴を探し、どんな大きさの犬でも鼻の形は同じであることを発見したのです。鳴き声で犬と猫を分類する人もいるかもしれません。

定型発達の人の思考パターンは、まったく逆です。彼らはほんの幼いときから、特別な努力を払わなくても、無数の個別情報をおさめる大まかなカテゴリーや概念を理解しています。頭の中の大量の画像イメージの中から、四本足の動物で（たくさんいる）、一定の大きさで（それでもまだ多い）、耳としっぽがあり（まだまだ多い）、ワンワンと吠え、ある形の鼻をした動物というふうに条件を絞り込む手間をかけなくても、犬とは何かを理解できるのです。初めて犬に出会った瞬間から、普遍的な「犬」の概念が形成されるのです。脳は「犬」とラベルのついた画像を自動的に作り出し、記号化して脳内の特定の場所に保存します。次に犬を見たときには、視覚から伝わる情報が神経回路を通って保存場所にたどりつき、認知と結びつきます。定型発達の子どもは、別の色や種類の犬を見るたびに、個別の特徴をとりあげて、「これは犬？　犬の基準にあてはまるの？」と頭をひねる必要はありません。そうしなくても犬だとわかるのです。

あいまいさの多い対人関係の世界を自閉症的な思考回路で理解しようとすると、頭がおかしくなりそうになるのも無理もないことです。ごく単純で何気ない接触でさえも、状況を正しく判断して社会性のある応答をするためには、目に見える、あるいは見えない膨大な量の手がかりを読み取らなければなりません。人間関係という概念やカテゴリーには、具体的な物とか場所とか、あるいは数学や物理学などの論理的学問のような明確で決定的な特徴がありません。とはいえ、視覚的思考の人は、こうしたことですら具体的画像にするのです。

テンプルは語る──

「犬」という概念を理解するために犬の特徴を定義することは、「友情」や「同情」といった概念を説明することとは大きく異なります。「友情」ということばを口にしたとき、私の頭には、誰かと一緒に何か楽しいことをする画像が浮かびます。ジムと一緒に牛の囲いを作る、マークと映画に行くなど、どのイメージも具体的です。「同情」であれば、マザーテレサが貧しい人々の世話をする姿や、ハリケーン・カトリーナの被災者の命を救うために働く医師や看護師の姿が浮かびます。それまでの人生経験の中から、「友情」や「同情」のたくさんの画像をファイルに保存しているのです。

❖

対人的世界は抽象的な概念であふれています。きれいに分解して特徴的なパーツを取り出し、いともたやすくカテゴリー化できるようなものではありません。対人的世界は流動的で、たえず変化し、同じように見えてもどこか微妙に違っています。自閉症スペクトラム障害のある子どもや大人の多くが、事実関係が論理的で直接的な学問教科が得意な一方、類推したり、解釈したり、統合したりする必要のある分野に弱い理由の一つは、そこにあるのかもしれません。自閉症のある人の脳は、カテゴリー間の交差を促進したり関連性を示唆したりする回路の発達が、未熟であるか遅れているようです。それは、さまざまな分野の膨大な情報を収録しているのに相互参照の索引がない本に似ています。

この状態に言語ではなく画像で思考するという条件が加わると、理解やコミュニケーションの誤りが起きる可能性は、幾何級数的に増大するのです。

テンプルは語る――

私は四〇代になるまで、考えることがあまり得意ではなかったように思います。三〇代後半から四〇代前半までは、脳内のハードディスクに十分な量の情報が蓄積されていなかったので、いろいろなテーマや社会的な場面を理解したり解釈したりするのに苦労しました。それ以前の私の思考は柔軟性に乏しく、シンボルを用いることがよくありました。『自閉症の才能開発――自閉症と天才をつなぐ環』［Grandin 1995］に詳しく書きましたが、私の高校の寮の屋根裏部屋には屋根へ続く小さな扉があり、私はそこから外に出ることで（文字通りの意味でも心理的な意味でも）卒業後の人生に向けて心の準備をしました。「卒業」という人生の変化はあまりに抽象的なので、扉を開けて外に出るという視覚的イメージが必要だったのです。一六歳の私は、まだ記憶から画像を取り出せるほどの人生経験がありませんでした。あれから五〇年近く経った今は、脳内の広大なインターネットにはたくさんの画像が蓄積されているので、もはやシンボルを使う必要がありません。こうした画像は、新しい状況で行動するときの指針となっています。新しい状況を理解するために、過去の経験を参照するのです。

基本的に、私の思考の働きはグーグルのイメージ検索のようなものです。私と同じタイプの人ならば、ある場面で適切な対応ができるかどうかは、ハードディスクの画像の量で決まります。ハードディスクに十分な情報がなければ、問題を解決することはできません。だからこそ、自閉症のある子どもに対人的世界を理解させるには、実体験を積ませることが大切なのです。たとえば、幼児期の私のハードディスクの画像は五〇枚だったとしましょう。新しい状況に出会うたびに、私はハードディスクにアクセスするのですが、引き出せる画像は五〇しかありません。ともあれ、そのうちの一つが浮上します。はじめはそれが目の前の状況やテーマに関連があるかどうかはおかまいなしです。もし関連があれば、現実に正しく対応できます。あるいは、画像の情報の範囲で正解に近づくことができます。もし関連がなければ、誤った対応をして、論理面でも対人面でも不正解を出してしまいます。まだ幼くて画像の数が限られていた頃は、しばしば間違った対応をしました。今ふり返って母が賢明だったと思うのは、私が疲れているときや過剰な感覚刺激があるときをのぞいて、できるだけ私を人と交流させたことです。そのおかげでハードディスクの情報はどんどん増加しました。また昔は生活の枠組みがきっちりしていて、同じことが何度もくり返されていたので、場面にふさわしい行動を習得するのは容易でした。自分の家であろうと近所の家であろうと、同級生の誕生日パーティーであろうと、どの家の母親も食事のときに口にものを入れたまましゃべることを許しませんでした。そのおかげで基本的な社会生活能力がすんなりと身についたのです。

高校生の頃は、父から借りた『ウォールストリート・ジャーナル』で、ビジネス取引や従業員の問題、CEOのあれこれのトラブルなどについて情報を蓄えました。これを続けたら、きっとビジネスや仕事上の人間関係や暗黙のルールをマスターできるような気がしました。事実そうでしたが、本当に理解できるようになるほど十分な情報を蓄積したと思えるようになるまでには五年かかりました。

ハードディスクの情報は、読書や個人的体験の積み重ねによって蓄えられていきます。自閉症スペクトラム障害のある人の中には、たった一度の体験で状況の意味を読み取れる人もいれば、たくさんの練習が必要な人もいます。私は一度だけ仕事をクビになったことがありますが、その一度の体験で、最優先なのは職を維持することで、そのためには何でもしなくてはならないということを学びました。最近、三〇回も仕事をクビになったという、アスペルガー症候群のある男性の話を聞きました。顧客に対して、あなたはデブだとか不細工だとか、事実であっても口にしてはならないことを言ってしまうせいなのですが、彼はいまだに自分の行動が不適切であるのを理解していません。彼と私では脳の配線構造に明らかな違いがあるようですし、正直であることと、相手の気持ちを配慮した社交辞令を区別する必要を（「暗黙のルール10ヵ条」の一つ）、誰にも教わってこなかったのでしょう。これは自閉症スペクトラム障害全般にわたっていえることだと思うのですが、脳の配線は人によって少しずつ異なり、配線の欠陥は甚大な影響を及ぼすのです。

自閉症スペクトラム障害のある人のうち、男性は女性よりも思考の柔軟性が乏しく、目上の人とトラブルになりやすいようです。初めて違反キップを切られたときの私の態度はまさに優等生でした。「イエス、サー。はい、これが免許証です」と、反抗的と誤解されるようなことは一切しませんでした。自閉症の有無にかかわらず、女性のほうが全般に思考が柔軟なように思えます。女性のほうが自然に団体行動をとれる理由の一つはそれかもしれません。それゆえに人との交流が発展するチャンスも多いのです。

画像で考える人と「言語・論理的」な思考の人とでは、情報処理の方法に大きな違いがあります。私たち視覚的思考タイプの人間は連想によって考える傾向があり、ほかの人たちなら関連性を見出さないようなものを連想します。私たちの思考は直線的といわれることがありますが、そうではなく連想的なのです。ちょうどグーグルの検索エンジンのようで、キーワードをインプットすると、そのキーワードを含むか何らかの関連のあるものがヒットします。ある問題を解決したいとき、私は脳の検索システムの無数の詳細情報を取捨選択します。たとえていえば、完成図のないジグゾーパズルのようなものです。二割ぐらい組み立てると、何の絵になりそうか、それが馬なのか家なのかオートバイなのか見当がついてきます。個々の小さなピースにヒントがあり、それぞれの情報に価値があります。シャーロック・ホームズになった気分で、個々のピースの内容とピースどうしの関連性を判断します。けれど一つのピースを見つけるためには、ほかの膨大なピースの山をかきわけなければなりません。そのプロセスを踏まなければ、関連のある情報を見つけ出すことができないのです。これを考慮すると、なぜ自閉症スペクトラム障害のある人が、応答に時間がかかるのかがおわかりいただけると思います。何を言い、何をすべきかが決まるまでに、頭の中で非常に多くのプロセスを踏まなくてはならないのです。

自閉症およびアスペルガー症候群のある人の思考法には三つのタイプがあります。彼らの脳は、あることは得意だがあることは苦手というふうに特化する傾向があります。すなわち、以下のタイプです。

①**視覚的思考**――画像による思考。代数は苦手で、絵画が得意なことが多い。
②**音楽・数学型**――パターンによる思考。チェスや工学が得意。普通の人にはわからないような数の関係を一目で理解する。
③**言語・論理型**――絵画は苦手だが、情報の記憶や外国語の翻訳に優れている。

複数のタイプの複合型の人もいます。また感情面の違いも存在します。サイモン・バロン＝

コーエンは、自閉症のある人を「系統化型」と「感情移入型」の二つに分類しています。この分類によると、私は非感情的・系統化型思考の傾向が非常に強いようです。私は常に理性によって考えますが、気持ちや感情によって考える人もいます。

自閉症スペクトラム障害のある人の中には、視覚的思考の人もいれば、言語・論理型思考の人もいます。後者も連想的に思考しますが、情報処理に柔軟性を欠く面があります。彼らはきわめて論理的ですが、独特の情報処理をします。私の知人のアスペルガー症候群の男性は数学に非常に優れた能力を示しますが、何ごとにつけパターンでとらえる傾向があります。彼は人間関係を含め、人生で体験するあらゆることを数学的に証明しようとします。けれど現実はそれほど単純ではないし、対人的世界は数学の法則では動いていません。結果的に、ストレスや欲求不満がつのり、人づきあいや対人的環境での仕事に支障をきたすことがあります。彼らは別の選択肢があることに気づかないために、解決しようと努力するより、自分の殻に閉じこもりやすいのです。彼らには別の考え方や行動の方法を示してくれる人が必要です。

ナンシー・ミンシュー博士は、自閉症をさまざまな角度から幅広く研究していますが、ある日、彼女の被験者の一人でかなり知能が高く言語・論理的思考をする男性が、薬が合わなくて気分が悪いと訴えてきました。そこで別の薬を処方しようとしたところ、男性は頑として拒みます。博士は一時間半以上かけて二つの薬の違いを説明し、科学的根拠を交えながら、なぜもう一つの薬のほうが適しているかを話したのですが、彼は納得しません。万策尽きて、博士が「あなたはピンクの錠剤を飲んで気分が悪くなりましたね。こちらの錠剤はブルーです」と言うと、男性は「わかりました。それなら飲んでみます」と言ったということです。たとえ自閉症スペクトラム障害のある人のＩＱが高くても、コミュニケーションでは単純な理屈がものを言うこともあります。

私は成長期に、たくさんの具体的でわかりやすい実例を通して、基本的な社会生活能力を身につけました。友だちの家のおもちゃの消防車をそっと持って帰ることは盗みで、盗みは悪いことだ、というふうに。妹のイジーや私が人に失礼なことをすると、たちまち母がとんできました。太った人やベラ叔母の胸の大きさを笑ったりすると、母はすぐさま私たちを黙らせ、それは言ってはならないことだときっぱりと叱りました。でも、そこでおしまいでした。もし母が論理に訴えて、なぜ私たちのことばが他人の感情を傷つけるのか説明したとしても、当時の私にはあまりピンとこなかったと思います。かえって混乱し、学ぶべき教訓を学べなかったかもしれません。視覚的思考をする私には、抽象的な説明はあまり意味をなさなかったでしょう。私に功を奏したのは実際の経験と、それが「よくないこと」として明確に分類できることでした。

ハードディスクに経験が蓄積されるにつれ、私は情報をカテゴリー化して精度を高めるようになりました。情報が増えるにつれてカテゴリーも細分化されました。ちょうどコンピュータのプログラミングチャートのように、大きなカテゴリーから小さなカテゴリーへと、ある論理に従って組織化されていくのです。ただし私には連想能力があったので、コンピュータのようにツリーをさかのぼらなくても、ほかの枝にジャンプして考えることができました。

自閉症スペクトラム障害のある人の親や専門家、また本人と話していると、言語的思考をする人が視覚的思考をする人の情報処理の方法を理解することが、どれほど難しいかがわかります。たしかに言語的思考の人の中にも視覚化能力のある人がいて、過去のある場面を鮮明に描写できたり、自分の家の中の様子をまるで目の前にあるかのように再現できたりする人もいます。でも中には絶望的なほど視覚化能力に欠ける人もいます。自分の車のようにごく身近なものすら頭の中に画像として再現できないのです。言語能力は高いが視覚化能力の低い人は、自閉症のある人の思考、とくに視覚的思考を理解することは非常に難しいでしょう。それはあまりにも異質で、彼らにとって意味をなさないからです。

しかし、そうした思考タイプだったとしても、視覚的思考の自閉症スペクトラムのある人を指導するつもりなら、彼らの思考回路を理解する必要があります。そうでなければ彼らの学習法に合わない治療プログラムを与えてしまうからです。ご参考に、私の脳の思考プロセスを具体例でご覧にいれましょう。たとえば私が何かの会議で「どんなサイズの水桶が動物に最適ですか?」と質問されたとします。私の頭の中では、次のように画像で情報が処理されていきます。

まず、いろいろなタイプの水桶が頭の中に浮かびます――アリゾナで見た巨大な水桶から、仕事や本で見た小さな桶まで。どのサイズが最適かは状況によって違います。頻繁に水を汲めない状況なら、大きな桶のほうがよいでしょう。ただし桶を洗うのに手間がかかります。また動物の数だけ桶が必要ということなら、肥育場の水桶や農場の水桶が浮かんできます。動物といってもいろいろで、「牛」と指定されていないなら、豚用の水桶やらネズミ用の小さな哺乳瓶も思い浮かびます。質問が一般的だと検索する情報も大量になるので、質問を限定して範囲を狭めなければなりません。コロラド州の牛の肥育場用の水桶ということなら、イメージはもっと限定され、ネズミの哺乳瓶や豚の水桶の画像は消えます。コロラド州では冬には戸外の水は凍るので、常に桶に水が流れるしかけを作る、桶を電気で加熱する、あるいは断熱加工したグラスファイバーの桶にして凍結を防ぐなどの工夫が必要です。そのほか、牛の囲いの中に桶が並ぶ画像も浮かんできます。牛が水桶をふさいで他の牛に水を飲ませないことがあるが、それではまずい――さまざまな条件付けをされた水桶の画像が次から次へと現れるのです。

もし私が小学生の頃に同じ質問をされたら、飼っていた犬のボウルの画像しか浮かばなかったでしょう。まったく的はずれなイメージですが、私のハードディスクにはそれしかありませんでした。そこで別の方向からその質問を理解しようとしたかもしれません。私は小さい頃からかなり独創的だったので、いい線までいったかもしれません。たとえば、牛は馬よりも犬よりも大きいのだからもっとたくさん水を飲むはず、だからもっと大きな容器でなくてはだめだ、とか。すると調査力と問題解決力にエンジンがかかり、ブリタニカ百科事典の画像が浮かんできて、百科事典で牛はどのくらいの水を飲むのか調べたでしょう。インターネットがなかった昔は、調べものは百科事典や図書館でするものでした。これが私の思考のプロセスです。

❖

おもに言語で思考する人は、テンプルの思考プロセスに唖然《あぜん》とするかもしれません。しかし彼女のような思考の人が、どれだけのプロセスを経て質問に答えを出すのかをおわかりいただけたと思います。彼らがハードディスクに十分な関連情報がない質問に対して、無反応だったり不適切な答えをしたりするのは無理もないことなのです。

感情はこの思考プロセスにどうかかわるのでしょうか。その答えを聞いたら驚くかもしれません。が、その前に、試しにあなたの大切な思い出を思い浮かべてみてください。きっと記憶の中にそのときの感情や、その場面に結びつく色や香りが織り込まれているでしょう。その感情は当時ほど鮮烈ではないかもしれませんが、記憶はただの客観的な画像にとどまりません。また「時がすべてを癒やす」ということばがあるように、たいてい痛みや苦しみは時が経つとともにやわらいでいきますが、面白いことに、喜びの感情は当時のような鮮明さでよみがえることがあります。思い出したい、あるいは忘れたいという意志が、脳の記憶装置に感情を保存する強度をコントロールする面があるのかもしれません。

ショーンの場合、ごく幼い頃から、感情を中心にして思考や反応が形成されました。感情は彼の社会的存在としての骨格に染み込み、ときとして社会的に適切な行動を妨げました。ショーンの対人接触の核にあるのは感情の洪水です。それは幼い頃は御しがたい奔流のようでしたが、成長するにつれ制御できる程度の暴風雨となりました。しかしそれは、感情的なつながりを育む土壌でもあったのです。

これと対照的なのが、**テンプル**の感情の構造です――

何かを考えるとき、私の脳内の検索システムには次々と画像が浮かび、意のままに画像を停止させたりフォーカスしたり、次の画像にとんだりすることができます。しかし、アスペルガー症候群のある人の中にはそうしたコントロールがきかない人もいます。画像はひとりでに浮かんでくるもので、止められないのだといいます。私の場合、脳裏に浮かぶのは、すべて自分が追求するテーマに関連した画像です。たとえば「悪」を検索すれば、ヒットラーとか9・11同時多発テロ事件で世界貿易センターに飛行機が突っ込むところとか、「悪」を映し出す画像が現れます。定型発達の人の場合、悪の反対である「善」の概念も自然に頭に浮かび、すぐさま難なく比較や対照ができるのですが、自閉症スペクトラム障害のある人にはそれが難しいのです。私の場合、「善」というキーワードを新たにインプットしないと、新しい画像群は浮かんできません。

この検索は感情の反応なしに行われます。つまり私の頭に浮かぶ映像には何の感情も伴わないのです。私の場合、どんなに激しい感情を抱いても、すべてその場かぎりのものです。たとえば誰かからひどい仕打ちをされたら、そのときには悲しみや怒りを感じるし、ひどい場合には数日後まで尾を引くことがあります。でもそれを過ぎると感情は消え失せ、記憶はただの画像としてハードディスクに保存されます。後日、思い出しても感情がよみがえることはなく、ちょうどスナップ写真を見るような感覚です。そして私を傷つけたり怒らせたりした人にどうかかわるかは、論理によって結論を出します。記憶と感情が密着している一般の人には、私の思考プロセスは理解しがたいようです。

それでは感情はどういう役割を果たすかというと、脳の「保存」ボタンを押し、ハードディスクに見聞や経験のデータを蓄積することにあるようです。たとえば、自分の乗った飛行機が緊急着陸したというような経験は、もちろん記憶に残ります。一方、これまで宿泊したホテルの部屋をいちいち覚えているわけではありません。私にとってホテルの部屋はどうでもよいことに属するからです。よっぽどひどい部屋か格別に立派な部屋なら覚えていますが、ありきたりの部屋は思い出せません。「保存」は自動的なものではありません。ちょうどコンピュータの操作と同じで、一〇ページ分の文書を作成しても「保存」ボタンを押さないで終了したら、次にコンピュータを起動したときには、もうその文書は残っていないのです。強烈な感情や強い関心を伴う場面は記憶に保存されますが、それ以外の場面は初めから存在しないのと同然なのです。あるとき試しに、道沿いの家々を見ながら通勤路を歩いてみましたが、次に通ったときには、まったく初めて見るもののように思えました。特別な興味をそそられなかったからです。しかし、買い物に寄るホール・フーズ・ストアとキング・スーパーズを忘れたりはしません。私にとって意味があるからです。自閉症スペクトラム障害のある子どもが学習に非常にたくさんの反復を必要とする理由の一つは、これかもしれません。関心がなく感情を呼び起こさない経験（有意義な強化や動機づけがないもの）は、決して彼らのハードディスクに保存されません。強い興味のあることについては、やすやすと学習できる理由も同じでしょう。どんなささいな情報でも面白いと思えば「保存」のボタンが入ります。自閉症スペクトラム障害のある子どもの脳は情報を自動的に保存しないということを、親や教師は理解しておいたほうがよいでしょう。そして何が「保存」ボタンを押すのかを見つけ出すことが大切です。

❖

自閉症スペクトラム障害の特徴はだんだん知られてきましたが、自閉症のある人の複雑な精神構造については、まだほとんど知られていないといってよいでしょう。最近では高機能の自閉症スペクトラム障害のある人が独特の世界観について積極的に語るようになってきましたが、問題は、親や教師が批判や先入観なしに耳を傾けているかどうかです。

自閉症スペクトラム障害のある人に社会意識を教える際、一般的な思考回路をもつ人は、自分がある種の偏見や、「論理体系の誤り」とでもいえるものに影響される可能性があることを考慮してください。「**観察者**

バイアス」という社会科学用語があります。観察者が対象者の行動を自分にとっての意味に従って注目したり解釈したりして、実は行動した本人にとってはまったく違う意味があるのを見落とす誤りをさすことばです。人には、自分が期待するものを見つけ、自分に無関係なものは見落とすという傾向があります。自閉症のある人にかかわる親や教師、セラピストや世話にあたる人はみな、社会理解というフィルターを通して世界を見ています。無数の社会的ルールは（たいていは）意味をなし、おもに観察によって習得されます。話し方のニュアンスやボディランゲージ、顔の表情などは、どれも特別な指導を受けたり努力したりしなくても身についていきます。彼らはこの内なる社会意識の枠組みから指導しようとし、自閉症のある人が彼らと同じ枠組みをもたないことを配慮するのを忘れがちです。

自閉症スペクトラム障害のある子どもを教育する必要性について何ら異議をさしはさむつもりはありませんが——それなしには彼らは潜在能力を存分に発揮できないでしょう——彼らの異なる思考回路を踏まえた上で、社会生活能力や感情的なつながりだけではなく、全人格的なニーズに基づいて教育すべきです。社会生活能力を習得して対人世界の入場券を手に入れ、感覚過敏の問題が緩和されて社会意識に集中できるようになり、外の世界に乗り出すための支援を与えられるなら、子どもはストレスが軽減され、社会にとけ込みやすくなるでしょう。

本章のテンプルとショーンの視点には、まったく異質な思考パターンが表れています。しかし、一つ共通していることがあります。社会的期待という文脈の中で自分の行動を把握できるようになるには、本人の思考や行動に即した指導が欠かせないということです。認知行動アプローチの基礎となる思想を提唱したピーター・ドブソンは二〇〇一年に、認知プログラムの基本的前提として次の三つをあげています。

①思考は行動に影響を与える。
②認知活動は観察し変えることができる。
③思考パターン（認知）が変化すると、行動は望ましい方向に変化する。

テンプルはこんな例をあげる――

二〇代の頃、アン叔母が私にしてくれたことは一種の認知療法だったのではないかと思います。叔母は私が落ち込んだり不平をこぼしたりしていると、たとえば「私のトラックは古くてポンコツだけど、あなたのトラックは新品で格好がいいわ」など、私が幸せを感じるべき具体的理由をあげてくれました。そのほかにも、私の人生のよい面やこれからよくなるはずのことを具体的に指摘しました。叔母に言われて、頭の中で二つのトラックの画像を比べると気持ちが晴れたし、自分の思考に非論理的で根拠のないものが混ざっていることに気づくことができました。感情は思考を混乱させてしまうことがあるのです。

❖

興味深いことに、後述する「暗黙のルール10ヵ条」はどれも、この三つの前提を反映しています。

テンプルはまた言う――

現在、脳の仕組みが徐々に解明されつつあります。サヴァン能力*は実はもともとすべての人に

＊知的障害がありながらも特定の分野において突出している能力や驚異的な記憶力

備わっており、ただ言語の使用によって脳のその部分にアクセスする能力が覆われているだけだということが、そのうち証明されるかもしれません。ブルース・ミラー博士の研究によると、アルツハイマー病によって前頭葉と言語をつかさどる脳の部分がダメージを受けた後で、芸術的・音楽的能力が開花する人がいるそうです。こうした現象が理解されるようになると、ソーシャルスキルは乏しくても社会貢献をする能力のある人が、社会に受け入れられやすくなるのではないでしょうか。

自閉症スペクトラム障害のある人にかかわる親や教師は、「非社会的動物」を「社会的動物」に変えることはできないのに気づいてほしいと思います。社会生活能力はすべての人が身につけるべきですが、それと感情的なつながりとを区別し、まわりがいくら願っても、社会的動物になれない人もいることを認めてほしいと思います。中には、人生という舞台の上で名演技をする人もいるかもしれませんが、あくまでもそれは「役」であって、年月と共に熟達した演技にすぎません。彼らの幸せは他人との感情的なつながりではなく、自分のなすことからくるのです。

また、自閉症スペクトラム障害のある人の中には、感情的なつながりの種は、ただ深く埋もれているだけで、感覚過敏の問題と身体的ニーズが解決すれば、もう一つの幸せの花を咲かせることができる人もいます。自閉症やアスペルガー症候群をかかえていることも含めて、その人の本質を保ちながら、社会に適応することが「成功」なのだと思います。自閉症は悪いことばかりではありません。彼らの才能を生かし、欠点を補う方法を教えていくなら、みな幸せで充実した人生を送ることができるのです。

幕間

ここで短い休憩をはさみましょう。芝居や二本立映画の休憩時間に席を立って身体を伸ばすときのように、精神の筋肉をストレッチしましょう。そして、これまで知った考えや意見が頭の中におさまり、根づき、理解の種が芽を出すのを待つこととしましょう。

ここまで読んで、あなたは驚き、喜び、あるいは失望したかもしれません。それももっともなことです。実は私たちもそうした感情を味わいながら、この本を作り上げてきたのです。ショーンはテンプルの思考に驚き、画像で考えるとはどういうことか想像がつかないと感じました。一方、テンプルは自分とはまったく異質な、感情のほとばしるようなショーンの思考パターンと出会って、彼女が本書の随所で述べている「視覚的思考」対「言語的思考」という図式の確信を強くしました。

本書の真価は、テンプルとショーンの徹底した自己分析から生まれたものです。最近、ソーシャルスキルや社会意識に関する書籍では、思考プロセスのメカニズムに着目した本が増えています。社会的機能は幸福で自立した人生を営むのに欠かせないものなので、そうした書物は有意義であり必要です。しかし本書が描き出すのは、ほとんどまだ手が着けられていない領域です。本書は二人の人間の精神を深く掘り下げ、彼らの思考そのものだけではなく思考の方法をも紹介します。それは自閉症的な思考パターンが社会的行動に与える影響や、彼らの社会意識がなかなか発達しにくい理由を理解する、よい糸口になるでしょう。また、次章からの「人間関係の暗黙のルール」の意義を理解する下地にもなります。自閉症のある人が世界を見る視点を知らなければ、これらのルールはごくありふれた、あまりに単純でとりたてて言うほどのこともないルールに見えるでしょう。でも、もしあなたが「自閉症のある人と同じような思考」を始めたら、これらのルールを手がかりに、自閉症のある人のために対人的世界の扉を開くことができるでしょう。さあ、そろそろ用意はいいでしょうか。

当初は、ショーンもテンプルも、自分自身が自閉症スペクトラム障害のある人について驚きの発見をするとは想像すらしていませんでした。本書を生み出す作業を終えるにあたって、二人がそろって痛感したのは、自閉症のある人の精神に対する理解はまだほんの序の口だということでした。

第一の発見

視覚的思考をする子どもや大人は、一般の人には理解しがたい、ときにはまったく理解できないような独特の枠組みで世界を見ています。このタイプの自閉症スペクトラム障害のある人に接する親や専門家は、彼らの思考パターンに沿った教え方を探すべきですし、彼らの思考回路が人と感情的につながる能力や行動に影響していることを認識すべきです。

第二の発見

定型発達の人の世界の価値判断では、人と感情的につながることは幸福と成功の前提条件です。しかしその価値判断が、自閉症スペクトラム障害のある一部の子どもが幸福で社会に通用する大人になるのを妨げることがあるのを知ってほしいと思います。

第三の発見

社会的な成功は、ある中核的な特性がどれだけ備わっているかによって左右されます。ここでは、その特性を「社会意識の四つの柱」と呼びましょう。

①他者の視点に立つこと　相手の立場になる能力。人が自分と異なる意見や感情をもち、違う反応をすることを理解する。もっと基本的なレベルでは、他人の存在を認め、世界を理解するには彼らの情報が役に立つということを認識すること。

②柔軟な思考　変化を受け入れ、状況や環境の変化に対応する能力。具体的で直接観察できるものでなくても、認識し処理する能力。

③自尊感情　成功体験によって形成される「やればできる」という態度。リスクを引き受ける基盤になる。小さく具体的なものから抽象的で複雑なものまで、達成体験をくり返すことによって築かれる。ただし、当然できるはずの行動（「お願いします」「ありがとう」を言うなど）を大げさにほめても育まれない。

④モチベーション　世界を探求しようとする持続的な関心で、後戻りしたり遅れをとったりしても、内的・外的目標に向かって前進しようとする意志。本人のこだわりを利用しながら、ほかの活動に拡大していくことができる。電車が好きな子どもなら、電車に関する本や例題、活動を用いて読み書きや算数を教える、電車に関連するゲームで遊びながら人と交流する意欲を育むなど。

これまでの人生経験から得た社会理解に基づいて、声を大にして言いたいのは、「**他者の視点、つまり自**

分の立場を超えて相手の心を察する能力こそ、社会適応の最も重要な要素であり、自閉症スペクトラム障害のある子どもや大人がどれほどの社会的成功に到達できるかを左右する」ということです。他人の視点に立つとき、私たちは自分の行動がよくも悪くも他人に影響を与えていることがわかります。そして自分の考えを社会的場面という文脈から見直し、人間関係を損なうのではなくそれに貢献するような対応ができるようになります。

ミシェル・ガルシア・ウィナーは、著書『インサイド・アウト――社会認知に障害のある人が社会に適応するには？（*Inside Out: What Makes the Person with Social Cognitive Deficits Tick?*）』［Winner 2002］の中で、他者の視点に立つという特性について概説していますが、それを見ると「社会意識の四つの柱」は相互に深く関連していることがわかります。それぞれの要素が組み合わさって、異なる視点を受け入れて応答し、他人との感情的なつながりを感じ、社会生活能力を身につける必要を理解する基礎が築かれるのです。

1 その人なりの考えをもつ存在として他人を認識する。
2 他人の個性を認識する。
3 他人には他人なりの個別の感情があることを認識する。
4 他人には他人なりの願望や動機があることを認識し、それにふさわしく対応する。
5 他人にはその人の人格があることを認識する。
6 他人の関心や経歴について知りたいという本能的欲求がある。
7 ある人についての記憶を形成し、その記憶を活用して、人間関係を促進したり維持したりする。またその人がとりそうな行動を理解する土台にする。

8　他人の関心を知ろうとして質問をする。
9　特定の場面での社会慣習を理解する。
10　ある社会的文脈に特有の社会慣習を理解する。
11　アイコンタクトによって、相手の心の変化に気づく。

他者の視点に立つことは思考の柔軟性と切り離すことはできないし、他人の視点をもつことで、人との交流は円滑になり、自尊感情も高まります。また、とくに子どもから大人へと成長する過程で、人との交流が質量ともに拡大するときの内的動機づけの源にもなります。巻末の参考文献に、ウィナーの著書をはじめ、自閉症のある人に他者の視点を教えるときに参考になる書籍をあげました。

人間関係の暗黙のルール

暗黙のルールは、おそらく何億と存在するにちがいありません。誰にとっても気の遠くなるような数ですが、ましてや社会理解に何らかの障害のある人には想像を絶するものがあります。「億」は大げさでしょうか。ちょっと考えていただきたいのですが、一口に社会的ルールといっても個人、二者間、大小さまざまな集団内のルールがあり、集団の構成員の文化やサブカルチャーの類似性や差異によっても異なります。非常に内向的な日本人と外向的なスカンジナビア諸国の人々とでは大きな違いがあるでしょうし、どのような年齢集団か、公の場面か私的な場面か、家庭か職場かによっても微妙な差異があり、ますます複雑で紛らわしくなります。社会意識と社会的つながりの感覚の発達は、終点のない旅のようなものです。駅に停まるたびに乗り降りがあり、乗客が入れ替わります。そしてそのつど、すでに身についているスキルには磨きをかけ、新しいスキルを習得し、社会性の筋肉を鍛えていくのです。

私たちは、膨大な数の人間関係の暗黙のルールを検討するうちに、多くのルールは同一線上に並ぶこと、そしてほかのルールの核になるような本質的なルールがいくつかあるのに気づきました。それらについて話し合ううちに、理解は進み、新しい意味が姿を現してきました。そうした作業を通して、人間関係の暗黙のルールについて自分の考えてきたことを再構成し、新たな理解の扉を開くことができました。その核となるルールが、本書の後半の土台となっています。

私たちが選んだ10のルールは、子どもであろうと大人であろうと、自閉症スペクトラム障害のある人が身につけるべきルールです。これらのルールは長い時間をかけて身につくもので、子どもの社会理解が開花するのにつれて発展します。どんな年齢層にも、どんな社会的役割にも、また個人にも集団にも適応できる、いわば社会理解の「黄金律」であり、社会的行動を支配する大原則です。

それを**どう**教えるかは子どもによってそれぞれ違い、本人のおもな思考パターン（視覚的か言語的か）や、そのほかの脳や身体の障害を総合的に判断して慎重に決めるべきです。すでに何度か述べましたが、社会意識の種は、成長を妨げず促進するような環境の中でなければ、芽を出さないし育ちません。社会理解という実を結ぶのに必要な栄養素は、一人ひとり違います。ただどのような場合にも大切なのは、感覚過敏の問題にこまやかに対応し、肯定的な自尊感情を養い、他者の視点を育み、子どもの意欲を引き出して奮起させるものを見つけることです。そうした豊かな環境の中にいれば、きっと社会意識が花開くときがくるでしょう。

第3幕

人間関係の暗黙のルール10ヵ条

人間関係の暗黙のルール10ヵ条

①ルールは絶対ではない。状況と人によりけりである。

②大きな目でみれば、すべてのことが等しく重要なわけではない。

③人は誰でも間違いを犯す。一度の失敗ですべてが台無しになるわけではない。

④正直と社交辞令とを使い分ける。

⑤礼儀正しさはどんな場面にも通用する。

⑥やさしくしてくれる人がみな友人とはかぎらない。

⑦人は、公の場と私的な場とでは違う行動をとる。

⑧何が人の気分を害するかをわきまえる。

⑨「とけ込む」とは、おおよそとけ込んでいるように見えること。

⑩自分の行動には責任をとらなければならない。

1 ルールは絶対ではない。状況と人によりけりである。

「常に」と「絶対」の二語は、絶対に使うべきでないことを常に銘記すべきである。

――ウェンデル・ジョンソン

❖

ウェブスター辞典によると、「ルール」とは「行為や行動を規定する指針」「たいていの場合に有効な一般化」「判断基準」「規制の原理」です。どの定義にも共通するのは、ルールは、内的行動（自分自身や他人に対する思い）にしろ外的行動（行為やコミュニケーション）にしろ、行動に影響を与えるということです。またどの定義にも絶対不変というニュアンスはなく、「指針」や「たいてい」という表現からわかるように、むしろその逆を示唆しています。

書面や口頭のコミュニケーションによって共有されるルールは少なくありません。たとえば「テーブルにひじをついてはいけません」「人をじろじろ見るのは失礼です」といったルールは、母親、父親、おじ・おば、祖父母など何世代にもわたって、口頭で伝えられてきたものです。しかし社会的ルールの大半は、書面や口頭よりも、眉をひそめるとか無言の厳しい表情などの非言語的メッセージによって明らかにされます。しかし、「明らか」というのは一般の人にとってのことであり、自閉症スペクトラム障害のある子どもの場合、この種のメッセージを脳の神経回路が処理できないため、非言語的コミュニケーションが行われていることすら、しばしば気づかないのです。

一般の人には生まれつきルールの感覚が備わっているので、ごく幼い頃から主に周囲を観察することによってルールを習得していきます。最初は家庭内の人間関係のルールを身につけ、やがてより大きな社会集団に入り、試行錯誤をしながらソーシャルスキルを磨いていきます。そして四歳になる頃には、ルールは状況によって変わり、罰も一様に与えられるわけではないことを理解するようになります。

けれども、杓子定規な思考をする自閉症スペクトラム障害のある人にとっては、ルールは不変不動の行動規範であり、あらゆる場面で行動をコントロールする掟《おきて》です。彼らにはものごとを白か黒かで考える傾向があるので、人によって考え方やルールの解釈がまちまちである可能性があることを理解しにくいのです。また、ルールの重要度には差があり、破ってもたいした影響はない瑣末な規則もあるということがわかりにくくもあります。自閉症スペクトラム障害のある人にとって、ルールはCDに焼きつけられた歌のようなものです。いつどこで再生しようと歌詞やメロディーは決して変わらず、同じ歌が何度も脳内でくり返されるのです。

ルールがあるとものごとは予測しやすくなり、環境をコントロールする手段にもなるので、自閉症スペクトラム障害のある人の中には、ルールにひどく執着する人もいます。テンプルは次の文章で、自閉症スペクトラム障害のある子どもは視野が狭く柔軟性に乏しいため、ルールに厳格になりやすいことを指摘しています。彼らは人間関係の変化に対応する自信がなく、変化によってパニックに陥るのを不安がることがあります。しかしソーシャルスキルの向上につれ、ルールは場面や集団によって変化するということを受け入れられるようになります。

テンプルは語る――

一般に、自閉症のある人はルールを習得できるし、とくに基本的な社会生活能力にかかわるルールは身につけられます。たいていの自閉症のある子どもは列に並ぶことや、「お願いします」や「ありがとう」を言うことができるようになるし、大人なら仕事や約束に遅刻しそうなことを伝えるなどの対人上の基本的な会話を習得できます（運用的ソーシャルスキル）。問題は、さまざまな人や状況にあわせてルールを応用する柔軟性です。**柔軟な思考を身につけることはルールの習得よりも難しい**のです。どちらも幼少時から教えるべきですが、より高い社会理解に進むために、思考の柔軟性は欠かせません。ところが実際は、教えやすいという理由からなのか、しばしば機械的なソーシャルスキルの習得に重点が置かれます。たしかに無理もないことでしょうが、子どもの社会意識を育てることが目標なら、効果的な指導とはいえません。

融通のきかない行動や思考は、自閉症やアスペルガー症候群のある人の一大特徴です。彼らは、ルールを破っても許容される場合があるということをなかなか理解できません。ある自閉症のある少年は大けがをしたのに助けを呼ぼうとしないで、スクールバスのバス停に並んでいたそうです。バスに乗り遅れないためにバス停から離れないようにと教えられていた彼は、そのルールを破ることができなかったのです。たいていの人なら、けがをしたときには、バスに乗り遅れないことよりも助けを呼ぶことのほうが優先するとわかっていますが、自閉症のある人にとってはルールが絶対なのです。

柔軟に考えることを教えるのには、視覚的なたとえも役に立ちます。仲のよい友だちがときどきいじわるをするといった複雑な状況を理解するために、私は白と黒の絵の具が混ざり合う様子をイメージします。もしその友だちが普段はやさしいのなら、ごくうっすらとした灰色になりますが、偽りの友だちならばほとんど黒に近い灰色になります。

また、カテゴリーは変化するのを示すことによっても、柔軟性を教えることができます。たとえば物体は、色によって分類することも、機能や材質によって分類することもできます。それを検証するために、部屋にある黒い物と赤い物と黄色い物（ホッチキス、接着テープ、ボール、ビデオテープ、道具箱、帽子、ペンなど）を集めて床に並べます。こうした物は状況に応じて、仕事用にも遊び用にもなります。ホッチキスを仕事に使う具体例と、遊びに使う具体例を子どもにあげさせてみましょう。たとえば書類をホッチキスでとめるのは仕事ですが、凧《たこ》を作るために使うのは遊びというふうに。このような柔軟な思考や関連づけを教えられる場面は、日常生活のあちこちにあります。

なかにはどんな状況にも適用される、決して破ってはならないルールがあることも教えなければなりません。たとえば「道路に飛び出さない」というルールは、さまざまな状況や場所でくり返し教えて一般化します。その過程では子どもの理解度を確認すべきです。ただし絶対的に遵守すると危険な場合もあるので、ルールは状況によって変化することがあるのも教えておく必要があります。たとえば緊急事態にはルールを破っても許されることがあります。

親や教師やセラピストが、自閉症やアスペルガー症候群のある子どもに柔軟な思考を教え、強化し続けるコツは、彼らの視覚的な思考に合った方法をとることです。言語的論理は彼らには通じないことが少なくありません。思考が柔軟になるにともない、ルールは状況や人によって変化することが理解できるようになりますが、融通がきかない間はルールを絶対視するので、行動や社会性のルールを教えるときは配慮が必要です。常に「この状況では……」「違った状況では……」というふうに、ルールを具体的にどう適用するかを示すとよいでしょう。

柔軟な思考は非常に大切なスキルであるにもかかわらず、もったいないことに、障害のある子どもの個別指導プランから省かれていることが多々あります。思考の柔軟性は、学校、家庭、人づきあい、職場、レクリエーションなど、あらゆる環境で現在だけでなく将来にわたっても影響を与えるので、指導プランの作成にあたっては、もっと注意を払うべきです。柔軟な思考は、社会的ルールや慣習を理解する前提条件なのです。

❖

思考の柔軟性とは、どれほど重要なことなのでしょうか。かつてショーンは柔軟に思考できなかったために、親や教師が求めるルールを理解することができませんでした。何ごとも白か黒かでしかとらえられず、ルールが状況によって変化することや、家庭では許される言動でも学校ではひんしゅくを買うことがあるのを飲み込めませんでした。自閉症スペクトラム障害のある多くの人と同様、ショーンにとって「ルールはルール」だったのです。

ショーンの話――

小学校一、二年生の頃のことは、僕が担任の先生にとって頭痛の種だったということぐらいしか記憶に残っていない。教室の広さと生徒の多さに、僕はたちまち圧倒されてしまった。それまでなじんできた一〇人のクラスから一挙に二五人に増え、大勢のクラスメートと一日七時間も同じ教室で過ごさなければならなくなると、不安は頂点に達した。一日中さらし者にされているような気分だった。ほんのちょっとのことで狼狽《ろうばい》する僕が悲惨な事態に陥るのは、火を見るより明らかだった。

学校でなんとか落ち着いて生活できるようになったのは数年経ってからのことで、最初の二年間は、ごく小さな日常的な変化や調整にすら難儀した。学校は家から八〇〇メートルほどの所にあったので、毎日畑の中を一〇分から一五分かけて徒歩で通学した。それにはすぐ慣れたが、八時からの授業はトラブルの連続だった。

当時の僕には「文脈」という概念がすっぽりと抜け落ちていたので、教室のトラブルメーカーだった。一部のルールは理解できたが、休み時間や昼休みなどの学校にしかない場面での行動のルールは不可解だった。「**ある行動は、家庭では差し支えないが、学校ではのぞましくない**」という暗黙のルールに気づいていなかったのだ。結果は、作家のアイザック・アシモフ流にいえば「抵抗できない力を加えられた不動の物体」だった。つまり、二つの条件は互いに矛盾するため両立しえない。教室のルールに従いつつ、教室で受け入れられない行動を続けるということはできないのだ。だが、まだ自分中心にしか世界をとらえられず、人との交流の機微もわからなかった僕は我流を通した。

このようなショーンの精神構造はその後長い間変わらず、大きく影響を広げ、彼の自己認識や他者認識を調整する能力では対応しきれませんでした。硬直した思考のため、ルールは絶対的な行動規範ではないということも、ルール違反への罰は、誰がどんなルールをどのぐらいの頻度で破り、まわりの人にどう影響したかといった要素によって変わることも、理解できませんでした。それどころか、自閉症スペクトラム障害のある子どもには、ルールを執行する大人に一貫性がないように見えて、結果的に社会理解につまずくこともあるのです。

❖

ショーンのもう一つのエピソード――

九年生のある日、男子トイレに入ったら、白い霧が立ち込めていたので、僕はぎょっとした。だがそれは霧ではなく、数人の男子生徒が休み時間にトイレを喫煙室がわりにしていたのだ。誰かに見つかるのを恐れてか、次の授業に遅れないようにするためか、彼らはあわただしそうにタバコを吸っていた。僕は二つの理由から、どなりつけてやりたくなった。一つには僕はタバコが大きらいだから、もう一つは彼らが健康によくないことをしているから。タバコのケースにちゃんと警告が載っているのに、あいつらは読めないいんだろうか。

だが僕も少しは計算ができたから、面と向かって非難しようとは思わなかった。多勢に無勢、殴られるか蹴られるのがオチだ。そこでしばらく様子をみることにした。

数日後、また同じ連中がトイレでタバコを吸っていた。と、そのとき一人の先生がトイレに入ってきた。これで彼らも当然の報いを受けるだろうと思いきや先生はただ叱ってタバコを取り上げ、「早く教室に行け」と言っただけだった。男子生徒たちはニヤニヤしながらトイレから出て行き、先生もその後に続いた。のぞき見していると思われたくなかったので、僕も教室に戻った。

その日から、僕はその先生がきらいになった。十分な罰を与えず、いや、ちょっと叱っただけで何の罰も与えなかったからだ。未成年が喫煙し、健康を損なうことをしているのだから、もっと大きなペナルティを与えていいはずではないか。こんなに簡単に釈放してやるなら、どうして校則に「喫煙禁止」と書いてあるのだ。生徒が規則を破るのを見逃すなんて、どういう了見の教師なのか。その後もその先生が、同じ生徒の喫煙を見つけても、教師の権限を行使して停学にしないのを見て、僕はますます嫌悪を募らせた。「校内で喫煙した場合は三日から一〇日間の停学」という校則があるのに、なぜ実行しないのか。

この頃の僕にはほとんど友だちがおらず、どうやって友だちを作り、つきあえばよいのかわからなかった。同級生よりも先生や職員のそばにいるほうが安心できた。僕の学校生活を惨めにし、「僕はできそこないだ」とますます確信させるのは、大人ではなく同級生だったからだ。

そこで僕は大人になりかわって、もっと権威のある人にタバコ事件を告発しようと思い立った。学校には三人の教頭がいて、二人は男子の生活指導、一人は女子の生活指導を担当していたが、昼休みに廊下でそのうちの一人を見かけたので、一階のトイレでほぼ毎日行われている悪事を訴えた。ルールはルールなのだから、違反を報告するのは義務だと思ったのだ。喫煙禁止は喫煙禁止で、例外はない。先生が規則を実行しないなら、僕がやるべきことをやろう、と。それに、タバコを吸った生徒の将来の健康を守ることになるのだから、彼らもきっと僕に感謝するだろうと思った。

僕は男子生徒担当の二人の教頭のうち、話しやすいほうの先生に僕の「発見」を打ち明け、晴れ晴れとした気分になった。学校の規則を尊重しただけでなく、さらに彼らのためになることをしたのだから、まさに一石二鳥だ。

だが一、二週間後、相手はちっともそう思っていないのを思い知らされることになる。彼らのうちの一人が何気なく近づいてくると、急に前に立ちはだかって僕のシャツの襟元をつかみ、こう言ったのだ。

「おい、チクってるんじゃねえよ。お前がやったってわかってるんだからな」

最初のショックが去り、シャツのしわが消えても、深い混乱はいつまでもあとを引いた。よいことをしたはずなのに、なぜ暴力で報われるのか、つじつまが合わない。タバコが体に害を与えるのを、あいつらは知らないのか。そもそも規則は守るためにあるはずなのに。僕は自分の立場でしか状況を見ることができず、他の人はまったく別のとらえ方をすることがあるということには思い至らなかった。

自閉症からくる硬直した思考のために、タバコ事件のニュアンスが読み取れなかったということや、ルールはルールだが絶対に犯してはいけないものと、そうでないものがあるということを理解できたのは、それから何年もたってからだった。「**人にはそれぞれ、その人なりの考えや視点、強みと弱みがある**」という人間関係の最も基本的な暗黙のルールに、僕はまだ気づいていなかった。ルールはいつでも誰もが従うものと一般化するとき、そこには一人ひとりの事情は考慮されていない。たしかにトイレで喫煙することは校則違反だし、発がん性物質を吸い込めば肺が傷む。また、僕はローン・レンジャーのように人のためになることをしようとしただけで、心に一点の曇りもなかった。だが、どんなに殊勝な動機があっても、教師になりかわろうとすべきではないし、そんなことをすれば同級生の反発を買うということがわからなかったのだ。

いつでもどこでも遵守すべき絶対的ルールなどほとんどないと、うっすらわかってきたのは、それからずっとあとになって、自閉症を克服しようと努力していた頃だった。もちろん、厳格な遵守が求められる場面もあるし、正直は大切なことだ。たとえば金銭にかかわる仕事をする人（銀行の窓口業務や現金輸送車の運転手など）は、いかなる理由があろうといかに少額だろうとお金をくすねてはならない。「たかが二ドルや三ドル、会社にとっては何でもない」という理屈で、盗みを正当化することはできないし、同じように、法律を犯した人は率直に罪を認めて裁きを受けなければならない。このような場面では正直こそが最善の策、トラブルから抜け出す早道だ。

❖

ごく幼いときから科学者としての素質をみせていたテンプルは、ショーンのような感情をたっぷり含む視点ではなく、論理的な視点から対人的場面を分析していました。高校生の頃には、対人的行動の指針となるような独自のルール体系を築き上げていました。直接的な体験と試行錯誤を通してハードディスクにデータが蓄積されるにつれ、ルール体系も洗練されました。彼女の社会的ルールに対する考え方を導いたのは感情よりも論理であり、思考の柔軟性を身につけたおかげで、ルールは環境や集団によって変化することを理解できるようになったのです。

テンプルは語る――

自閉症スペクトラム障害のある子どもや大人は、一般にものごとを具体的にとらえ、字義通りに解釈する傾向があります。論理で説明できない概念や、感情や対人関係を含む概念を理解することは難しく、日常生活への応用はさらに困難です。高校時代の私にとって「社会的ルール」を理解することは至難の業でした。社会的な行動や反応は、人や状況によってまちまちで共通点を見つけにくいのです。でも時がたつにつれて、違反しても大したことにならないルールと、重大な結果を招くルールがあることがわかってきました。一方、同級生たちは最初から、曲げてもよいルールと絶対破ってはならないルールの区別がついているように見えたので、私は困惑しました。彼らは生まれつき、私にはない思考の柔軟性をもっていたのです。

しかし、対人的な場面を切り抜けたいのなら、こうした社会的ルールを習得する必要があるということは、私にもわかっていました。習得するからには**自分にとって意義があり、自分の思考回路や世界観の中で理解できるルールでなければなりません**。私は人と人との交流を科学者のように冷静に観察し、社会的ルールは大小のカテゴリーに体系的に分類できることを発見しました。最上級生になる頃には、生活上の社会的ルールを四つのカテゴリーに体系化していました。あらゆるルールは必ずそのどれかに入ります。私は今もその体系によって思考しています。

第一のカテゴリー――本当の悪

文明社会を維持するためには、殺人、放火、強姦、偽証、窃盗、略奪、傷害など、非常に破壊的で身体に危険を及ぼす行為は禁じられなければなりません。本当の悪は、どの社会でも普遍的に禁止されています。そうしなければ文明社会は崩壊してしまうからです。子どもにはカンニングだけではなく、あらゆるかたちの欺きが悪であることを教える必要があります。子どものうちに「公正な態度」が身につけば、大人になっても本当の悪には走らないでしょう。

第二のカテゴリー――礼儀のルール

「ありがとう」「お願いします」を言う、映画館や空港で割り込みをしない、人に向かってツバを吐かないなど、どの文明社会にも礼儀のルールがあります。こうしたルールは周囲の人に不快感を与えず、敬意を表し、怒りが本当の悪に発展するのを防ぐ働きがあります。私はテーブルマナーのよくない人を見るのは不快なので、マナーを守ります。割り込みをされるのは不愉快だから割り込みはしません。社会によってルールの相違はありますが、機能は同じです。列に並んで順番を待つ、テーブルマナーを守る、清潔にする、バスでは高齢者に席を譲る、発言するときは挙手し指名されるまで待つなどは、たいていどの国でも通用するルールです。

第三のカテゴリー――一概に悪とはいえない違反

このカテゴリーに入るルールは、社会、集団、家庭によって大きなばらつきがあります。また個人の道徳観や信条によってもとらえ方が違います。こうしたルールは状況によっては守られないことがあります。けれども油断は禁物です。違反すればそれなりの報いがあり、小さな損失ですむこともあれば刑罰や罰金を科せられることもあります。このカテゴリーに入るものとしては、軽微なスピード違反や違法駐車があげられます。しかし、障害者用の駐車スペースへの駐車は、礼儀のルールに違反するのでより悪質です。赤信号の無視は傷害や殺人に至る可能性があるので、このカテゴリーではなく第一のカテゴリー〝本当の悪〟に入ります。

私は、ある行為がこのカテゴリーに入るかどうかを判断するときには、ルールが設けられた大本の理由を考えます。たとえば高速道路の速度制限は、交通事故の防止が目的です。だからほんの少しスピードを上げる程度なら、交通事故になる危険は少ないのでルールを曲げることもあります。同じように考えて、赤信号の無視は、事故を起こす危険性が高いのでルールは曲げません。あるいは確率やパーセンテージ（私にとっては論理的で視覚的です）で考えることもあります。高速道路で制限速度を一〇キロオーバーして事故になる確率は〇・〇一%かもしれませんが、赤信号の無視なら一〇〜二〇%、あるいはそれ以上の確率で事故につながるかもしれません。私もここでルール①を破りそうになるのですが――所有物の破壊、殺人、傷害は〝本当の悪〟に入ります。

このカテゴリーに入るものの一つに、コミュニティカレッジ登録の年齢要件がありますが、私はあえてルール違反を人に勧めることがあります。コミュニティカレッジへの入学は、高校のいじめから逃れる手段、あるいは将来の職業に結びつく分野の才能を伸ばす手段にもなるからです。ただし親は、これは大人の特権であって、子どもには〝礼儀のルール〟はすべて守らなければならないと念押しする必要があります。

第四のカテゴリー——制度内の罪

たとえ論理的根拠が乏しく、あるいはまったく存在しないように見えても、破ることは許されず、破れば人生が変わるほど重大なペナルティが科されるルールがあります。このルールは国や文化によって違います。米国においては性的不品行と薬物犯罪が、このカテゴリーの二つの重罪です。米国では軽度の性犯罪で性犯罪者リストに名前が載りますが、ほかの国ではほとんど、あるいはまったく罰が科されないこともあります。マリファナを吸っているところを見つかれば、米国では数年の懲役刑ですが、別の国では少額の罰金ですむかもしれません。私はこのカテゴリーのルールを受け入れ、逆らわないことにしています。そうすれば、膨大な努力なしには理解できない、種々の複雑な対人的状況を回避できるからです。私が独身を選んだ理由の一つもそこにあります。私が人と接触するのはほとんど仕事絡みですが、仕事仲間との恋愛は私にとって複雑すぎるのです。

〝本当の悪〟〝礼儀のルール〟に分類される行動のルールは、幼い頃から、母や家庭教師、近所の人々によって、日々教え込まれたものです。この二つのカテゴリーは、脳内のハードディスクに保存すべき具体例が日常にあふれているので、とくに努力をしなくても形成することができました。面白いことに、〝礼儀のルール〟は子どもの頃から刷り込まれていたものばかりなので、ほとんどルールとして意識していませんでした。ただ「これはこうするもの」と受け入れていたのです。私が最初にルールの体系を作り上げたときには、カテゴリーは三つだけで〝礼儀のルール〟は含まれていませんでした。けれども、成長して新たな社会的場面にかかわるようになると、大人としての礼儀というカテゴリーが必要になりました。

〝制度内の罪〟というカテゴリーを思いついたのは、高校で寮生活をしているときのことです。その頃の私はまるで探偵のように、他人の行動を微に入り細にわたって観察するようになっていました。ビートルズを見たルームメートが興奮して床を転げまわっているといった、自分にとって不可解な行動を目にすると「興味深い社会学的現象」と名づけ、なぜ彼らがそうした行動をとるのか突き止めようとしました。私のアプローチは感情的ではなく分析的でした。

高校の〝制度内の罪〟はセックスと喫煙でした。教師たちは、私が林の茂みに隠れてセックスしたりタバコをふかしたりするような生徒ではないとわかると、私を信用して、ひとりで丘に行って屁をあげるなど、ほかの生徒には許可しないようなことも大目に見てくれました。私はルールを破った生徒がどうなるかを観察しながら、本当にまずいことになる行為を分類してリスト化しました。学校という制度の中で、どこまでなら黙認されるのかを試すうちに、〝制度内の罪〟を犯さなければ〝一概に悪とはいえない違反〟を二、三やってもとがめられないことに気づきました。私はハードディスクの情報を増やすために、学校という制度を試し、ルールがいつ適用され、いつ適用されないのかを突き止めようとしました。そのためにわざと違反してみたりしましたが、私にとっては論理的パズルを解くようなものだったのです。

大学生の頃、私はキャンパスのどの部屋にも使えるマスターキーを、普通の鍵から作れるかどうか試してみたくなりました。そこで鍵作りの本を取り寄せ、立派なマスターキーを作りました。ビールの空き缶からも作ってみました。当時の私はかなりよく知恵が回り、ただ自分の思いつきが現実に通用するかどうかを知りたいがために、日々、能力の限界を試していたのです。でも本当に危険なことや違法なことは一度たりともしていません。ある日曜日、学部長室のドアに手製のマスターキーが使えるかどうか試したときも、鍵を差し込んだもののドアは開けもしませんでした。ただシリンダーが回ることだけを確認したかったのです（実際に回りました）。この旺盛な探究心は私の基本的な個性の一つです。「そこに山があるから登る」と同じ精神といえるでしょう。おかげで人間に対する観察眼も磨かれたのだから、よい個性をもったものだと思います。

年齢と共に社会的な経験が蓄積され、思考の柔軟性が増すと、四つの大きなカテゴリーの下にサブカテゴリーが形成されるようになりました。たとえば、殺人も他人のコンピュータをたたき壊すことも、第一のカテゴリー〝本当の悪〟に入りますが、殺人は明らかに器物破損よりもずっと重大な罪なのでペナルティのレベルも違います。現在の私のカテゴリーはそれぞれ、深刻さや重要度によって何段階かに分かれています。

しかし当時は、人間関係のさまざまな現象の意味を理解できなかったために、大きな不安がありました。長い間、すべての不安の原因は、私に生活の意味を理解する能力がないからだと思っていましたが、三〇代前半になって初めて、不安の原因は脳内の生化学的な問題で、薬で緩和できることを知りました。もしもっと早くからそれを知っていて、毎朝、小さな錠剤を飲むことで、神経を消耗するストレスから解放されていれば、どんなに生きるのが楽だったでしょうか。社会理解の促進にもっと資するような内的環境が生まれていただろうにと思います。

長年、私はさまざまな対人的場面を経験しながら練習を積み重ねてきましたが、いまだにある「役」を演じているような感じがします。「こういうルールがあるのだから、こうふるまうべき」と一歩退いたところで考えているときがあります。会議が始まる前のひとときにあいさつをかわしたり、コーヒーを片手に雑談したりすることもできるようになりましたが、「さあ、感じよくふるまおう。会議室に入って、握手をし、礼儀正しく」と自分に言い聞かせているのです。これは学習によって習得した行動で、今日の私になるまでには多くの学習が必要でした。

けれど実際、自閉症スペクトラム障害のある人がみな、社会性に習熟するために努力する意志があるわけではありません。強制したほうがよいのでしょうか。私はそうは思いません。社会理解に到達しえないような脳の構造をもつ人もいるのです。彼らは彼らなりに大いに努力したにもかかわらず（体系的なソーシャルトレーニングはまだ新しい分野です）、失敗をくり返すうちにすっかり意欲を失い、憤慨したり引きこもったりしてしまうのです。また少数ですが、反抗性の人格をもつ人もいます。自閉症よりもその人の基本的人格が妨げになる場合もあるのです。しかし、ある行動は決して許容されないのを知り、そのことを受け入れる必要のある人もいます。そうした行動は人生を一変させ、自立した生活ができなくなるような重大な結果をもたらします。たとえば、どんなによい仕事をしても、職場の〝制度内の罪〟を犯せば解雇されます。これは、障害の有無にかかわらず、すべての人に適用されることで、職を失いたくないならルールを守らなければなりません。ところが、同じ過ちを何度もくり返し、そのたびに他人のせいにする人がいます。元凶は、自分の立場でしかものごとを見ることができないという思考の柔軟性の欠如にあります。それが人生の成功のチャンスを奪っているのです。だから柔軟な思考を教えることは、優先度の高い課題なのです。

一般の人は、いちいち考えなくても日常的な場面に対応できるし、あるルールがそれぞれの状況にあてはまるかどうかをわざわざ検討しなくてもやっていけます。しかし、自閉症スペクトラム障害のある人はそうはいきません。それがどれだけの努力を必要とするかというと、たとえばあなたが仕事で外国のシンポジウムに参加することになったと想像してください。あなたはその国の社会的ルールを多少知っているかもしれませんが、精通しているわけではありません。ことばも完璧ではなく、自分の言動が失礼にあたらないか、恥をかきはしないかと始終気になります。何をするにも不安があります。その場にとけ込みたいし交流もしたいのですが、簡単な自己紹介ですら緊張してしまいます。もしそれが一日中、一年中、そして何年も続いたらどうでしょう。社会性に問題を抱える人はそれを味わっているのです。社会的場面に適応しているように見えるためには、一見何でもなさそうな行為にさえ膨大な努力を払わなければならないのです。

自閉症スペクトラム障害のある子どもや若者が社会的スキルに習熟し始めると、教師はそれが第二の天性になったように思いがちですが、そうとはかぎりません。自閉症スペクトラム障害のある多くの大人にとって、適切な社会的行動は「使わなければ衰える」類のスキルであり、常に(おそらく毎日)実践することが欠かせません。努力しなくても自然とできるような第二の天性ではないことが多いのです。スキルを適切に発揮するには、なお日々の努力が必要です。

これまで述べてきた社会的ルールの分類法は、私自身には大いに役立っていますが、人はそれぞれ自分にとって意味のあるカテゴリーを作ることが必要です。本人にとって意味がなければ長くは使えないからです。

❖

自閉症スペクトラム障害のある子どもにとって、もっとも理解しがたい暗黙のルールの一つが「**ほとんど**

すべてのルールには例外がある」ことでしょう。具体的で個別的なルールなら一つひとつ例外をあげることもできるかもしれませんが、ほとんどのルールは例外をあげればきりがないし、誤解も生みやすいものです。むしろその時間と労力は、柔軟な思考を育てることに費やすほうが賢明です。たしかに自閉症スペクトラム障害のある子どもの百科事典なみの記憶力をもってすれば、ルール、下位ルール、例外という高度な論理的データベースを築くことができるかもしれませんが、長い目でみれば、むしろ杓子定規で白か黒かの二者択一的思考パターンを克服し、情報を柔軟に処理できる思考態度を育てたほうが、社会意識の向上に資するところが大きいでしょう。

最後に親と教師に一言。まずあなた自身の思考を柔軟にすることが大切です。子どもに守らせようとしているルールを、あなたがどれだけ頻繁に曲げたり破ったりしているかに気づき、子どもに教えるべき柔軟性のお手本となってほしいと思います。

硬直した思考パターンは、何も自閉症スペクトラム障害のある人の専売特許ではありません。親や教師は、治療プログラムや授業計画に関する自分の考え方にこだわるあまり、柔軟性を失ってしまい、意思疎通や理解ができていないという明らかなサインを子どもが出しているのに気づかないことがあります。子どものストレスや不安、不適切な行動の原因は、本人ではなく大人の言動にあることがよくあるのです。だから行動や社会的スキルの訓練の一環として、ルールを用いるときには、よく注意を払うべきです。もしわかっているはずのルールを子どもが破っているなら、全体的な文脈から原因を探ってみてください。もしかしたらただあなたに言われた通りのことをしているか、教えられたルールを字義通りに解釈しているのかもしれません。

レベッカ・A・モイズは著書『自閉症スペクトラム学び方ガイド――社会参加を見通した授業づくり』[Moyes 2001] で、自閉症のある子どもの字義通りなルール解釈の微笑ましい例を紹介しています。

❖

レベッカの話――

ある母親は、「家に入る前に靴をきれいに拭きなさい」と何度言い聞かせても、子どもが毎日のように泥のついた靴で床を汚すのでイライラしていました。口をすっぱくして言い聞かせ、罰やタイムアウト*も試したのに効果がありません。実は、原因は息子ではなく母親にありました。ある雨の日、息子が帰宅したときに母親はたまたま玄関にいたのですが、息子は玄関の前でうずくまると、靴の裏ではなく表のほうを一所懸命に丁寧に拭き始めたのです。自分のことばがそう解釈されていたことに、ようやく母親は気づきました。泥を落とすのは靴の「裏」だと子どもに説明すると問題は解決しました。

*子どもを落ち着かせ反省させるために、一定の場所で一定の時間、静かにさせること

高機能自閉症のあるジェニファー・マキルウィー・マイヤーズは、すぐれた社会適応能力をもつ人で、つねづね自閉症について明快かつ端的に発言しています。ルールとルール違反については、こんなコメントがあります。

ジェニファーの話――

人間関係の暗黙のルールの中で、私にとって一番意地悪く思えたのは、正規に教えられたルールと真っ向から対立するようなルールがあることでした。たとえば「授業中の私語は禁止」のはずなのに、実際には周囲の迷惑にならない程度なら、小声で話したりそっとメモを渡したりするのは大目にみられる。これは奇妙で不可解なルールでした。

体育の授業の服装規定にも、頭が変になりそうでした。毎年配布されるプリントには「女子の服装は、文字やロゴのない無地のTシャツ、ポケットやスナップ、ボタン、ジッパーのないゴムウエストの短パン」と書いてあるのに、毎年ほとんど全員がロゴ入りTシャツを着てポケットのある短パンをはいていたのです。つまり、**本当の**ルールは、適度に体を覆い、運動の妨げにならない服なら、どんなTシャツでも短パンでもよいということだったのです。

生徒が毎週のようにルール違反をしては何の罰も与えられていないということに、私はイライラし、先生をまったく尊敬できなくなりました。自分が決めたルールを理解せず、あからさまな違反にさえ気づかない人を、どうして信じることができるでしょう。「先生は私の味方ではないし信用できない」という証拠が、また一つ増えるだけでした。

一方、ルールには自信を高め、どんな不遇でも耐え忍ばせる力もあるともジェニファーは言います。

もう一度、**ジェニファー**の話――

母が時間をかけて教えてくれた一番大切な暗黙のルールのおかげで、私は子ども時代を耐え抜くことができました。そのルールは何度となく、文字通り、私を狂気から救ってくれたのです。

子ども用のスキルと大人用のスキルはまったく別物なのだと、母はよく私に言い聞かせました。あなたには子ども時代に、とくに社会生活で脚光を浴びるような資質はないかもしれないが、大人になったときに高く評価される資質はたくさんあるのだと。今、人気者でわが世の春を謳歌《おうか》している子どもの中には、高校生か大学生になって酒や薬物に手を染めたり、美しいスタイルを求め痩《や》せすぎて健康を損なったり、スポーツの栄冠を求めて無理な練習で体を壊したりして、将来の希望を失ってしまう子もいる。また、高校時代に磨いたスキルや資質が、社会人になってからはまったく通用しないことを思い知る人もたくさんいる。彼らが四〇歳になって酒びたりになり、昔の栄光を思い出す頃、あなたは充実した人生を送っているだろう、と。

子ども時代は一時のことにすぎないのを、母は私に気づかせようとしました。子ども時代はもともとストレスが多い時期で、幼いときにほめそやされる資質は大人になってからの業績や能力にほとんど関係しないというのが、両親の考え方でした。両親が私に刻み込んだこの小さな極意がなかったら、高校時代を耐え抜くことはできなかったでしょう。

❖

「ルールは絶対ではない」というルール①をひと通り見たところで、最後に、希望のもてるようなションのエピソードを紹介しましょう。自閉症スペクトラム障害のある人は、柔軟な思考を習得できるし、ルールがなぜ存在し、どんな働きをするかを理解できるようにもなります。ただ、ルールの教え方に十分に配慮し、ルールの例外を常に意識して示すことが必要なのです。それを守れば社会意識と社会理解は開花していくでしょう。

ショーンの話――

かつてアルバート・アインシュタインは、「万物は相対的である」という一見無味乾燥なことを言った。もちろん彼が考えていたのは、物質の生成を支配する科学的法則だが、彼のことばは科学的原理を超えて人生のほぼすべての局面に通じるものがある。それを僕が理解できるようになるには、自閉症を乗り越えることが必要だった。この真理は物質にも、「絶対的真理」と「相対的真理」の区別にも、サラダを食べるというごく単純な行為にもあてはまるのだ。

一七、八歳の頃だったたか、両親の音楽関係の仕事仲間の家を訪問したことがある。ロサンゼルス湾を見渡す庭付きの広い家の中を案内してもらったあと、ディナーになった。ほかの客がおしゃべりしている間、僕は湾に面した窓辺で雄大な景色に魅せられていた。やがて家の主人がみなをダイニングに招き入れた。

キッチンから料理が運ばれ、おいしそうな匂いがダイニングに広がる。メインディッシュの前に、飲み物やサラダや前菜が出された。僕は長い間ほとんど野菜や果物を口にしたことがなく、でんぷんや炭水化物ばかりとっていた。だがこの晩、一口だけサラダを試してみようと思い立った。サラダには、有機栽培のレタス、きゅうり、刻んだトマト、キャベツが少々入っていた。僕はサラダをフォークいっぱいに突き刺して口に入れてみたものの、やはり飲み込めそうにはなかった。

僕と目が合った女主人は、「サラダはお気に召したかしら」とたずねた。

「おいしくなかったです。僕、サラダは全然だめなんで」と僕は無表情で答えた。

一瞬、気まずい沈黙が流れ、母と父が険しい顔つきで僕を見た。その後、サラダはビタミンAのもとではなく、両親の説教の種と化した。

「ショーン、それは口にしてはいけないことなのよ」と母は言った。「あなたはサラダが苦手かもしれないけど、ご好意でサラダを出してくれた人にそれをあからさまに言ってはいけないの」

三〇分後、カリフォルニア州サンフェルナンドのわが家に着いてからも、そうした心ないことばが人をどんなに傷つけるか、という説教が延々と続いた。

その晩、僕は釈然としないまま眠りについた。本当のことを言いなさいと教えられてきたのに、その通りにしたら非難された。まったくもって不可解だった。このことが矛盾ではなく、「**ルールは絶対的なものではなく相対的なもので、時、場所、人によって変化する**」ということなのだとようやく腑に落ちるまで、それから何年もの歳月を要した。

自閉症の有無に関係なく、たいていの子どもは幼少時に「嘘をついてはいけない」などのいくつかの絶対的なルールを教えられる。だが、一〇代となり大人になるにつれてルールの絶対性は緩み、生活の視野が広がるにつれて融通がきくようになる。一般の人なら成長とともに、対人接触には立場、思考、感情などさまざまな要素が絡むことや、何が適切な行動かは、しばしば問題そのもの以外の要因で決まることなどがわかってくる。社会性が成熟すると、たとえば「常に真実を語るべきである」というルールは、真実が人の心を傷つけるときには適用できないことに気づく。僕は自閉症のために、かなり後になるまで――二〇代に入るまで、こうした加減ができなかった。

僕がサラダがまずいと口にしたときに、なぜまわりの空気が一変したのか、今ならはっきりわかる。当時の僕は愚直なまでに正直で、サラダがおいしかったかどうかきかれたので率直に答えたまでだった。この事件では（ほかにもたくさんあったが）、自閉症的思考がごく基本的な論理を見えなくしていた。その家の人たちは、それまで一度も僕と食卓を囲んだことはないのだから、僕のサラダぎらいなど知るよしもなかったのだ。こんな反応をしているかぎり、真実は守れても友だちができるはずはなかった。だが絶対的真実よりも友だちと親しむほうが、人生はずっと楽しい。

❖

今でも僕は野菜サラダは苦手だ。だが、いつでも真実を言うべきかどうかということなら、**「人をひどく傷つけるくらいなら、真実をちょっぴり曲げるほうがよい」**というレシピをお勧めする。これは苦い体験を通して学んだ暗黙のルールだ。人生の唯一の絶対的ルールは、絶対的なルールはほとんどないということである。少々、時間がかかりはしたが、今はそれを理解している。人間関係という、いろいろな要因が絡み合う世界は、このルールなしには乗り切れない。

ルール1 留意すべきポイント

■社会的ルールは、時代とともに変化します。一九六〇年代初めのルールは、今日の社会には厳格すぎるかもしれません。

■自閉症スペクトラム障害のある子どもにソーシャルスキルを指導する際には、「ルール」よりも「指針」のような絶対性が低いことばを使うほうがよいでしょう。

■ルールを説明するときには、「常に〜する」とか「絶対〜しない」といった表現は避けましょう。

■社会的ルールは、社会の姿勢、価値観、偏見、不安を反映しています。教師は、子どもや親の文化的環境を把握し、それが学校で期待される行動に影響を与えていないかどうかを考えてみてください。

■社会的ルールは、緊張だけではなく安心感も与えます。子どもの思考を整理し、それぞれの場面で何をしたらよいかわからないという不安を軽減することもあります。ルールを賢く使うことが大切です。

■適切な社会的行動は、年齢に応じて変化します。さまざまな状況に応用がきき、年齢が上がっても通用するようにルールを教えること。五歳で身につけた社会的行動を、一〇歳になってやめろといわれたら、子どもは混乱します。

■教室にルールを掲示するときは、自閉症スペクトラム障害のある子どもは字義通りに解釈する傾向があることに配慮しましょう。一部の子どもは、明示されていなくても守らなくてはいけないルールがあることや、教室以外でも適用されるルールがあることが理解できません。たとえば「人をたたかない、かまない、押さない、押しのけない」というルールがあるとして、転ばせたり、物を投げつけたりするのは許されるでしょうか。ルールには書いていませんが、やはり許されないことです。明示されたルール以外にも、よい行動とよくない行動を区別するルールがあることを教えましょう。また、学校生活のどの場面で適応されるルールなのかを子どもが理解しているかどうか、確認しなくてはなりません。たとえば「人をたたいてはいけない」というルールは、図工や音楽の時間にもあてはまりますが、「靴と靴下を着用する」というルールは、スニーカーに履き替える体育の時間にはあてはまりません。

■柔軟な思考を身につけるのに役立つような短い「マントラ」（「どんなルールにも例外がある」といった単純なフレーズ）をくり返し唱える習慣をつけましょう。別の視点から状況を見直すヒントにもなります。

■家族の間、教師の間、学校と家庭の間で、ルールを一貫させましょう。たとえばジョーおじさんが子どものためを思って「今度だけは許してあげる」と言ったとしても、それで子どもが混乱することがあります。不安やいらだちが生じてかえってルールを習得しにくくなることがあるのです。また教師も、その人なりの暗黙のルールを無意識のうちに行使して、子どもを混乱させることがあります。とくにそのルールが年度の初めに示した正規のルールと矛盾する場合がそうです。たとえば「チャイムが鳴ったら席に着く」はどこの学校にもあるルールですが、多少の違反は大目にみる教師は少なくありません。しかし、それが教師への不信感の温床になることもあります。一貫性のある罰はルール習得の助けになりますが、一貫性がないと、かえって社会的行動の習得を妨げてしまいます。

2 大きな目でみれば、すべてのことが等しく重要なわけではない。

もしあなたの思考や感情に白と黒の二色しかなかったら、どんな毎日を送ることになるでしょうか。自閉症の世界の外は豊かな色彩に満ちているのでピンとこないかもしれませんが、ぜひ想像していただきたいと思います。たとえばある朝目覚めたら、生後四ヵ月のペットの子犬があなたの料理の本を、妹にさえ教えないとっておきのレシピまで、全部くちゃくちゃにかみちぎっていたとしましょう。あなたは次の二つのどちらかの反応をします――まるで何も感じないか、狂ったようにわめき散らすか。それから仕事に行く途中、ATMでお金を降ろそうと思ったら機械の故障で使用できず、おまけに、お弁当と傘を家に忘れてきたことに気づきます。そこににわか雨が降ってきて、駐車場からオフィスまでのわずか六メートルを走るうちにずぶぬれになってしまいました。この一つひとつのできごとを、あなたは「でも」「もし」という別の視点から見直したりしません。感情はオール・オア・ナッシングで大きく揺れ動き、「オン」か「オフ」だけでその中間はありません。「まあ、いいや」とか「たいしたことないわ。売店でサンドイッチを買えばすむことだから」と折り合いをつけるという発想がないのです。「傘を家に忘れる私は、世界一のそこつ者だ」と、すべて自分が悪いと無条件に信じ込みます。もしこんなシナリオを朝から晩まで、何百回もくり返したら、どんな気持ちになるでしょうか。実のところ、定型発達の人には想像はつかないでしょう。それほど異質な思考なのです。これが自閉症スペクトラム障害のある人の、白か黒しかない世界です。

ショーンは、何事も「針小棒大」にとらえていた頃のことを思い出します。

ショーンの回想――

ストレスが限界に達し、我を忘れて怒りを爆発させたことが何度あっただろう。だが、それと同じできごとや場所や状況に対し、たいていの人ならまったく別の反応をしたかもしれない。

スイミングクラブの帰りに、よくアイスクリームショップに寄った。注文するのは決まってチョコレートアイスかチョコレートミルクシェイク。ところがある日、シェイクを手にした僕は動転した。「ドリンクはカップの一番上まで注ぐもの」という僕の神聖なルールが踏みにじられていたからだ。

カップをのぞき込むと、上から三分の一ぐらいのところに「ここまで」と小さな文字が印刷されていて、ドリンクを注ぐ量を指定していた。だが、それは僕にとっては三〇％減という意味以外ではなく、怒りは一〇〇％に達した。そのとき僕が感じたのは、失望でもいらだちでもむかつきでもなく、煮えたぎるような怒りだった。こうなったら、飲むふりをして家に持ち帰って捨てるか、ここですぐさまゴミ箱行きにするかだ。

ドリンクが途中までしか注がれていないという事実に、僕は激昂したのだった。カップやグラスにはいっぱいになるまで入れるものだろう。もしそうでないなら、どうしてあんな大きなカップを作るのか。家に帰りシェイクを捨てたあとも怒りはおさまらず、カップをひきちぎって何度も踏みつけた。
シェイクの件は、自閉症的思考の特徴であるオール・オア・ナッシング式の思考パターンが表れた一例だ。刺激が過剰で頭がおかしくなりそうな世界をコントロールするために、僕はルールをいくつも作った。ルールは恐怖や不安を締め出す門番のような役割を果たした。僕の中では、こうしたルールはきわめて理にかない、すべての人が従うべきものだった。僕しかそのルールを知らないという事実は、眼中になかった。ほかの人には別の見方があるとは思いもせず、自分にとってはなはだ明快な論理であれば、誰にとってもそうであるはずと決めつけていた。だから外の世界がルールに従わず、カップの容量の七〇%しか入っていないドリンクで楽しみが奪われると、怒りとストレスで僕は暴発してしまうのだった。

自分が作り、周囲が従うことを期待したルールは、どれも僕にとって等しい価値をもっていた。なぜなら**ルールの内容や状況にかかわりなく、遵守さえされれば一定のコントロール感と安心感が得られた**からだ。大事なのは、ルールの中身よりもそれが実行されるかどうかで、そのときの状況やそのほかの要因と照らし合わせて判断することはできなかった。だから、カップの一番上までドリンクが注がれていないくらいのことで大騒ぎするものではないと両親に指摘されても、馬耳東風だった。僕にとっては白か黒でしかなく、その間のグレーゾーンはほとんど目に入らなかったのだ。

人と人のつきあいについて、また自分と人のつきあいについて、僕以外の誰もが了解している暗黙のルールの存在に気づいたのは、ずっと後のことだった。「**すべてのことに同じ重みがあるのではない。ほかのものとの比較の中で重要性を判断すべきである**」というルールだ。ふり返ってみると、このルールがわかるようになったのは、自閉症を克服するプロセスと並行していた。一〇代後半から二〇代半ばにかけて、僕は自分の安心感にこだわるよりも、他人は他人の考えがあるということを受け入れ、他人の視点を理解しようと努力した。そして自分の殻から抜け出すにつれて、ものごとの重要度には段階があることがわかってきたのだった。

しかし、そのプロセスは決して容易なものではなかった。いってみれば、昏睡状態から目覚めた人が歩行や会話やそのほかの機能を取り戻す訓練をするようなものだ。僕は精神面で昏睡状態になっていたようなものだった。徐々に楽にできるようになったとはいえ、機能を向上させるには、これまでの安心のよりどころと決別しなくてはならなかった。だが自分から視線を離し、外の世界に目を向けるにつれて、思考も行動も世界とのかかわり方も柔軟になっていった。

❖

ルール②の核心は、この世界は段階的な「グレーゾーン」でできていることを認めることですが、そこには二つの前提条件があります。

① 日常体験の無数のディテールを、カテゴリーに分類できること
② それらのカテゴリーには重要度に応じて段階がつけられることを理解できること

自閉症スペクトラム障害のある人は、もともとカテゴリー化の能力は高くありませんが、幼い頃から教え

ていくことは可能です。幸い、日常のさまざまな場面に、ごく具体的で比較的わかりやすい実例があります。子どもの興味を生かせば、楽しく意欲的に学習を続けることができるでしょう。

テンプルの指摘――

子どもの頃、私は何かにつけて動揺していました。思考に柔軟性がなく、何でも白か黒かでとらえてグレーゾーンがありませんでした。ありがたいことに、わが家の生活にははっきりとした枠組みがあり、母や家庭教師の期待や罰には一貫性がありました。「いつも同じ」であることは、それなりに私を落ち着かせ、秩序感とコントロール感を与えました。しかしなお不安の種は尽きませんでした。

ほかの子どもならまったく気づかないようなことで、私はおろおろしました。ある晩、大雨で屋根が雨漏りし、私の部屋の天井に小さな水のシミができたことがあります。私は天井が崩れてこないかとおびえ、二階の家具の下敷きになった自分の姿が頭から離れませんでした。

高校生になっても、ささいなことで恐怖にとりつかれ、現実とは不釣り合いな過剰な反応をしていました。あるとき、学校の時間割が変更になりました。それまでは三時までが授業で、そのあとはスポーツの時間だったのが、一部のスポーツを午前中にやることになったのです。私はたちまちとてつもない不安に襲われました。今思えば大騒ぎするほどのことではないのですが、当時の私の思考は杓子定規で融通がきかず、脳内のハードディスクには比較対照できるデータがあまりなかったので、とんでもない事件が起きたように思えたのです。いわばある画像のままフリーズしたコンピュータのようなものです。関係のありそうな画像がハードディスクに保存されているのに気づかないのです。

ところで、概念的思考には基本的に三つの段階があります。(1)ルールの習得、(2)カテゴリーの識別、(3)新しいカテゴリーの創出です。カテゴリー形成の能力は、テーブルの上のいろいろな品物（鉛筆、メモ帳、コップ、爪やすり、ペーパークリップ、ナプキン、びん、ビデオテープ、その他の日用品）を分類させるという作業でテストできます。大人なら鉛筆類やびん類などの区別はたやすいし、「緑色のもの」とか「金属製のもの」といった簡単なカテゴリーもすぐに区別できます。普通、この程度の基本的な概念的思考につまずくことはないでしょう。たいていの自閉症のある子どもの訓練プログラムは、幼児用を含めて、これによく対応しています。色や形、動物の鳴き声などを教えることは、このスキルを育てる基本です。今はよい教材が市販されていて、家庭教育用のビデオやDVDもあります。この程度のカテゴリーを形成するスキルを教えることは、一般にそれほど難しくありません。

自閉症のある人が不得意なのは、新しいカテゴリーの創出ですが、実はこれこそが概念形成の真の第一歩です。たとえば上にあげた品物は、使用用途（事務用品かどうか）や形（丸いものと丸くないもの）によっても分類できるでしょう。コップとびんは明らかに丸いものに分類されます。ビデオテープは、たいていの人なら丸くないものに分類するでしょうが、私なら巻き取り部分に注目して丸いものに分類するかもしれません。私は連想思考能力が発達していますが、自閉症スペクトラム障害のある多くの人が同じ特性をもっています。一般の人が気づかず、彼らの思考によれば「間違い」とみなされるようなことに関連性を見出すのです。

概念形成は、ゲームでわかりやすく教えることができます。たとえば、コップは水を飲むためだけではなく、鉛筆やペーパークリップを入れておくのにも使えます。メモ帳は字や絵をかくためだけではなく、文鎮やコースターとしても使えます。こうしたゲームは何度も反復することが大切です。自閉症のある子どもがものごとを違う角度からとらえられるようになるまでには時間がかかりますが、あきらめずに継続すればやがて成果が現れます。訓練プログラムでも日常生活でも、反復練習が肝心です。カテゴリー形成を教える機会は、身のまわりにいくらでもあります。たとえば、食料品店はうってつけの場所です。目に入るものを大人が口に出して言うだけでもよいでしょう。「赤いトマト、赤いラディッシュ、赤タマネギ。全部赤だね。全部野菜だし、全部丸い形、それに全部食べられるものだよ」というふうに。まず具体的で目に見えるものから始めましょう。幼い子どもは見たり触ったり、いろいろな感覚を通して経験していきます。子どもが自力で新しいカテゴリーを発見できなくても、指摘してその存在に気づかせてやることはできます。私が好きだった「二〇の質問」というゲームは、新しいカテゴリーを形成するのに役立ちました。ある人がイメージしたもの（フォークなど）を、二〇回まで質問して当てるというゲームです。最初は「それは動物ですか、植物ですか、それとも鉱物ですか？」のような質問から始まります。はじめのうちは、どう質問すればよいかヒントを出してやってもよいでしょう。何度もくり返すうちに（それが楽しく学ぶコツです）、徐々に頭の中にカテゴリーが形成されていくでしょう。

物をいろいろな方法で分類することをきちんと理解させることは、柔軟な思考を養うための最初のステップです。幼いときから、子どもを変化にさらすことも大切です。決まったパターンは自閉症のある子どもにとってよいものですが、ときには計画が変更になることもあるし、変化が必要なこともあります。私の幼い頃は、家庭教師が私や妹にいろいろな種類の遊びや活動をさせてくれたので、行動のパターンを固定化させずにすみました。一日単位や一週間単位の日課の変化に慣れ、少々の変更には対応できる自信をつけることができました。こうした変化や多様性を経験しなければ、私の思考は硬直したままだったでしょう。**「変化は必ず起こる」**という人間関係の暗黙のルールは、人生そのもののルールでもあります。

また、母は目に見えるかたちで、妥協することを教えました。妹のイジーの遊びに私がつきあわなければいけない日もあれば、私の好きな遊びに妹につきあってもらう日もあるというふうに。私が疲れているときや感覚過敏の問題があるとき以外は、母は毅然として私に妥協を学ばせました。自分が別のことをしたいからといって、暴れたり泣き叫んだり八つ当たりすることは許されませんでした。これを概念のレベルでいえば、「公平・不公平の感覚を通して妥協を学ぶ」ということでしょう。妥協は、一部の専門家や親が考えるほど複雑なことではありません。たとえば二人の子どもの前にジュースの入ったコップを二つ置き、まず片方の子どもに多く入ったほうをやり、おかわりのときには、もう一方の子どもに多いほうをやります。そうすれば互いに相手の立場を経験することができます。こうした小さな経験を積むうちに、だんだん意味が理解できるようになります。大切なのは反復です。**「いつも自分の思い通りになるわけではなく、ときには他人のしたいことに合わせなくてはならない」**というのは、人生の暗黙のルールです。私はそれをたたきこまれて、妥協し折り合うことを覚えました。

妥協とは、たとえていうなら二色の絵の具を混ぜることです。たとえば黒と白の絵の具を混ぜるとして、私にとって有利な妥協なら白よりも黒が多く入った濃いグレー。もし相手に有利な妥協なら薄いグレーになります。論理的に考えると、真っ白よりは八〇％の黒のほうがずっとよいから、妥協するほうがよいということになります。人間関係においては、妥協こそが唯一の現実的な選択肢であることを、私は大人になってまもなく経験的に学びました。幼い頃は、妥協は周囲から期待される行動という程度にしかとらえていませんでした。

私は子どもの頃から問題解決が得意でしたが、それも柔軟な思考を養う助けになりました。とくに工作は問題解決のスキルを磨くのに役立ちました。段ボールの家や雪合戦の砦を作るうちに、系統立てて考えたり全体と部分を関連づけたりする能力が身につくのです。たとえば、屋根をつける前に壁を作るというあたりまえのことも、優先順位や重要度のランクを学ぶ最初のステップになります。どうやって家を建てるかを考えながら、知らず知らずのうちに行動の優先順位を学んでいるのです。それはやがて感情や人間関係の領域に応用できます。子どもの遊び、とくに二、三人での遊びの価値を親は過小評価すべきではありません。そこには基本的なコミュニケーションの機会がふんだんにあり、後日、より高度な社会的思考能力が発展する素地になるからです。

アスペルガー症候群のある人の中には、思考が硬直したまま大人になったために、社会的場面でひどく苦労している人もいます。彼らの頭の中には、経験を保存する大きなカテゴリーが一つか二つしかないようです。より細かなカテゴリーに情報を分類することができないので、自分の経験や他人の意図を誤って解釈しやすくなります。白か黒かの二者択一的な思考に加えて、経験が乏しく情報も不十分なので、脳内のハードディスクに有効なカテゴリーを形成できないのです。彼らは混乱を一気に解消してくれる人生のマスターキーを求めますが、残念ながらそういうものは存在しません。その結果、大きな混乱と自己否定に陥り、ストレスと不安を抱えることになるのです。

くり返しになりますが、思考を柔軟にするにはたくさんの練習が必要です。週に二回、三〇分の訓練を受けるだけで身につくものではありません。具体的な経験が多いほど思考は柔軟になり、思考が柔軟になるほど新しいカテゴリーや概念の形成を学習しやすくなるのです。

これらはすべて人間関係を理解するための布石です。子どもが具体性の薄いものについて柔軟に考えられるようになったら、人の感情や気持ち、表情など、具体性の乏しい領域に概念的思考を広げていけばよいでしょう。このプロセスはみな**社会的思考の発達の一環であり、基本**なのです。

❖

ディテール！「豆学者」である自閉症のある子どもの頭の中には、膨大なディテールが収集されています。彼らはあらゆる場面や交流の情報を、すべて重要度の等しい小さな断片に解体します。そのデータはどうなるのでしょうか。カテゴリーは脳の論理構造を形づくります。毎日コンピュータを使う人なら、一年分のファイルがすべて一つのフォルダに保存されていたら、どんなことになるか想像がつくでしょう。情報を参照しようとするたびに、最初から順番にファイルを開いていかないとお目当ての情報にたどりつけません。一年たてばファイルはさらに増えます。たとえ二、三のフォルダに整理できるとしても、データの量は膨大です。そのうえ、どのデータも重要度が同じだったとしたらどうなることか。カテゴリーの形成を子どもに教え、柔軟な思考を養うことがいかに大切か、少しおわかりいただけたでしょうか。自閉症のある子どもが返答に時間のかかる理由（答えが出るまでに膨大な情報をかき分けなければならない）や、無視しているように見える理由（情報が膨大すぎて対処しきれない）、そして重要度に段階があることの重要性もおわかりいただけたのではないかと思います。

幸いなことに、カテゴリーの重要度には段階があるというルール②の二つ目の前提条件には、わかりやすく教える方法があります。カテゴリー形成を教えるときと同じように、具体的なものから始めてしだいに感情のような抽象的な領域に移行していくとよいでしょう。自閉症スペクトラム障害のある子どもには、図や表のように視覚に訴えるものを使ったり、点数で表現したりすると理解しやすくなります。たとえば、動いているバスの中で座席を立たないことは重要度5ですが、家でテレビを見ているときに席を立たないことは重要度1、というふうに。同様に、自分の興味のある話題ばかり話すのは、相手が親なら許容度は5だが、学校の先生やベビーシッターなら3、同級生に対してなら1、というように教えることができます。

ジャネット・マカフィーの『社会的世界の道案内（*Navigating the Social World*）』［McAfee 2002］やカーリ・ダン・ブロンとミッツィ・カーティスの『これは便利！　5段階表』［Buron & Curtis 2003］には、思考や行動、とくに感情の重要度の段階づけを自閉症スペクトラム障害のある子どもに教えるときに役立ちそうな、非常に実践的で視覚的なツールが紹介されています。

社会性の豊かな人にとっては、対人関係と感情は切っても切り離せないものですが、テンプルが指摘するように、自閉症スペクトラム障害のある人、とくに画像思考型の人にとっては必ずしもそうではありません。それでも、感情にはさまざまな種類が存在し、さまざまなレベルで表現されるという、感情のカテゴリー性に習熟すれば、人間関係の明白なルールや微妙なルールを理解できるようになります。それを理解するには、柔軟な思考だけでなく、他人の視点に立つことや、人はそれぞれ個人、家族、文化、社会の規範によって異なる価値観をもつことを認めることが必要で、これは高度な思考プロセスです。視野が狭く経験が乏しいと、感情を理解する基準となる枠組みが形成されません。

一般の人にとって、感情という世界はいわば色彩豊かに細やかなタッチで描かれた絵画ですが、自閉症スペクトラム障害のある子どもの心のキャンバスは色彩が乏しく殺風景かもしれません。自閉症スペクトラム障害のある子どもは自分の感情を認識し、表現し、調整するのが苦手です。「感情の麻痺」と形容されるほど、ほとんど感情を示さない子どももいます。テンプルは、自分の感情の種類は片手の指で数えられるほどしかないと言っています。素人の目には、自閉症スペクトラム障害のある子どもも、多様で複雑な感情をもっているように見えることがあります。一般の人はさまざまなレベルや意味合いの異なる感情をあたりまえのように経験できるので、彼らもそうにちがいないと推測してしまうのは無理もないことです。けれども、自閉症スペクトラム障害のある人は、一〇代や青年期になっても、ごく初歩的な感情しか理解できないことがあります。

ショーンはこうまとめる――

自閉症は相手の人柄を判断する能力に何らかの影響を与えるようで、僕にとって他人の真意を判断することは、目を閉じてルービックキューブを組み立てるよりも難しかった。あからさまに表情に出るとか、よほど強烈に表現されないかぎり、他人の感情を読み取ることはできなかった。一〇代に入っても、人は矛盾した感情を同時に抱くことがあるというのがわからなかった。たとえば、悲しみと喜びのような「相反する」感情を同時に感じるということには、まったく合点がいかず、ナンセンスとしか思えなかった。怒っているかいないか、悲しいかうれしいか、困っているかいないか、そのどちらかでしかありえなかった。

感情の表現、とりわけ感情のコントロールは、自閉症スペクトラム障害のある子どもにとって難しいことです。彼らの感情には、「ゼロ」と「最大」の二つしか設定がありません。あまりに感情の起伏が激しいために、感情が爆発しそうな状況を自ら避ける場合もあります。予想外の事態が起きて感情をコントロールできなくなるのが怖いからです。前に述べたように、およそ状況と釣り合わないような激情にかられたりすることもあり、感情は、自閉症スペクトラム障害のある多くの子どもにとって御しがたいモンスターなのです。

❖

テンプルは語る――

私は感情をコントロールするのが苦手でした。怒りにしろ悲しみにしろ、泣くにしろ笑うにしろ、「全開」か「閉」かのどちらかしかありません。以前、飛行機の中で映画を見ていたとき、ダンスホールのしゃれたテーブルの下に大きなヘビが見えたシーンで、全員が振り向くほどの大声を立てて笑ってしまいました。今でこそコントロールがきくようになりましたが、子どもの頃はまったく何の感情も湧かないか最大限に表現するかのどちらかでした。太った人を見てふきだしたりしては、母に叱られたものでした。

そうした経験を通して、私は感情やかんしゃく、とくに最大の問題だった怒りをコントロールしなければならないと思うようになりました。それは人間関係のジレンマを解消するために、私なりに論理的に考え抜いた結論でした。一瞬の衝動で怒りを爆発させれば、たとえその怒りがすぐにおさまったとしても、反響は残ります。「**行動には結果がともなう**」のが暗黙のルールです。

学校で同級生にいじめられると、私はしばしば激しくやり返しました。私をからかう女の子に本を投げつけて、退学処分になったこともあります。また高校では、激情にかられて暴れ、大好きな乗馬を一週間禁止されました。乗馬の特権を失ったことは大きな痛手だったので、怒りを爆発させずにすむ方法を懸命に考えた私は、怒る代わりに泣くことにしたのです。

社会人になると、怒りのコントロールができないと仕事を続けられないということがわかってきました。もし私が工場の中でかんしゃくをおこしていたら、キャリアもそこまでだったでしょう。怒りが込み上げてくると、私はよく養牛場に行って泣いたりわめいたりしました。ひとりになって思う存分、感情を発散したのです。

私が怒りをコントロールする唯一の方法は、別の感情に切り替えることでした。感情そのものはなくならないので、別のかたちに――工場をクビにならないですむようなかたちに変えたのです。とはいえ、いつも泣いていたわけではありません。あるプロジェクトで機械に不具合が出たとき、工場長に大声でどなり散らされたことがあります。そのときは、怒りのガス抜きをして視点を変えるという方法を思いつきました。社会理解によってこれを乗り切ろうとしても無意味だったでしょう。私はその工場長を駄々をこねている二歳児だと思うことにして、怒りを紛らわせました。これは大いに効いて、怒りを表に出さずにすみました。でも、これも効きすぎると笑いをこらえるのに苦労します。もし笑えば、また相手を怒らせることになるでしょう。

私は今なお複雑な感情が絡む場面を読み解くことが苦手なので、そうした場面にはかかわらないようにしています。涙を怒りの代用品にしていた頃、泣きすぎて気持ちが悪くなったことが何度もありました。泣くにしても、ゼロか最大なのです。現在、私は危険を予告するサインに注意して、感情が爆発しそうな場面を回避するようにしています。そうした修羅場を私は「心理的ドラマ」と呼びます。もちろん避けられないときもあるし、直面してもある程度の対処はできるようになりました。たとえば、もし工場長が機械が故障するのはお前のせいだとどなったら、まず好きなだけわめかせておきます。そのあとで、彼の理性に訴えるのです。彼の気が静まった頃に会議室に連れて行き、機械は壊れたのではなく実はきちんと稼動していること、ただ最初の五分間は一〇〇%の生産ができないことを説明します。一般の人は、人づきあいや仕事上のコミュニケーションで心理的ドラマに陥りがちです。感情が理性を支配してしまうのです。多くのトラブルはそこから生まれますが、少々の理性と常識があれば防げることです。アスペルガー症候群のある知的能力が高い人は、社交性の高い人が理性を失うような場面でも、冷静に問題に集中できます。思考と感情を切り離せるからです。これは正しく発揮されれば、すばらしい個性です。

❖

ショーンとテンプルは二人とも強烈な感情をもっていますが、感情に対する**とらえ方**や、感情があとを引く度合いに違いがあります。テンプルの場合、いったん爆発してしまえば感情は記憶から切り離されますが、ショーンの場合は、爆発の余韻が何時間も何日も、あるいは何年も尾を引きます。

ショーンは語る——

六年生から八年生にかけて、僕はスクールバスに執着し、終業時にバスが校舎裏の駐車場に整列するのをよく観察したものだった。どのバスが早く到着してどのバスが遅く到着するかよく知っていたし、バスが駐車する角度をチェックするのが大好きだった。そのうち僕は「バス」というカードゲームを考案し、自分の部屋のじゅうたんを長方形の駐車場、カードをバスに見立てて、バスが駐車場に到着してから出発するまでの動きを真似して遊んだ。スクールバスの台数と同じ二〇枚のカードを用意し、駐車角度までそっくり同じにしてじゅうたんに並べた。約一〇分の間にほとんどのカードが「出発」して一、二枚のカードが「到着」するというように、スクールバスの駐車場でくり広げられる光景をそのまま再現して遊んだのだった。

そのうち、僕はバリエーションを思いついた。カードでは飽き足らず、人間（具体的には僕と両親と妹のメグ）を使うことにしたのだ。毎朝、家族全員がキッチンで朝食をとってから学校や仕事に出かけていたが、僕はこの朝の集合を、スクールバスへの飽くなきこだわりを満たすもう一つの手段にした。僕は一人ひとりに座席とおよその到着時刻、二階から降りてくる順番を割り当てた。最初に僕、次に父か母、最後が妹だ。朝、キッチンで二階の物音に耳を澄ませ、メグがまだ自分の番ではないのに降りてきはしないかとヒヤヒヤしたことが何度あっただろう。僕は妹がキッチンに入る前に、大急ぎで朝食をかきこんで家を出た。最後のバスが駐車場に到着する前に、最初のバスが学校の敷地を出るのとまったく同じように。

この大切なルールを誰かが破らないかぎり、朝の時間は順調に流れた。だが破ったときは——しばしば起こったことだが——僕は動転し、朝の気分はぶち壊しになった。メグが早めに降りてきたり別の席に座ったりした日は、登校するときの気分は最悪で、何時間も尾を引いた。家族は僕の怒りの原因をわかっていても、どう対処すればよいのかわからなかった。また僕もどうしてここまで激しい憤りを感じるのか説明できなかった。その頃の僕は状況（と、そこに含まれる人）をコントロールしたいという欲求と、周囲の世界に対する無力感を関連づけることができなかった。目的がすべての手段を正当化すると思って、作用・反作用の法則に基づく低次元の反応をしているだけだった。家族が順番通りにキッチンに入り、秩序への欲求が満たされると力がわいてきたが、ルールが破られると、無力感と怒りと絶望感に沈んで家を出るのだった。

❖

テンプルが怒りや感情をコントロールする工夫をしたように、ショーンもやがて自分の人生や感情をコントロールできるようになり、本来進みたかった方向へと大きく舵を切っていきました。しかし、そこまでの道のりはなまやさしいものではなく、彼の両親と彼の自尊感情を長く苦しめました。

ショーンの話の続き――

白か黒かでしかものごとを考えられなかった僕は、判断ミスや失敗に対しても両極端に反応した。自分の行為を完全に徹底的に否定するか、状況そのものとはおよそ釣り合わないような猛烈な怒りを覚えるかのどちらかだった。自閉症のためにものごとの重要度を区別できなかったため、ことの大小にかかわらず（九九・九％はささいなことだったが）激怒し、失敗の大小にかかわらず、自分は「悪く」「だめな」人間だと思い込んだ。その「悪」を埋め合わせるために自分に完璧を求めたが、それは実現不可能な課題を自分に課すことにほかならなかった。そして当然ながら失敗し、そのたびにますます落ち込むという悪循環にはまっていた。

嘘に逃げようと怒りをぶちまけようと、結果は同じだった。小さな問題をおおごとにして、自分自身や周囲の人を不当につらい気持ちにさせていた。

一〇代の頃だけではなく成人してからも、そんなことをくり返していた。

二〇代の半ばだったか、ある日、訪ねてきた母と用があって一緒に出かけたが、車中で話しているときに、僕は"gregarious"という語の使い方を誤った。"gregarious"は「社交的な」とか「社交好きな」という意味だが、文脈に合わない使い方をしたため、母に指摘されたのだ。

「ショーン、そういう使い方はしないいんじゃない?」

「どうせ僕はばかだからね。赤ん坊のとき、落っことしたりしなかった? 脳が酸欠になったとか?」

「やめてよ。ばかなこと言わないでちょうだい」母の声に怒りがにじんだ。

「ばかだから、ばかなことしか言えないのさ」

「いいかげんに自己憐憫にひたるのはやめたら」という母のことばで、怒りのレベルは数段階アップした。

その後もどちらかが一言いうたびに互いの怒りはエスカレートし、いっそういらだった。家に着いた頃には二人とも腹が煮えくり返らんばかりで、互いの顔も見たくない気分だった。

しかし、こうなるしかなかったのだろうか。もともとささいな失敗だったのに、もっとましな反応ができなかったのだろうか。それに対して、僕は声を大にして「ノー」と言い、同時に「イエス」と言う。

もっと違った結末、はるかにましな結末を迎えるために、僕ができたただろうことは、

● 笑う。自分の言ったことやしたことを笑い飛ばすことには、驚くべき効果がある。言い古されたことわざだが「笑いは最高の良薬」だ。笑うと脳にエンドルフィンが分泌され、精神状態をよくし、まわりの人もたちまち明るい気持ちになる。何より、笑いにはいやな雰囲気を一掃する効果がある。もし僕がもっと謙虚だったら、あるいはことばの間違いをジョークにできたら、母も僕もこの失敗を笑い飛ばしただろう。僕の気分は救われ、この件はそれで済ますことができただろう。だが当時の僕の自閉症的思考では、ほかの選択肢は見つけられなかった。結局、車中には険悪な雰囲気が立ち込め、何時間も続いた。だがすべての原因は、"gregarious"という単語の使い方の間違いにではなく、僕の融通のきかない思考と反応にあったのだ。

● 中立。感情を交えずに対応する。さっきの例なら、「あっ、そう。気がつかなかったよ」とか言えばよい。それによって母や僕がハッピーな気持ちにはならないにしても、そこまでですむ。いやな雰囲気も消えただろう。

● ただ受け入れる。うなずく、とくに何も言わない、やり過ごすなど。そうするだけでも、胃が痛くなるような陰湿なムードで何時間も過ごすよりは、確実にましだっただろう。この方法は前の二つほどすぐには雰囲気を改善できないだろうが、どうしようもない険悪ムードに陥るよりははるかによい。

人間関係の暗黙のルールの理解に必要なのは、黒と白を混ぜて何段階かのグレーゾーンを作れることだけでなく、この世界はもっと多くの鮮やかな色彩で構成されているという認識です。感情が二、三種類しかなく、全開かゼロで、いつ暴発するともしれず、人間関係を促進するよりも妨げるような精神的枠組みをもつ自閉症スペクトラム障害のある人が、あまりうれしくない経験をたどることになるのは驚きに値しません。人間関係の結果、前よりもいやな気分になるなら、ソーシャルスキルや感情的なつながりを育む意義がどこにあるでしょうか。

大きな目でみれば、人生のすべてのできごとが等しく重要なわけではありません。このルールはあまりに単純で、定型発達の人の思考パターンには深く刷り込まれているために、ことさらことばにしたり教えたりしなければならないということ自体、意外かもしれません。カテゴリーを認識する、作り出す、関連づける、カテゴリー内あるいはカテゴリー相互の重要性の違いを認識することを教えるのは、社会意識を育む第一歩です。このヒエラルキーによって内なる枠組みと意欲が生まれます。それによって自分の進歩を認識し、人間関係を充実させるのに必要な自発性を獲得するのです。

❖

ルール
2
留意すべきポイント

■理解しにくいかもしれませんが、自閉症スペクトラム障害のある子どもは、文字通り**すべての**状況を同じ強さの感情で経験します。子どもに接するときは、何度もそれを自分に言い聞かせましょう。

■カテゴリーの形成には、ごく幼い頃から積極的に取り組ませるべきです。

■カテゴリーや感情を教えるときは、できるだけ視覚的な手段を用いましょう。たとえば「今日のわたしの気持ち」というチャートで、さまざまな感情を知り、区別することを教えます。度数、温度計、色、番号づけなどによって、感情のレベルを具体的に理解させることもできます。

■人はそれぞれいろいろな感情を持ち、いろいろな感じ方をすることを子どもに理解させるには、大人が思いを「口に出して言う」ようにつとめることが大切です。「メアリーは今日、新しい先生に会うのでどきどきしているの」「お父さんは今日、雨でがっかりしているのよ。お友だちとゴルフに行くのを楽しみにしていたから」というふうに。

■過剰な負担がかかったり感情が爆発しそうなときの前兆を把握しましょう。サインは必ずあります。

3 人は誰でも間違いを犯す。一度の失敗ですべてが台無しになるわけではない。

ショーンは語る――

当時、僕はまだ一二歳だったが、さほど深く考えなくても自分の過去が間違いだらけであることはわかっていた。僕の見るかぎりその三大要素は、(1)行動、(2)友だちができないこと、(3)やることなすことすべて、だった。僕は失敗作、それ以外に考えようがない。いつもそんなことばかり思っていたから、何事にも失敗はつきものだとあらためて言われるのは大きなお世話だった。失敗すると**自分は失敗作**だと思えてくるので、僕は失敗を憎んだ。

❖

右のショーンのことばから、自閉症スペクトラム障害のある子どもの中で他人と感情的なつながりをもつ能力の高いタイプの子どもが、自分自身をどう感じているか、また失敗することが彼らの自尊感情にどう影響するかをうかがい知ることができます。感情があらゆる機能と密接につながっているタイプの子どもは、白か黒かの二者択一的思考パターンの傾向も強くなります。自分はきわめて優秀か劣悪かのどちらかで、小さなミスでも取り返しのつかないような失敗であるかのようにとらえてしまいます。「**失敗の重大性は、状況によって異なる**」という、定型発達の子どもがごく自然にもっている認識が、彼らの思考には欠けています。以下のショーンの話に見られるように、自分に完璧を求める一方、時間をかけて学びながらだんだん完璧に近づくという考えがすっぽり抜けているのです。

ショーンは語る――

一二歳の頃、夜のFMでクラシック音楽番組を聴くようになり、ピアノ演奏のとりこになった。こんなにすばらしくピアノを弾ける人は、どんなに賞賛されることだろう。僕だって一流演奏家になれてもおかしくないはずだと思い、ピアノを習うことに決めた。両親にピアノを習いたいと言うと、祖母の友人であるサイモンさんを先生としてつけてくれた。それから二年間、毎週ピアノのレッスンを受けた。最初の頃に使った『フィンガー・パワー』という色刷りの初心者用ワークブックを、今でも覚えている。だが僕はたちまち、半音階や味気ない指ならしばかりのレッスンに屈辱を感じるようになった。「本物の音楽」にはあまりに遠いのだ。プロのピアニストは大勢の聴衆の前で優雅に演奏しているのに、僕はその何千分の一の難易度の曲につまずいているという事実にも腹が立った。くやしいことに、現実がだんだん僕の目標――何かがとてもじょうずになってほめそやされること――を侵食し始めた。まもなく「あの人たちがあんなに楽々と名演奏をするのに、どうして僕にはできないのか?」という、新たな疑念にとりつかれるようになり、その後何年も悩み続けた。**「完璧は練習の積み重ねから」**という人生の基本ルールは、僕の頭から欠落していた。

初歩の教本から少し難しい教本に進んだが、ほとんど達成感はなかった。上達しているのはわかっても憤りは強くなるばかりで、進歩する喜びも半減した。一番不公平だと感じたのは、彼らは「演奏」をしているのに自分は「練習」をしなくてはいけないということだった。それが毎回のレッスンとその間の六日間に影を投げかけた。

だんだん僕の家にはピアノの音がしなくなった。習い始めた頃は毎日三〇分はピアノに向かっていたのに、週に二日か三日に減り、そのうち週に一度、一〇分くらいしか弾かなくなった。まったくピアノの椅子に座らない週もあった。

まもなく家の中には、ピアノの和音ではなく言い争いの声が響くようになった。

母「ショーン、今日は練習したの?」
僕「(ピクッとして)やったよ」
母「いつやったの? 聞こえなかったけど」
僕「やったんだよ」
母「ショーン、下に降りて練習しなさい。おさらいしないと上達しないわよ」
僕「何でいつもいつも練習しなくちゃいけないんだ。プロのピアニストは、いつも完璧に弾いてるよ。僕だってできるはずさ」
母「あの人たちはね、何年も練習を積んでるの。いきなりピアノの前に座って弾けるってものじゃないのよ。上達するには毎日練習するしかないの。週に一度の練習でうまくなろうなんて虫が良すぎるわ」

僕「そんなはずないよ。僕は演奏をしたいんだ、練習じゃなくて」

ピアノ界をあっと言わせるためには、忍耐強く音階練習や基礎練習をくり返し、音符の少ない簡単な曲から始めなければいけないということを、僕はしぶしぶ認めた。それにすべて正確に弾けるようになるまでには、たくさんミスをすることもわかってきた。それはそういうものなのだと。

だがミスは落とし穴となった。当時、僕はまだ一二歳だったが、さほど深く考えなくても自分の過去が間違いだらけであることはわかっていた。僕の見るかぎりその三大要素は、(1)行動、(2)友だちができないこと、(3)やることなすことすべて、だった。僕は失敗作、それ以外に考えようがない。いつもそんなことばかり思っていたから、何事にも失敗はつきものだとあらためて言われるのは大きなお世話だった。失敗すると**自分は失敗作**だと思えてくるので、僕は失敗を憎んだ。

当然ながら、練習にミスはつきものだ。だが僕にとって、一つ音を弾き間違えることはただのミスではすまなかった。はずした音一つひとつが「お前はまたしても失敗した」と厳しく責めているように聞こえた。結局、ピアノは二年でやめてしまった。

ピアノでの苦い経験を忘れかけた一九八〇年代の初め頃、今度はジャズに興味をもった。そしてデキシーランド・ジャズのバンドでプレイすることを夢見るようになった。僕が生まれるずっと前に流行《はや》ったタイプのバンドで、自分が演奏している姿を想像してはうっとりした。僕は以前よりも自信をもっていた。八年前と同じ間違いは二度とくり返すまい（音は間違えるかもしれないが）と心に誓い、トランペットのレッスンを始めた。ずっと大人になっていたし、自分に対する態度もかなり変化していた。一二歳の頃の僕よりも、ずっとよい人生を送っていた。自信の理由の一つは、トランペットはピアノよりもずっとマスターしやすい楽器に思えたことだ。なぜなら、八八鍵あるピアノと違って、トランペットには三つのバルブしかない。といっても、三つのバルブがいつも同じ組み合わせで音を作り出すことは知らなかったが。とにかく吹いてみれば、おいおいわかってくると思っていた。そうしたことを考え合わせて、僕はトランペットを吹けるようになるだろうし、もう一度音楽に戻れるだろうと思ったのだ。

以前との最大の違いは、内面的なことも外面的なことも演奏にまつわるすべてのことについて、昔よりも健全な見方ができそうだということだった。世界的名声を得られなくても地元のジャズバンドで演奏できるようになるだけで満足だし、半音階の練習で音楽の基礎をやり直す苦労もいとわない。いずれ時期が来たら「即興演奏ってどうやるんですか？」と先生にきこう。そしてレッスンを始めて一、二ヵ月後、もうそのレベルに達したと思って、実際に先生にそうたずねた。

しかし、ことはそう簡単には運ばない。レッスンを始めて数週間で、思いがけない壁に突き当たった。自尊感情こそ向上していたものの、ピアノのときといやになるほどよく似た結果になった。音をミスするだけではない。ほかにも欠点があった。アンブシュア*が悪くて、練習曲や簡単な曲がなかなか最後まで続かないのだ。マウスピースのくわえ方にへんな癖がついていて、唇に圧力がかかりすぎて血のめぐりが悪くなり、乳酸がたまってしまう。その年の発表会で「聖者の

＊演奏するときの唇や顎の形

行進」のソロを吹いたとき、曲の終盤で唇がしびれてしまい、二つのDの音がどうしても出なかった。そのときのいかにもおつきあいという感じの拍手は今でも忘れない。

昔と同様、僕はだんだん練習しなくなっていったが、たいした努力もせずにジャズミュージシャンのディジー・ガレスピーのように演奏したい（そして賞賛されたい）という願望は衰えなかった。ある晩、僕は「徹底抗戦」を決め込み、身体的な限界がないつもりになって、たとえ楽器から息しか出なくなっても吹き続けようと思った。当然ながらその通りになり、唇には乳酸が、腹には怒りが込み上げてきた。Eを出すべきところでE♭が出たとき、頭に血が上った僕はトランペットを床にたたきつけた。ベルの部分が少し曲がってトランペットは使いものにならなくなった。ピアノがそうならなかったのは、たたきつけるには重すぎたからにほかならない。

デキシーランド・ジャズバンドからの誘いもないまま数年が過ぎ去り、僕はトランペットから遠ざかっていった。こうした経験が続くうちに――学校でいろいろなスポーツクラブを試してテニスを始めたときも似たような顛末になった――「失敗」と「競争的な環境」の間にくっきりとした関係ができた。僕は競争的な環境とずっと相性が悪かったし、今でも多少影響される。たまにバレーボールやソフトボールをするが、チームの姿勢ややり方に大きく左右される。もし楽しむことよりも「何が何でも勝つ」という雰囲気があったら、そこに僕の居場所はない。

今ふり返ると、僕は成功を一元的にとらえていた。音をはずさずに「正しく」吹けるようになればなるほど、人間としてもよくなれるかのように思っていた。高すぎる期待をもって新しいチャレンジにのぞみ、案の定、失敗して失望し傷つくという悪循環に陥っていた。この頃の僕はあいかわらず有名になりたかったし、たくさんの人の心をつかみ賞賛されたかった。それまでの人生の苦しみと痛み、そして自閉症を帳消しにするのは名声しかないと思い込んでいたからだ。批判よりも歓声、叱責よりも絶賛のほうがはるかによいに決まっているのだから。

❖

一般に子どもはごく幼い頃から、人間のすることには失敗がつきもので完璧な人はいないということを、誰に教わるまでもなく理解しています。試行錯誤を重ねるうちに、失敗はいろいろな理由で生じてしまうもので、個人のコントロールの及ばない問題もあることや、社会ではことの大小にふさわしい反応をすることを求められることがわかってきて、それぞれの場面を無限に拡大するヒエラルキーに分類していくのです。ショーンとテンプルの初期の思考パターンを比較すると、自分の欠点に対する理解に明白な違いがあることがわかります。その長期的な影響は決して過小評価できません。

テンプルは語る――

記憶にあるかぎり、私はすべてが完璧でないとかんしゃくを起こすような子どもではありませんでした。自閉症スペクトラム障害のある子どもの中にはそういう子どももいますが、私の思考パターンは違いました。母は私たちきょうだいに、家族やほかの子どもと一緒にいろいろな活動をさせましたが、失敗はたいしたことではありませんでした。失敗をしたらしたで、次に進めばよかったのです。私も自分の失敗にあまり動じませんでした。おそらく視覚的で論理的な思考のおかげで、感情と経験の間にワンクッション置くことができたためでしょう。私にとって失敗は思考過程や問題解決のミスにすぎず自己感覚に結びつかなかったので、何か失敗したからといって、自分が無価値な人間だと思うことはありませんでした。失敗体験は脳内のハードディスクにデータとしてどんどん蓄積されました。失敗したら、もう一度やり直し、同じ過ちをくり返さなければよいのです。

子どもの頃にたくさんの経験をしたことは、最近の治療プログラムで小出しに使われる、わざとらしい「よくできました」式のほめことばよりも、自然で積極的な形で自尊感情を高めてくれました。母や家庭教師が私をほめてくれたのは、何かの成果を上げたときでした。私は物を作るのが好きで得意だったので、よく作品をほめてもらいました。私の自尊感情は私がやりとげたことを通して養われました。九歳のとき、大人のクリスマスコンサートで「美しきアメリカ」を独唱し、大きな拍手をもらったことも自尊感情を高めました。もちろんよくないことをすれば、母も家庭教師もすぐに私を戒めましたが、たいていの場合は心からほめてくれました。失敗したせいで自分がだめな人間だと思ったり感じたりした記憶はありません。それが帳消しになるほど、たくさんほめられていたのだと思います。

私が何かを間違えると、母はいつも正しいやり方を教えてくれました。今風にいえば、自閉症のある人に効果があるという「積極的行動支援プログラム」の原理です。テーブルマナーを教えるなら、母はナイフとフォークの置き方が違うことを叱るのではなく「テンプル、ナイフとフォークは時計の四時の位置に置きなさい」と正しいやり方を教えました。いつも同じで、いつも一貫性のある指摘でした。おかげで自分の失敗に気をとられることなく、どうすべきかを学べたのです。

大人になって最初に就職したのは雑誌社でしたが、そこは私にとってうってつけの学習環境でした。さまざまな会議に出席し、いろいろなタイプの人と接触し、仕事を通して多くの社会的知識を得ることができました。残念なことに、社会性に問題のある成人の多くは、よい社会的経験を積むことがなかなかできません。ソーシャルスキルの習得に関心がなかったり、対人的場面に対する不安が強すぎて人との接触を避けたりするからです。しかし社会性を身につけるためには、ハードディスクに十分な情報を蓄えて、適切な解決策を探し出せるようにしなければなりません。彼らのハードディスクは、ちょうど創始期のインターネットのようにデータが少ない状態です。けれども、対人関係を理解するには膨大な量のデータが必要なのです。

当然ながら、私は仕事でさまざまな失敗をしましたが、クビになるような重大なミスはしませんでした。小さな失敗と大きな失敗の違いがわかる程度の思考の柔軟性はもち合わせていました。とはいえ感情のコントロールにはしばしば苦労しました。私が仕事を続けられたのは、社会で生きていくための基本的な社会生活能力をだいたい身につけていたからだと思います。これは「**人は心の中で、他人の行動を日誌につけている。そして他人が失敗したとき、日誌に記録されたその人の長所と短所を天秤《てんびん》にかけて、対応を判断する**」という人間関係の暗黙のルールの実例といえるでしょう。私はいつも礼儀正しくしていたし、世間話もできたし、マナーや指示を守ったので、それらは長所として評価されていました。そこそこのソーシャルスキルがあったから、失敗を大目にみてもらえたのです。また能力も評価されていたと思います。仕事の覚えは速かったし、同じ失敗をくり返しませんでした。

不安は当時の私の機能の一部として、行動に影響を与えていました。しかしこの不安は、失敗を恐れるとか完璧でないと気がすまないために生じる不安ではなく、まったく生理学的な要素が原因でした。私は、誰にでも失敗はあるということについては、ごく柔軟に受け止めていました。

それでも、ときには「完璧症候群」に足をすくわれました。まだ駆け出しの頃、あるクライアントから不当な評価をされて、牛柵の設計を一切やめようと思ったことがあります。設計には何ら欠陥はなく、今ならその人を「むかつく男」というカテゴリーに分類して（このカテゴリーは私の脳内にすっかり定着しています）、気持ちを切り替えるでしょう。でもその頃はまだ、仕事は絶対に完璧でなければならないと思い込んでいました。クライアントが完全に満足してくれないなら、畜牛関係の設計はやめなければならないと考えていたのです。幸い、よき友人でありその牛柵を建設してくれた建設業者のジム・アールが、仕事をやめないよう私を説得してくれました。

ジムに教えられて、それぞれの仕事にはある一定の水準があり、達成すべき基準には仕事によって差があることを理解できるようになりました。ある種の仕事には、ほかよりも高い水準が求められます。たとえば橋を建設するときには、コーヒーテーブルを作るときよりも高い安全基準が要求されます。ジムは具体的に例をあげて説明してくれたので、私にもよく理解できました。今の私は同じ思考プロセスでミスに対処しています。たとえば、論文に二、三の文法的ミスがあっても気にしません。いちいち直していたら論文がいつまでも完成しないからです。とはいえ、ミスがあまりに多いと「いいかげんな仕事」とみなされてしまうでしょう。

「単純なミスといいかげんな仕事は別のもの」というのも暗黙のルールの一つです。この違いを私は自分の経験から学びました。私はあることに対しては完璧を期すのに、あることには注意散漫になりやすい傾向がありました。自分にとって非常に意味のある仕事に対しては完璧症候群が出ますが、さほど関心のない仕事に対してはそうはなりません。状況によっては、これは周囲のひんしゅくを買います。一二歳の頃、洗車を頼まれたとき、あまり好きではないのでひどくいいかげんにやってしまいました。また就職した建設会社で販売資料のコピーを頼まれたとき、気乗りがしなかったので雑なコピーをしてしまったことがあります。

「完璧症候群」も「いいかげん」も、どちらも現実に通用しません。社会意識が身につくにつれ、私は次の二つのルールを学びました。

- たとえ自分にとって重要でない仕事でも、依頼された仕事には**ベストを尽くさなければならない**。
- たとえ自分にとって重要な仕事でも、**いつも完璧にできるわけではない**。

❖

以上のショーンとテンプルの話から、ルール③「**人は誰でも間違いを犯す。一度の失敗ですべてが台無しになるわけではない**」については、自閉症スペクトラム障害のある人の間でも、思考や情報処理の仕方によって、かなりとらえ方が違うことがわかります。論理的な思考傾向の強い人は、失敗を問題解決能力の不足としてとらえますが、感情的なつながりが強く、言語的な思考をする人は自己価値の指標としてとらえることがあります。

テンプルはさらに説明する――

まわりの世界に完璧を期待し、世界が彼らの頭の中の融通のきかないプランに沿って動くことを求める子どもは、どんなものであれ自分や他人の犯す失敗をなかなか受け入れられません。この傾向は感情的なつながりの強いタイプの子どもや大人によくみられます。彼らは自分の感情と行動を切り離すことができないからです。しかも別の視点からものごとを見ることが難しいため（彼らによくある傾向です）、自分にふりかかるあらゆる失敗や失態は自分のせいであり、自分が何かをしたから、あるいはしなかったからこうなったと考えてしまうのです。

彼らは自分に完璧を期待するだけではありません。親や教師には知っておいていただきたいのですが、**まわりのすべての人に対して**同じレベルの完璧さを求めるのです。だから、毎日、一日中、あちらこちらで、彼らは自分の頭の中の非現実的で実現不可能なルールに、人々が違反するのを見ることになります。この混乱は深く、重く、拡大しやすく、精神をひどく消耗し、大きなストレスと不安を招きます。だからこうした傾向のある子どもに対しては、ルール③を**何度でもくり返し**教える必要があります。誰でも失敗は犯すし、それですべてが台無しになるわけではないということを。ルール③をスケジュール表やノートに書き、宿題の指示にもその一言を加えましょう。たとえこのルールを感情面で納得するにいたらなくても、少なくとも理性では理解できるようにすべきでしょう。

ルール③は二つの部分からなる、二段構えで習得するルールです。まず前半部分では、どんな人でも失敗は犯すし、失敗の種類に応じてある程度許容されるということを理解します。どんな失敗なら小さな罰ですみ、どんな失敗なら大きなペナルティが科されるのかを学びます。これは機械的、暗記的に教えることができます。

むしろ後半部分の「一度の失敗ですべてが台無しになるわけではない」のほうが、習得しにくいでしょう。これを理解するには、ある程度の感情意識と、他者の視点からものごとを見る能力が必要だからです。このルールが、他人にだけではなく自分にもあてはまることが、彼らにはなかなか理解できません。また感情にはいろいろなレベルがあることを理解する必要もあるので、それもルールと並行して教えるとよいでしょう。

マイナスの社会経験を脳内のハードディスクに何度も焼きつけてしまった子どもは、それにとらわれがちです。後ろ向きな思いがいつも頭の中を巡り続けているのです。これを克服してある種の社会的バランスを回復するためには、ときには対人的環境をシンプルにする必要があります——いわばハードディスクの社会生活の領域を再フォーマットし、プラスの社会経験を新たに蓄積するのです。これは、小学生の頃のほうが取り組みやすいでしょう。まだ子ども自身が柔軟で、周囲の子どもも人を助けることに興味があるからです。中学生になると人間関係は不安定になり、ホームスクーリング（自宅学習）ならともかく、学校、とくに大規模な学校ではシンプルな対人環境を作るのは非常に難しいことです。多くの自閉症スペクトラム障害のある子どもが、中学時代に退行したり落ちこぼれていったりするのは、そのせいです。一般の子どもは社会的能力が急速に発達する時期なのに、自閉症スペクトラム障害のある子どもはそれについていけなくなるのです。親や教師が何らかの手段で悪循環を断ち切り、安定感を取り戻す手助けをしないかぎり、差異はますます広がっていきます。自閉症スペクトラム障害のある子どもにこの時期、抑うつがしばしば見られるのは不思議なことではありません。

私の生きがいは、自分の「すること」です。子どもの頃、私に安定感や自信を与えてくれたのは、人ではなく自分の作品でした。思春期には毎日が辛くて常に不安を抱え、執拗ないじめを受けていましたが、私には「すること」がありました。それによって自尊感情を得ることで、地に足をつけ、頭がおかしくならないようにバランスを保てたのです。

基本的な社会生活能力を教え、感情的なつながりを育む機会を与えることは、もちろん大切です。しかし、ある種の安定感や達成感を与えながらでなければ、長い目で見て社会性は伸びません。だから子どもの才能を開発することにも、同じくらい力を入れるべきです。こうした能力は、中学・高校時代の過酷な対人環境を、失敗をくり返しながらも生き抜き、健全な自己価値感を保つ支えとなるからです。

❖

あらゆる失敗を深刻に受け止めがちな自閉症スペクトラム障害のある子どもにとって、中学校はとりわけ過酷な環境になることがあります。そして慢性的な敗北感をくい止めようとして、自己防衛のメカニズムが働きます。

ショーンは語る――

僕はいつも「否定」という手軽だが不健全な手段によって、失敗を取り繕おうとしていた。別の視点から状況を見直すことができなかったので、自分の身にふりかかる災いはすべて自分のせいだと思っていた。失敗はすべて自分のせい、人格にどこか欠陥があるせいにちがいないと。「最初からそのつもりでやったんだ」「わざとだよ」「ふざけただけだよ」とか言って失敗を否定しようとしたが、それでうまくいったためしはなく、ささいな過ちですんだはずのことをかえっておおごとにしていた。

両親は僕が二〇代の頃、自分の失敗を認めることや、腹の立つような場面を笑い飛ばすことの大切さを、何とかしてわからせようとした。僕は、実際のできごととはおよそ不釣り合いな激しい怒りにかられることがよくあった。たとえば母が別のやり方を教えようとすると、僕は「あなたはいつも間違っている」というメッセージとして解釈した。別のやり方を示すことは、必ずしも批判と同じではないということを理解できなかったので、激しく怒った。

一〇代後半から二〇代前半にかけて、僕の怒りのほとんどは、ごく単純な理屈と思えるものからきていた。僕は自分の外の世界をだんだん意識するようになっていったが、その結果として、自分の常軌を逸した行動が他人に及ぼす影響を見せつけられることになった。他人を意識するようになるにつれ、怒りと憤りと罪悪感は内側に向かった。もう人生の二度分か三度分の失敗をしてしまった気がして、これ以上失敗を重ねることを極度に恐れるようになった。完璧な人間にならなければこの悲惨な過去を償えないのに、必ず何かの落ち度があり、やはり自分は思ったとおりの欠陥品であると思い知らされるのだった。

二〇代半ばになっても、ものごとがうまくいかないのは自閉症のせいなのか、それとも誰もがぶつかる困難なのかを見分けることができなかった。**「人は誰でも失敗なしには学べない」**と母によく言われたが、この暗黙のルールを理解できないのは僕だけだったらしい。人は誰でも**最初**

はたくさんの失敗をして、だんだん完成されていくというプロセスを通ることを理解できなかったのだ。この頃には「普通の」世界で生きる準備はできていたが、まだ、どこまでも続く迷路のような曲がりくねった廊下を歩いているような気分だった。僕が求めていたのは、出口に明るい光が輝き、行く手を指し示してくれる、まっすぐにのびた道だった。怒りにかられたり自分を閉ざしたりすると、情報を取り入れることができなくなり、こうしたこだわりは学習の妨げとなった。そしてさらに失敗を重ねることになったのだ。

僕にはまだ自己流の鉄のルールがあった。それらは非合理的で自分の達成しようとすることとは不釣り合いだった。もしあることを知っていて当然と思ったら、完璧に知り尽くしていなければ気がすまなかった。それ以下の自分は受け入れられなかったのだ。どんなことでも最初は無知から始まり、だんだん精通していくという理解のプロセスを、まるで無視していた。誰もが当然わかっていそうなことは、自分もわかっていると言い張った。努力よりも、すぐに出る結果を求めた。人は誰でも失敗をすると頭ではわかっていても、自分のこととして受け止め、それでもよいと思えるようになるのは、まだ何年も先のことだった。

❖

感情的つながりを築く能力が高いタイプの子どもや青少年や大人は、感情的な混乱のために理性的思考が鈍ることがあるので、ごく単純な交流（助けを求めることなど）さえも意識して教え、常に強化する必要があります。

再びショーンの話――

　初めてアルバイトをしたのは一九歳のときだった。ロサンゼルス・バレー・カレッジの学生課で、サンフェルナンド地区の求人情報の載った三×五インチのインデックスカードをめくるうち、ノースリッジ近郊の私立幼稚園の助手募集のカードが目についた。そこで、まだ若くて物腰の柔らかい学生課長のフランクに相談した。

「君、児童発達関係の科目は履修した？」

「いいえ、でも来学期は児童発達基礎論をとるつもりです」と僕は答えた。

「そう。それじゃ今日の午後、授業が終わったら面接に来なさい」と彼は言った。

　応募票を出して三〇分の面接をすると、採用が決まった。僕はすぐに採用されたことに驚き、また喜び、悪気のないフランクの顔を見ながら、なんてよい人なのだろうと思った。条件は、児童発達の講義をとるという約束だけだった。

　最低賃金の時給三・三五ドルで、一日三時間、二歳から五歳までの子どもの面倒をみることになった。だが、このパートタイムの仕事がフルタイムの悪夢と化すのに時間はかからなかった。フランクは僕が憎くて、ひどい目にあわせようとしてこの仕事を押しつけたのではないかと疑った。こんなはずじゃない、と思った。

　アルバイトを始めて一週間もたたないうちに、僕が子どもを先生一人にまかせてトイレに行くという苦情があったと聞かされた。翌日、フランクは穏やかに、大勢の子どもと二人の先生の見ている前で僕に注意を与えた。だがこれは、その後のできごとに比べれば穏やかなものだった。

　まもなく僕は、毎日一時間、最後の先生が帰ったあとも迎えが来ない子どもたちと共に残されることになった。おむつの使い方などまったく知らなかったが、二歳児や三歳児がおもらしをすれば、おむつを交換しなくてはならない。僕しかいないのだから、もし何か事故が起これば僕が責任をとらなければならなかった。

二ヵ月ほどたってフランクから、フルタイムで働いてほしい、それがいやなら辞めてくれと言われた。フルタイムになると一時間の昼食休憩がついた。僕は（まだ運転免許をもっていなかったので）たいてい歩いて行ける距離のレストランで昼食をとっていたが、途中、フランクのオフィスの前を通った。フランクはしばしばオフィスの窓から僕をにらんでいた。ただならぬ視線にいやな気分になり、ランチを残してしまうことさえあった。そしてとうとうある日、ただにらまれるだけではすまなくなった。

スモッグの出た、ある暑い午後のこと、子どもたちは園庭に散らばって遊んでいた。その日は病欠の先生が二人か三人いて、代理の先生の補充もなかった。僕はもう一人のスタッフと三五人の子どもを見ることになったので、できるだけ子どもに目が配れるように、園庭の端に陣取った。あちこちで起こるけんかや小競り合いに右往左往しているうちに、後ろのピクニックテーブルに何人かの子どもが登った気配を感じた。ピクニックテーブルに登らせてはいけないことを僕はわかっていたし、子どもが落ちるかもしれないとも思った。だが、ほかの子どものことで精一杯で手が回らなかった。ふとふり返ると、教室のドアが大きく開き、フランクが血相を変えてやってきた。そして砂糖大根のように顔を真っ赤にして僕の目の前に立ちはだかった。

「ピクニックテーブルに登らせてはいけないってわかっているだろ！」とフランクは怒りに顔をひきつらせてどなった。「ずっと見ていたが、君はちっとも止めようとしなかった。もし子どもがけがをしたら、私の責任になるんだ。あと一人でも登ったら、君はクビだ」

僕に答えるチャンスを与えずに、フランクは急ぎ足でオフィスに戻っていった。

僕は屈辱と困惑でいっぱいになった。仕事に戻る勇気を奮い起こすために、僕はじっと地面をにらんだ。数人の子どもたちが遊びをやめて、僕を見つめているのがわかった。僕は顔を上げて無理に笑顔を作りながら、今日が終わるまでにどうやって死のうかと考えた。

この事件の間も、また似たような状況に巻き込まれたときも、**「どうすればよいのかわからないときや、手に負えないときは、訓練や助言を求めればよい」**という職場の基本ルールは、一度たりとも僕の脳裏をかすめなかった。人に助けを求めるという概念が、まだ僕にはなかったのだ。絶対に失敗したくないと思いつめていた僕にとって、助けが必要だと認めることは自分が完璧ではないと認めることを意味したのだ。

❖

自分や他人の失敗を認めて受け入れられるようになると、人生が生きやすいものになります。日々感じるストレスがかなり緩和されるだけではなく、リスクを引き受ける能力のような、同じく人生の変革につながる能力が生まれるきっかけになります。ショーンとテンプルは以下で、自分の欠点を適切に評価できるようになると開ける新しい世界について語っています。

まずショーンから――

ローン・カウフマンが自閉症を克服する過程を描いた映画『サン・ライズ』を見たとき、自分も決して生まれつき「だめな」人間ではないとわかって、しばらくは天にも昇る心地だった。だがまもなく、僕のこれまでの人生の問題はすぐに解消するようなものではないことを、理性面からも感情面からも思い知ることになった。僕の自分に対する期待は高かったが、人生の基本中の基本から始めなければならなかったのだ。自分の殻から出て世界を見て、世界に手を伸ばし、世界にとけ込んで他人と共に生きていくために必要な、さまざまな実際的な事柄を身につける必要があった。僕が学習すべきことは、人と会ったら会釈する、表面には表れない人の真意を考え動機を理解する、どんな結果になるかを考えてから行動する、などなどだった。このカリキュラムに近道はなく、途中で何度も失敗することは避けられない。しかし、僕以前の何億人もの人々が受け入れてきた暗黙のルールの意味を理解できるのは、まだ先のことだった。それは「**たとえ失敗をし、大きなリスクを負い、居心地の悪い思いをすることになっても、社会的に適切な行動は身につけなくてはならない**」というルールである。

❖

テンプルの考えもショーンと一致する――

社会性を磨き、人間関係のルールを理解できるようになるには、実社会に出て行って経験を積むことが必要です。それは、リスクを引き受け、ときには失敗することを意味します。それを思

う と不安になるかもしれませんが、あえて受け入れ、前に踏み出さなければなりません。一五年前に知り合った自閉症のある青年は、毎日、部屋にこもって雑誌を片っ端から読んでいました。情報を十分に蓄えさえすれば、社会的思考が身につくと思っていたのです。実社会を肌で体験し、人間関係の舞台に上がる方法を身につけなければならないことを、彼はわかっていなかったのです。

実際にやらなければ身につきません。たとえ失敗しても、舞台に立って演じなければ何も身につきません。これは、とりわけ自閉症スペクトラム障害のある人にあてはまるルールかもしれません。定型発達の人は観察や読書、他人の経験を通して学ぶことができるので、このルールがことばにして教えられることはあまりないかもしれません。でも、自閉症スペクトラム障害のある大半の人は、実際の経験によらなければ学べないのです。

幼い頃、私は未知の状況が非常に不安で苦手でした。でも母はあえて私の背中を押しました。アン叔母の農場を訪問させたこともその一つでした。私は行くのを渋りましたが、母はそれなら行かなくてもよいとは言ってくれず、いやだったら二週間で帰ってきなさいと言いました。結局、私は一夏中、叔母の家で過ごしたのでした。何が起こるかわからないから不安になるわけですが、自閉症のない子どもでも新しい状況に対してはある程度の不安を感じます。それはあたりまえで普通のことであり、自閉症のせいではありません。

また、家の台所を改築していた頃、母に材木店へのおつかいを頼まれたが、私はいやがりました。しかし母は「泣いたってだめよ。頼まれたものを買ってきなさい」と私を送り出しました。冷たいようですが、母は私の潜在能力をよくわかっており、失敗が恐いからという理由で逃げることを許さなかったのです。こうした体験を積むごとに、私は自信をつけました。未知の状況にも何とか対処できることを身をもって感じたのです。

母は、私の背中を押すべきときと、そうでないときとをわきまえていました。ほとんどの場合、母が私を送り出したのは、それほど高い社会性が要求されないような場面ででした。材木店に行けば店員とことばを交わさなくてはなりませんが、それまでに教え込まれたごく基本的な会話で何とかこなせました。農場行きにしても社交の場ではなかったし、そこではやることがたくさんありました。

今日の自閉症スペクトラム障害のある子どもの不安の原因は、まだ子どもの態勢が整っておらず、基本的社会能力も習得しておらず、自信や自尊感情も確立していないのに、高い社会性が求められる場に親が性急に送り込もうとすることにあるのではないかと思います。その結果、彼らのハードディスクには、失敗体験ばかりが蓄積されてしまいます。これでは逆効果です。成功体験のデータが取り込まれなければ、失敗ばかりを再現し、誤ったプログラムの循環から抜けられなくなります。何が正しくて有効なのかを参照するモデルが存在しないからです。

この問題は、おそらく親や教師が把握しているよりも広く、自閉症スペクトラム障害のある人に蔓延《まんえん》しているのではないでしょうか。脳内の情報バンクから出てくるデータが失敗体験ばかりでは、やる気がそがれます。ものごとの解決に近づく出口を見つけられなければ、ソーシャルスキルの習得をあきらめてしまうかもしれません。そのうえ、親や教師の指導法では、子どもが成功を体験できないとしたらどうでしょうか。だから肯定的な指導法が必要なのです。よい情報がハードディスクに十分に蓄積されて失敗が少なくなるまで、どう行動し、何と言うべきかをくり返し教える必要があります。この訓練は早く始めるほどよく、幼少時に開始するのがもっとも効果的です。何をしてはならないかではなく何をすべきかに焦点をあてた指導を鉄則とするなら、子どもの学習意欲は増すでしょう。私は親や教師を非難しているわけではなく、自閉症スペクトラム障害のある人の思考パターンを理解せずに、罰を基本とした行動システムを彼らに適用しても無駄であることを強調したいのです。ここを変えないと自閉症スペクトラム障害のある子どももまわりの大人も苦しみ続けることになります。

まず子どもの能力と自尊感情を高めないと、社会的ルールを学ぶ意欲は失せてしまいます。外に出ることが不安になり、ごく単純な交流さえいやがるようになります。自閉症スペクトラム障害のある多くの子どもにとって、失敗はすべてとてつもなく重大であることを銘記すべきです。彼らは小さな失敗と大きな失敗の区別がつきません。だからごくささいな失敗でも大変な過ちをしでかしたかのように感じます。前向きで豊かな支援のある環境の中で、自尊感情を高めることから始めましょう。そうして土台が築かれたなら、社会的ルールの高度な理解力や解釈能力が必要な難しい状況も切り抜けられるようになるでしょう。

❖

本書はさまざまなルールや個人的体験を紹介していますが、それは、自閉症スペクトラム障害のある人を新たな視点から理解していただきたいからです。彼らの思考がいかなるもので、彼らが社会の枠組みの中で生きていくうえで、それがどのような影響を与えているかをわかっていただきたいのです。多くの親や教師は、自閉症スペクトラム障害のある子どもが大人になって独立し、充実した仕事につき、有意義な人間関係を築くことを目標にして指導しています。誰でもその途上では失敗を犯すのですから、「**失敗するかどうかより、失敗に気づいたあとでどうするかが大切だ**」という暗黙のルールを忘れずにいたいものです。ショーンは、多くの経験から、自分の失敗についてバランスのとれた見方をするためには、失敗を笑い飛ばすのが一番だということを学びました。

ショーンは語る――

笑いと失敗について、二、三付け加えたい。ここで取り上げるのは真摯な対応が必要なケースではない。たとえば、スーパーで通路を曲がろうとして、誤って人にショッピングカートをぶつけてしまったとき、笑ってごまかすのは正しくない。おわびをしてけががないかどうかを確かめるべきだろう。そのうえで、相手の反応や精神状態によっては笑ってもよいかもしれないが。

よい笑いと悪い笑いを区別することも大切だ。つまり、誰か**と一緒に**笑うこと（あるいは相手のユーモアに反応して笑うこと）と、誰か**を**笑うことは大違いなのだ。

言い古されたことばだが、笑いは伝染する。お祭りでみなが陽気な気分で笑ったりしゃべったりしていると、いつのまにか一緒に笑っていることがある。格別おかしいことがなくても、雰囲気につられるのだ。誰かが人を笑わせるようなことをしたので、思わず笑ってしまったこともたくさんある。笑いは笑いを招くのである。

一方、誰かを笑うことは、正反対の反応を招く。そうした笑いは失礼で、人の心を傷つける。たとえば葬式で笑うのは不適切だ。誰かがトイレから戻ってきたときにクスクス笑ったらどうだろうか。あるいは、意図に反して笑われると、気まずくいやな思いをする場合がある。人を笑うことは笑い者にするということで、それで楽しくなる人はいない。

しかしながら、日常生活のありふれた失敗はたいてい、場をなごませたいときのユーモアの材料になる。自分の失敗をユーモアでくるんで笑う人のほうが、独善や自己否定に浸る人より魅力的だ。何かというと怒ったり、ふさぎ込んだり、動揺したり、不平ばかり言って何も変えようとしない人のそばにいるのは楽しいものではない。そういう人に好意が持てないと言っているのではない。ただ、エネルギーを奪われるし、気分が伝染する。笑いは伝染するが、否定的な態度もまた伝染するのだ。どんなに隠そうとしても不機嫌は何となく伝わるし、ことばに出さなくてもまわりの人は察している。だからいやな気分はその場で処理してしまうのが一番だ。もっと言うなら、最初から防ぐ手立てを打てればなおよい。

そのことを両親は何年もかけて僕に教えてくれた。とるに足りない失敗は誰も気にとめないということに、ようやく納得がいった。自閉症があろうとなかろうと、人は誰でも失敗をするのだ。しかし、その失敗にどう対処し反応するかを、人は見ている。そしてそれこそが、人間関係に長く深い影響を与えるのである。

❖

最後にショーンは、自分の過去の失敗を最終的に受け入れ、失敗した自分を許し、前進することがいかに大切かを訴えています。自閉症スペクトラム障害のある人は、自分が犯した過ちに対して深い自責と後悔の念を抱くことがよくあります。ものごとの細部まで鮮明に記憶する人並みはずれた頭脳はまた、大小の失敗をもらさず記憶してしまうのです。ショーンが以下で語るように、自責の念は、人に対する失敗だけに限られるものではありません。

ショーンは語る――

幼稚園での一件以来、僕は一五年以上も罪悪感と羞恥心から立ち直れないでいた。母ともこのことを何度も話し合っていたが、ある日、母はあることを思いついた。

「ビッグブラザー*をやってみたら？」

「どうだろう――自信ないな」

しばらく僕はためらっていたが、結局承知して手続きをした。紹介されたのは、四歳で母親を亡くし、父親は行方がわからないロンという九歳の少年だった。最初の数ヵ月、ロンと一緒にいるときは、何か間違ったことを言ったりしたりしないか不安で緊張した。幼稚園のときのようなやり方にならないように気をつけてはいたが、一度ついた癖はそう簡単に直るものではなかった。

ビッグブラザー・ビッグシスターの地域支部は、毎年クリスマスパーティーを開いて子どもにプレゼントを配る。そのパーティーでロンが一人の少年とひどい口げんかを始めたので、僕は仲裁に入った。だがうまくいかなかったので見ないふりをし、ますます二人の争いが激しくなっても、気づかないふりをした。それでもけんかをやめないので、最後には二人をどなりつけてしまった。幼稚園のときと同じパターンだ。

帰りの車中は険悪な雰囲気だった。ロンは僕のやり方に腹を立て、僕は自分自身に対して怒っ

*さまざまな困難を抱える子どもに、兄のような存在として付き合うボランティア

ていた。ビッグブラザーはリトルブラザーに週に最低一回は会うのが団体の決まりだったが、そのことがあってから三週間、僕は旅行中ということにしてロンに会わなかった。パーティーでの情けない行動を思い出すにつけ、自分はやっぱり失敗作だと落ち込み、ロンと向き合う気持ちになれなかった。

だが、いつまでも「旅行中」にしておくわけにはいかない。これを乗り越えなければならない。**「問題から逃げても、問題がなくなるわけではない」**という暗黙のルールを、僕はこのプロセスで学んだ。ロンに電話をかけ、ローラースケートとアイスクリームショップに誘い、二人で楽しい時間を過ごすと、わだかまりは消えた。肩の力を抜いてリラックスし、加減を覚えるにつれて、二人の関係もよくなった。一九九八年に、僕はヤングスタウン地区のビッグブラザー・オブ・ザ・イヤーに選ばれた。ロンは現在一六歳を過ぎ、ビッグブラザーとしての関係は終わったが、今でも友情は続いている。

子どもの頃、僕は犬が飼いたかった。人間よりも動物のほうがつきあいやすいように感じたからかもしれない。よく祖父の犬と遊んだ。その犬は僕の言うことを聞いたし、僕を拒んだり意地悪したりしなかった。だから七歳のとき、近所の歯科医の家から、デンタルフロスや歯ブラシではなく子犬がもらわれてきたときには、僕は大喜びした。モリーと名づけたその子犬に、僕は最初、愛情を惜しみなく注いだ。だが、やがて自分の強迫衝動を満たす道具にしてしまった。一〇歳か一一歳の頃から、ときどきモリーにいたずらをするようになった。それは人にちょっかいを出すのと同じ理由で、予測通りの反応を見たかったからだ。モリーはダイニングルームの椅子の下に寝そべるのが好きだったが、僕はうしろから忍び寄って小突き、モリーがすっとんで逃げていくのを見て楽しんだ。必ず同じ反応をするのが面白くて、やめられなくなった。

まもなく両親に見つかって、ペットをいじめてはいけないと叱られた。だが両親の警告も右の耳から左の耳へと通り抜け、僕はモリーへのいたずらを続けた。心のどこかで悪いことをしているとわかってはいたが、予想通りの反応を見、思い通りの結果を出したいという衝動に勝てず、欲求を満たそうとした。両親はますます怒り、モリーに一切構うなと僕に言い渡した。

二匹目の犬、ジャーマンシェパードのマギルを飼ったときも、同じパターンをくり返してしまった。マギルは愛嬌があって人なつこい犬で、最初のうちはかわいくてたまらなかったが、たちまち雲行きが怪しくなった。両親と妹がマギルに接するとき、僕に接するのとはまるで違う態度をとることに気づいたのだ。マギルは僕が一二歳のときに家に来て、その後一〇年間、家族の一員として生活した。その間、マギルは家族の愛情を一身に受けたが、一方、僕はいつも叱られ責められ、罰を受けていた。僕はだんだん両親——とくに母——が、僕よりもマギルを愛していると思い始め、嫉妬と怒りが心に渦巻くようになった。

一年も経たないうちに、僕はマギルが大きらいになった。愛情は怒りに変わり、ときどきマギルをいたぶるようになった。自分の部屋にマギルがいると、出ていけとどなりつけ、ときには捕まえて、マギルが痛みで悲鳴をあげるほど背中をたたいた。こんな残酷な仕打ちにもかかわらず、マギルは僕の愛情を求めてやってきたが、僕は無視したのだった。

一九八四年にオハイオ州に引っ越してほどなく、マギルは後ろ脚の関節炎が原因で死んでしまった。その頃には、僕の自閉症との闘いはだいぶん前進していた。マギルへの怒りが薄れる一方、ひどい仕打ちへの罪悪感は募った。自責の念はなかなか消えず、マギルの死から八年たったある日、アルバムのマギルの写真が目にとまり、思わず泣き出してしまった。

ひとしきり泣いたあとで、時間だけでは罪悪感は消えないのを悟った。この感情を何か別のかたちに変えなければいけない。電話帳をめくって、地域の動物保護センターを探すうちに、新しい飼い主を待つ犬や猫の収容センターを見つけた。そこがボランティアを募集していると知り、応募することに決めた。

それから八年たった今も僕は週に一度、センターで犬の世話をし、そのことに深い満足と喜びを感じている。水や餌が足りているか見てやり、愛情を注ぎ世話をする――それは僕がマギルにしてやりたかったことだった。**「許しは自分自身のためのもの」**は人間関係の暗黙のルールだ。罪悪感を抱えたままでいると、自分がだめになっていく。過去の過ちはやり直しがきかないが、過ちによってできた傷は癒やすことができるのだ。

もちろん、マギルが戻ってくるわけではない。だが保護センターでのボランティアは、僕の罪悪感と悲しみを建設的なものに変え、癒やしを与えてくれている。マギルにしたことを思い出すと居たたまれなくなることもあるが、今ならどうしてやれるかがわかっているから慰めがある。僕はマギルから、この章の冒頭のルールと関係の深い大切なルールを学んだ。**「人はみな過ちを犯すが、それで人生を棒に振る必要はない」**と

❖

ルール3 留意すべきポイント

- 人は完璧を目指して努力するものです。でも、自閉症スペクトラム障害のある子どもや大人は、「完璧でなければならない」というとらえ方のせいで、人間関係でうまく機能できなくなることがあります。
- すべての行動には機能があります。失敗をくり返すのは、求められていることを理解していないとか、適切な行動を理解していないことを示唆しているのかもしれません。子どもの理解度をチェックしましょう。
- 教えるときは肯定的に、先手を打って。何をすべきかを示し、適切な行動をしてみせましょう。
- 失敗の重大さの程度に見合った、意味のある罰を与えましょう。

- ベストを尽くしているのに起こる失敗と、やる気がなくて不注意なために起こる失敗との違いをわからせましょう。この両者では、まわりの人の反応も違います。
- アスペルガー症候群のある人は、未知の状況を認識して理解するのに時間がかかります。問題の解決に役立ちそうな重要な情報を示してやると助けになるでしょう。
- 人格と行動を区別しましょう。発言や行動が失敗したのであって、人格に失敗があるのではないことを子どもに理解させましょう。
- 失敗を恐れて決断することができないと、ただ空回りするだけで、どこにも進めません。たとえパーフェクトな結果が出なくても、リスクを引き受けるよう励ましましょう。
- あなた自身の行動をふり返ってみましょう。あなたは自分の失敗にどう反応しているでしょうか。子どもは見たものを真似するのです。

4 正直と社交辞令とを使い分ける。

自閉症スペクトラム障害のある人に非常によく見られ、ほぼ共通する特徴の一つが、人から質問されたとき（あるいは質問されなくても）、何の悪気もなく真正直な返答をしてしまうことです。自閉症スペクトラム障害のある人とつきあう親や教師、言語療法士、作業療法士、行動療法士、あるいは学校関係者なら、子どものあまりにも率直な発言が笑いを誘ったり、あるいはそのせいで人の感情を害して頭を下げるはめになったりしたエピソードを一つや二つ持っているでしょう。

私たちは自閉症スペクトラム障害のある子どもに社会的場面にかかわるよう促しますし、彼らが言語でコミュニケーションをとろうと努力をすればそれに報いたいと思います。また、社会では正直が尊ばれ、その価値観を子どもに伝える中で「正直は最善の策」とか「いつも真実を語りなさい」ということをよく言います。しかし、こんなシンプルなことばの中にも、自閉症スペクトラム障害のある人が大混乱するような無数の例外やバリエーションがあるのです。

定型発達の人は、正直と人の心を傷つけないための社交辞令との使い分けを、社会性の発達の過程でごく自然に身につけてしまうので、自閉症スペクトラム障害のある人へのソーシャルスキルの指導では、この区別を体系的に教える必要があることが見落とされがちです。他人の視点に立つことや他人の感情や気持ちを理解することは教えていても、こうした区別を幼い子どもでも理解できるほど明快に教えていないことが多いのです。

テンプルは語る――

ごく幼い頃から、私と妹のイジーは母からさまざまな社会生活のスキルを教え込まれました。「礼儀のルール」と後に私が名づけたそれらの一つに、他人には他人なりの考えや感情があるのを認める、というルールがあります。それは私に限らず一九五〇～六〇年代に育った子どもなら誰にでも期待された行動規範で、反論の余地のないものでした。なぜそうすべきなのかを理解できようとできまいと、とにかく従うことが求められていました。

私は気がついたことを何でも口にしてしまう子どもでした。知らない人に近づいていって、なぜあなたの鼻には大きなイボがあるのかときいたり、スーパーで太ったおばさんを見かけると指をさして笑ったりしました。そうした失言のために、私は何度もひどい目にあいました。母は私のしたことは「失礼なふるまい」であり、人を不快にすると、はっきりと指摘しました。礼儀正しさと正直さとは別問題でした。

障害のある人をじろじろ見てはいけないということも教え込まれました。太った女性を見て笑うことも、鼻や顔に大きなイボがある人を指さすこともいけないことです。母はその点について非常に厳しかったので、人と接するときにしてよいことといけないことの区別は容易につくようになりました。母は私たちをいろいろなところに連れ歩いたので、練習の機会はふんだんにありました。私は失敗をくり返しながら、礼儀のルールを学んだのです。人に何か失礼なことをすれば、罰が待っていました。母はテーブルマナーを教えるときは、ただ間違いを指摘して正しいやり方を教えるだけでしたが、こうした他人を巻き込む行動については、必ず罰を、それも大きめの罰を与えました。他人の感情にかかわる問題だったからです。

一方、正直のルールは、嘘をつく、だます、自分のした悪さを隠すなどとの関連で覚えました。私は隣の家の子の誕生日パーティーで消防車のおもちゃを盗んだことがありましたが、わが家ではそういう場面で正直のルールを適用しました。弟が一〇歳のときに近所の工具店から電球を万引きした日、母はすぐさま弟を工具店に引っ張っていき、店主に「息子からお話しすることがあります」と言って、弟を事務所に押し込むとドアを閉めてしまいました。弟を店主と二人きりにさせて、自分のしたことを白状させたのです。それが弟への罰でした。

私はそのように育てられたので、人の容姿について心が傷つくようなことを言うのは「失礼」のカテゴリー、盗んだり嘘をついたりするのは「正直」のカテゴリーと、区別して覚えました。私の頭の中では、正直さと人の心を傷つけないための社交辞令は最初から別物でした。礼儀には一定の型があるので、正直と嘘のような複雑な概念よりもずっと容易に理解できました。礼儀のルールは周囲にとけ込み、さまざまな社会的場面で適切な行動をとるのに役立ちました。礼儀は、守っていればとくに目立ちませんが、破れば大いに目立ちます。だから、社会生活能力と他人と感情的につながることは区別して、親は子どもが幼いときから基本的な社会生活能力を教え込むべきです。そこから人との交流が広がり、感情的なつながりを育む機会が生まれるからです。

ショーンもまた正直や礼儀を重んじ、人の気持ちを大切にする家庭環境で育ちました。しかし、テンプルと違って、ショーンの思考は杓子定規な傾向が強く、正直のルールに従おうとするあまり、礼儀に反する行動や不適切な行動に走ることがしばしばありました。

❖

ショーンは語る——

言い古された表現を、そのまま使うよりは裏返したくなるのがライター根性だ。だが、ここで「正直は必ずしも最善の策ではない」と書くのは、ただのことば遊びではない。これは真実なのだ。すべての場面で正直を貫くと、小さな火でも大火事に発展しかねない。

たいていの社会的場面では、正直で率直なのが一番だ。失敗したら率直に認め、謝罪し、できれば修正するのがよい。だが時と場合によっては、一つまみほどの社交辞令が、あふれんばかりの正直に勝ることもあるのだ。

一一歳の誕生日のできごとは、何年たっても忘れられない。何より鮮明によみがえってくるのは、あるプレゼントを開けたときに自分がどう反応したかだ。当時、僕はボードゲームがほしくてたまらなかった。プレゼントを開ける前に箱をゆすってみて、おなじみのカタカタッという音がすると有頂天になった。

その日、ある四角い箱をゆすったとき、お待ちかねの音がした。僕は期待に胸をふくらませて、家族と友人たち——そのプレゼントをくれた人も含めて——が見つめる中、箱を開けた。だが中身を見たとたん、僕の興奮は怒りに変わった。モノポリーだったのだ。

おもちゃ屋さんの棚にはほかにいくらでもボードゲームがあっただろうに、どうしてよりによって僕がすでにもっているゲームを買ってきたんだ？　ついさっきまでの純粋な喜びと興奮は、怒りと失望に完全に飲み込まれてしまった。

「これ、もうもってるよ」とつぶやくと、僕は箱を脇に放ってしまった。

両親は、キッチンを手伝いなさいと言って僕を呼び寄せ、客に話し声が聞こえないところに連れていくと、「せっかくお前を喜ばせようとしてやってくれたことなのに、その態度はいけない」と叱った。

気まずい空気がまだ漂う中、僕はその人に謝った。彼が「気にしないで」と言ってくれたおかげで、徐々に明るい雰囲気が戻ってきた。だが、そもそも暗くしてはいけなかったのだ。僕がもう少しことばを選んでいれば、そうはならなかったはずなのだ。

プレゼントを受け取ったときの僕の反応は、僕のいびつな自閉症的思考の中では、二つの点でごく率直なものだった。モノポリーはすでにもっているし、ほしいものがもらえなかったので腹が立ち、がっかりしたのだ。箱を開けてがっかりしたのは当然だし、その気持ちを表したのも「もうもってる」と言ったのも、きわめて正直な反応ではある。だが、このできごとから明らかなのは、一切の社交辞令なしに不用意に正直を貫くことで、他人の気持ちを傷つけることがあるということだ。当時の僕は自分の感情から離れて状況を見ることができず、杓子定規で白か黒か式の思考もあいまって、自分のしたことが人をどんなに傷つけたかを理解できなかった。

自閉症スペクトラム障害のある子どもにも、何かをじょうずにできるようになりたい、得意になりたいという願望があります。真実を語ることや、大人が教えたであろう正直のルールを守ることにかけても同じです。真実を語るとは、彼らが唯一、やり方を知っていることかもしれません。それは白か黒かの二者択一的な思考パターンからおのずと生じるルールで、ほかに選択肢がないのです。言語能力が高く、感情的つながりが豊かで、人と交流できるタイプの自閉症スペクトラム障害のある子どもは、しばしば状況や他人の気持ちに配慮しないまま、このルールを絶対的に遵守してしまいます。彼らの頭の中ではそれはよいことで、まわりの人から歓迎され、賞賛されるべきことです。しかし、ルールは状況によって変わることを理解していない彼らは、絶対的な正直を貫いた結果、およそ歓迎とはほど遠い反応を引き出してしまいます。

自閉症スペクトラム障害のある子どもや大人は、嘘をつけないのでしょうか。彼らの精神的・感情的構造は、嘘をつけないようにできているのでしょうか。それについては専門家の間でも意見が分かれています。

❖

テンプルは語る――

自閉症スペクトラム障害のある子どもは嘘をつけないと、よく耳にします。たしかに一部の子どもはそうですが、個人の機能のレベルによって差があります。何事も白か黒かでとらえ、多様な視点でものごとを見ることができず、脳内のハードディスクのカテゴリーが少ない子どもは、真実を語ることに関してルールにがんじがらめになりやすいところがあります。なかには、嘘をつくことを考えただけで非常に強いストレスを感じる子どももいます。しかし、機能レベルが向上し、思考が柔軟性を帯びるにつれ、嘘をつく能力も高くなります。トニー・アトウッドは、アスペルガー症候群のある子どもは嘘をつくことを学習できるし、いったん覚えると非常にうまく嘘をつくと述べています。

私自身はどうかというと、真実と嘘の区別はつくし、つこうと思えば嘘をつけます。でも、とっさの嘘はつけません。嘘をつくには複雑な思考の順序づけが必要なので、前もってよくよく準備しなければ嘘をつけないのです。私は誇りをもって言いますが、安全上の問題が絡まないかぎり、重大な事柄や人の感情を傷つける可能性のあることで嘘をついたことは一度もありません。また、人を犠牲にして自分が得をするために嘘をついたこともありません。私のついた嘘は、ほとんどの場合、この社会が押しつけてくる官僚的でばかばかしいルールを逃れるための方便です。あるとき、人と会う約束ができたので、乗り継ぐはずだった飛行機に乗るのをやめました。便を変更するとき、航空会社によっては空席があるにもかかわらず一〇〇ドルの手数料をとります。これは官僚的でありナンセンスです。私は空港のサービスカウンターで、速く歩けないので乗り継ぎ便に間に合わなかったと説明しました。これは嘘です。でもこの嘘にしても、前もって考えておいたものです。

嘘をつくときは、いつも不安になります。年齢を重ねても思考のスキルが向上しても、それは変わりません。しかし思考が柔軟になり、頭の中に相対的な重要性や価値のヒエラルキーが増え、行動を分類できるようになると、以前ほど不安は強くなくなりました。カテゴリー的思考のおかげで、今では悪意のない嘘や、一〇〇%正直であるより絶対的真実を隠すほうがよい場合があることが理解できるようになったのです。

嘘をつくことは、自閉症スペクトラム障害のある多くの子どもにとって、大きなストレスになりえます。それは思考が止まってしまうほど強いストレスなので、親や教師は、正直と嘘の問題と、他人を巻き込む場面での礼儀と社交辞令の問題とを、明確に区別して教える必要があります。私たちは本章の資料を集めるにあたって、ロードアイランド州の言語療法士パトリシア・ラコビッチの協力を仰ぎました。彼女は同州の一学区でアスペルガー症候群のある少年のためのソーシャルスキル訓練のグループを主催しています。年齢層は一二歳から一五歳で、健常な生徒も参加しています。ラコビッチは私たちの依頼を受け、アスペルガー症候群のある生徒と健常な生徒にグループを分けて、正直、真実を語ること、悪意のない嘘について質問しました。二つのグループの反応の違いから、このテーマをめぐってはアスペルガー症候群のある生徒と健常な生徒とで大きな相違があることがわかりました。

❖

パトリシアは語る――

二つのグループからどんな反応が返ってくるかは、まったく予想がつきませんでした。健常な生徒はすぐに正直と嘘というテーマを理解しました。たちまち話が盛り上がり、誰にどんな嘘をつくかを分類したり、いろいろな場面でのロールプレイまで始まりました。ほとんどは、親や教師やそのほかの大人に対して、自分のした悪いことを隠すためにつく嘘です。悪意のない嘘をつく場面やその理由についても話しました。彼らは、誰かがドラッグをやっているのを見たというような重大なことについては嘘をつきません。友だちに対しては、けっこういろいろなことで嘘をつけるのが不思議だと言っていました。このテーマをとても面白がり、声や視線、ポーズやしゃべり方で嘘かどうかを見分ける方法を、いきいきと話しました。

アスペルガー症候群のある生徒の反応は、まったく対照的でした。多くの生徒は、自分は何があっても絶対に嘘をつかないと断言しました。「誰に対しても嘘をついてはいけない」「いつも本当のことを言わなければならない」というルールを自分に課しているのです。彼らの頭の中では、こうしたルールは絶対的で、正直にヒエラルキーは存在しないのです。

彼らは「悪意のない嘘」という概念を理解するのに頭を痛め、説明されても「混乱する」と言います。ロールプレイで「私は太って見えますか?」といった質問をすると、ロールプレイとわかっていても、彼らは本当ではないことを口にするのをためらいました。テレビのコマーシャルから理解できたロールプレイもあり、数人の生徒は適切な反応をすることができました。しかしながら、人は状況によっては嘘をつくことがあり、それは容認されるものだということを受け入れるのに戸惑いを感じているようでした。

また彼らは、同級生どうしのごくあからさまな嘘でも見抜けず、真実かどうか判別できないようでした。健常な生徒との混合グループに、控えめにいえば「作り話がじょうずな」生徒がいました。たとえば誰かがテレビでカーレースを見たと言えば、その少年は自分でレーシングカーを作ってレースに参加した、途中で車は爆発したが優勝したと言ったりします。また学校のダンスパーティーの話題なら、普通、バンドは呼ばないものなのに、自分はパーティーでバンド演奏をすると言います。健常な生徒はすぐに嘘だと察知しますが、アスペルガー症候群のある生徒は気づきません。スタッフが生徒たちに、学校のダンスパーティーでバンドを呼ぶのかと質問して、ノーという答えが返ってきたとしても、アスペルガー症候群のある生徒は嘘に気づかないのです。

アスペルガー症候群のある生徒は、正直と嘘というテーマにひどくストレスを感じていましたが、例外として、両親からきょうだいげんかについて問いただされたときは、平気で嘘をつけるようでした（「僕のせいじゃないよ」のように）。

もっとも驚いたのは、このテーマで話し合うだけで、アスペルガー症候群のある生徒に大きな精神的負担がかかったことです。ある少年は、外で遊んでくると嘘をついてペットの猫を探しに行ったと話すうちに、ふいに表情がゆがみ、顔面蒼白になりました。その猫が車にひかれでもしたのかと思ってたずねてみたら、猫はずっとベッドの下にいたといいます。これは、嘘をついたことそのものに対する反応だったのです。そして、わっと泣き出してしまいました。ある生徒は、小学校一年生のとき（このグループの生徒たちはもう一二～一五歳なのです）、読書がきらいで、本当は読んでいないのに読んだと嘘をついて読書シールをもらったと言い終わったとたん、うつむいて大声で泣き出しました。数人の生徒がもうこの話はやめようと言い出し、グループディスカッションはおしまいになりました。このテーマのディスカッションは金輪際《こんりんざい》ごめんだと言う生徒もいました。

ソーシャルスキル訓練のディスカッションで、これほど強烈で、生徒を不安にさせ、感情的な反応を引き起こしたテーマはまれです。自閉症スペクトラム障害のある子どもやティーンエイジャーにとって、正直と嘘は非常に感情を刺激するテーマなので、配慮と信頼関係のある環境で細心の注意を払って扱わなければなりません。

真実を語ることは、対人的観点からいうと社交辞令を言うよりも「簡単」です。社交辞令を言うためには、前後関係を見きわめ、相手の視点に立ち、非言語的なヒントから相手の真意を探らなくてはいけません。こうした処理は自閉症スペクトラム障害のある子どもには難しく、他者の視点に立つ能力が比較的高い子どもでも、すべての断片的情報を総合的に判断して適切な対応をするまでには時間がかかります。対人的な場面は、たいてい迅速な対応が求められるので、うっかり真実が口をついて出るか黙り込むことが多いのです。

彼らの真正直さや騙されやすさは、大人になるにつれ、頭の悪さと解釈されるようになります。高機能自閉症やアスペルガー症候群のある人は知的には非常に優れているのに、他人の真意を推し量れないことや、対人的場面を正しく読み取れないことを自覚しているがために、人との接触から遠ざかろうとすることがあります。彼らは自分の行動が他人の目には奇異に映ることはわかっていますが、それはなぜか、またどうすればよいのかがわかりません。これ以上奇異に思われたり嘘をついたりするよりは、黙っているほうがましだと思うのも無理はないことです。しかし、その安全地帯から出て、対人的場面を分析するために情報を集めようと努力する人もいます。もし問題解決のスキルが十分にあれば、リスクに値するような見返りがありますが、そうでなければ裏目に出ることがあります。

❖

テンプルは語る――

社会人になってまもなく、正直と社交辞令にまつわる苦い経験を二度しました。あとからふり返ってありがたいと思うのは、周囲の人が私の行動に対して即座に厳しく反応し、見過ごしたり、のっぴきならない事態になるまで放置したりしなかったことです。

まだ駆け出しの頃、私はある溶接工の仕事を酷評してしまいました。まるでハトの糞みたいだと、大勢の人の前で言ってのけたのです。それは大変配慮に欠けた発言でした。母に教え込まれた礼儀のルールの多くは職場にもあてはまることを、私はまだわかっていなかったのです。たしかにじょうずな溶接とはいえないけれど、そんな表現で批判するのはもってのほかでした。設備技師のハーレイはすぐさま私を事務所に引っ張っていくと、「お前は間違っている、すぐに謝罪しろ」と単刀直入に言いました。「小さながん（私の失礼な行為）は転移しないうちに切除しなくてはいけない」と、私に理解しやすい視覚的な例で説明してくれました。たとえ私の発言の内容が正しかったとしても、このままでは職場の人からきらわれ、人間関係が難しくなると悟るのに時間はかかりませんでした。

この手の失敗をしたとき、嘘をついて取り繕おうとすれば事態はよけいややこしくなります。だからどうすれば関係を修復でき、しかも自分に嘘をつかないでいられるかを、よく考えるようにしています。この件では、溶接工に対して「すばらしい溶接でした」とは言いませんでしたが、「失礼なことを言って申し訳ありませんでした」ときちんと謝罪しました。一九七〇年代の建設現場の男たちはさっぱりしていたので、それで丸くおさまりました。

二度目の事件は、もっと重大な結果を招きました。あるプロジェクトの上級技師の設計の中に、私は明らかなミスを発見しました。ほかの方法を思いつかないまま、私は彼らの上司、つまり社長に手紙を書いて、「低能な上級技師」の設計の誤りをこと細かに報告しました。このことはよく受け取られませんでした。**「たとえ本当のことだったとしても、他人、とくに上司のことを低**

能呼ばわりしてはならない」というのは職場でもっとも大切なルールの一つです。そもそも私のしたことは「仕事のエチケット」に違反していました。職場には職場の暗黙のルールがあります。クビになりたくなければ、こうしたルールを習得しなければなりません。また、定型発達の人の多くは真意を隠して行動することがあります。大人の場合、嫉妬と支配への欲求がその人の選択やことばや行動に絡んでいることが多々あります。私にとって嫉妬は理解しにくい対人的要素で、四〇代になってからやっと実態を把握し対処できるようになりました。アスペルガー症候群のある人は、社会人になってしばらくは、上司や同僚、先輩の真意や性格がわかるまで、自分の仕事に専念して他人を批判しないのが賢明です。他人の真意がわかるようになるまでには、長い時間がかかるものです。

二度目のケースでは、私の意見は技術的には正しかったのですが、社会性という面で適切さを欠いていました。この場合、正直は最善の策とならず、私は職を失うことになりました。この経験からもう一つ学んだルールは「**文書に残すときは慎重に**」です。この技術革新の時代にはますます重要なルールで、私は今も心してこれを守っています。たとえEメールであっても、文書に残すと、後々思わぬ報復を受けることがあります。公表され世間に出回っても波紋を呼ばないと確信できるまで、私は文書にはしないことにしています。これもアスペルガー症候群のある人が犯しがちな重大な失敗を防ぐ手段です。迷いがあるなら書かないほうがよいでしょう。

本当のことを言うべきとき、言わないほうがよいとき

一〇〇％正直に言ったほうがよいのか、それとも社交辞令を使ったほうがよいのかを判断するには、まず相手の動機や真意を知る必要があります。ヒントを探し、状況を読み取るのに必要な情報を積極的に集めましょう。私は社会に出て、仕事のさまざまな場面でいろいろなタイプの人と接するようになってから、ようやく脳内のハードディスクに、相手の真意や動機を分析し、読み解くために十分なデータが蓄積されるようになりました。ことばにも非言語的サインにもさまざまな複雑なニュアンスがあります。私は徐々にボディランゲージの意味がわかるようになり、顔の表情、声のトーン、ジェスチャーが場面を読む手がかりになることがわかってきました。このことも私なりの論理的思考法によって理解しました。

たとえば、あるクライアントから家畜の飼育場の改修を依頼されたとしましょう。最初は、改修の必要度をどこまで率直に言ってよいかわかりません。そこで「この人は自分の施設がオンボロだと本当に私に言ってほしいのだろうか、それとも少し気をきかせたほうがよいのだろうか」と考えます。たいていは、ばか正直に言うより社交辞令を入れたほうがうまくいくので、そこからスタートします。まず、工場主にいくつか質問をします。どの程度の改修を望んでいるのか。少し補修するとか新しい出入口をつけるといった応急手当程度の修理か。いくつか囲いを壊して手を入れるといった簡単な外科手術か。それとも全体を壊して土台から再構築するような大々的な外科手術を望んでいるのか。これまでの経験と分析からいって、応急手当レベルの修理だけを望んでいる人は、自分の施設がボロであるとは言われたくないものです。大規模な改修を望んで

いる人はひどい状態であることをすでに認識しているので、安心して率直に指摘することができます。

質問をして答えをよく聞くというこの方法は、技術的な目標を判断するためだけではなく、クライアントが理性的な態度の人か感情的な態度の人かを見分けるのにも役に立ちます。これは、コンサルタント的な仕事を始めてから編み出した方法です。シャーロック・ホームズになったつもりで手がかりを収集し、全体像を描き出して、事件を解決するのです。人間関係の解決は難問を解くのに似ています。私は、より適切に行動し適応するのに必要な情報を集める方法を身につけてきました。建設プロジェクトなどの即物的な事柄のほうが対人的な問題よりも解決しやすいとはいえ、どちらもやることはほとんど同じです。たいていの場合、「**人間関係については、正直すぎて失敗するより社交辞令が多すぎて失敗するほうがまし**」という暗黙のルールがあてはまるように思います。

建設的な批判や提案をする方法

「棒や石では骨が折れてしまうけど、ことばで私を傷つけることはできない」というきまり文句がありますが、実のところ、ことばはひどく人を傷つけます。子どもの頃、悪口をたたかれると悔しくてしようがありませんでした。でも成長するにつれ、別の暗黙のルールを知りました。ことばは人を癒やすこともでき、それは「**人と接するあらゆる場面で、ことばをじょうずに選べるかどうかにかかっている**」というものです。たとえば、ベラ叔母が趣味の悪い帽子をかぶっていたら、私は本心に反してほめたりはしません。「叔母さん、すてきな帽子ですね」と心にもないことを言う必要はありません。でも「趣味の悪い帽子ですね」とか「ちっとも似合いませんね」と口走ることもしません。そんなことを言えば叔母の気持ちを傷つけるとわかっているからです。もし叔母から「この帽子どう？」ときかれたら何と答えるか。たぶん「きれいな色ですね」とか「お洋服によく合っています」とか「赤いチェリーの飾りがすてきです」というように、嘘はつかずに何かよい点を探すでしょう。

包み隠さず率直に言うべきときと、そうでないときとをどう見分けたらよいのでしょう。ここで生かせるのが、新しくより精緻なカテゴリーを構成する能力です。ベラ叔母の帽子は、一般的にいってさほど重要度の高い問題ではないので、正直に対応する必要性は低いといえます。質問されなければ何も言わなくてよいでしょう。けれどもしその帽子の材質に有害物質が含まれていて、叔母の健康を害するおそれがあるなら率直に伝えなくてはいけません。有害物質という点で重要度はアップします。

以前、クライアントの顔や体に皮膚がんのメラノーマに似たほくろを見つけたことがあります。このような場合はクライアントの命が大切なので、向こうから何もきかれなくても「失礼はお許しいただきたいのですが、お顔のほくろが気になるんです。病院で検査したことはありますか？」とたずねます。ただ、いつどこで話を切り出すかには気を配り、人の多い会議室ではなく静かな廊下で引き止めて話しかけるでしょう。それでも相手は感情を害するかもしれませんが、深刻な病気の可能性があるのですから、私はあえてリスクをおかします。命にかかわる問題は礼儀より優先順位が高いのです。これは意思決定のヒエラルキーです。

けれど、日常生活のほとんどの場面は、正直に言うか社交辞令にしておくか、白黒はっきりしない中間地帯にあります。そこで私は、どちらか判断に迷うときは「**よいことを最初に言う**」ことをサブルールにしています。たとえば、会議のあとで発表者の一人から感想を求められたとします。一〇〇%正直に言うとへたくそだったとしても、そう言えば失礼にあたるし建設的でもありません。それに、二度と声をかけてもらえなくなるかもしれないし、それは私の望むところではありません（二度と話をしたくない相手なら別ですが）。

対応を判断するために最初に考慮するのは、その人をどれだけ知っているかということです。親しい友人でないかぎり、最初はごく一般的なコメントにとどめます。次に発表について感じたことを頭の中で整理します。話し方がへたなために退屈だったが内容はよかったというケース、発表はじょうずだが内容が伴わないケース、さらに、冗長でしかも中身がないケースもあります。もしスライドがおそまつだったとか単調な話し方だったとか、発表のスタイルに問題がある場合なら、まずどこかよい点を見つけてほめます。「すばらしい内容でした。とてもよい点を突いていたと思います。でもプレゼンテーションをもっと効果的にするスライドの付け方がありますよ」と言えば、正直に答えているし、相手の気持ちも配慮しています。ただし、発表の内容が不正確な場合——自閉症において感覚過敏はたいした問題ではないなど——は、会議の終了を待たず、議場で反論するでしょう。

ほかにも体験的に学んだ暗黙のルールがいくつかあります。「**会話や発表は、否定的なコメントや賛否の分かれそうな発言から始めないこと**。また、**たいていの人は自分や自分の仕事を批判されるのを好まない**」というのもその一つです。まず聴衆にあなたを受け入れてもらわないかぎり、賛否の分かれそうな話題や感情的に追い詰めるような話をしても受け入れてもらえないでしょう。ある農業技術関連の会合で畜牛のストレスについて講演をしたとき、最初に、牛を打ちたたいている男性の写真を見せたことがあります。これは失敗でした。そこで次に同じテーマで講演したときには、あたりさわりのない話題から始めて、最後にこの写真を使いました。聴衆の反応は最初の講演よりもはるかに良好でした。

❖

最後にとり上げたいのは、正直と社交辞令に間接的にかかわる問題です。いわばルール④の姉妹編で、子どもには両方一緒に教えるのが望ましいでしょう。正直はおもに言うべき「内容」に関係し、社交辞令はおもに言うべき「とき」にかかわりますが、以下にテンプルが例をあげるように「**きかれもしないのに意見を言うことは、歓迎されるとはかぎらない**」ことを、子どもも大人もわきまえておくべきです。私たちは子どもが人とかかわりをもつことを願うあまり、子どもに何とかしゃべらせようとし、応答すれば、それを強化しようとします。そのせいなのか、きかれもしないのに意見を言う癖のついた子どもがいます――そして私たちは、これも社会参加だと喜んでいるのです。しかし、口に出して言うことがいつでもよいわけではありません。個人生活でも職業生活でも、「**きかれもしないのに意見を言うよりは、黙っているほうがよい**」場合があります。

「いつでもあなたの意見が必要とされているわけではない」ことについて、

テンプルのコメント――

成長するにつれ、私は他人の抱くさまざまなレベルの考え、思い、気持ちが理解できるようになり、自分と比較したり対比したりできるようになりました。また状況や場面に応じて、礼儀のルールを磨き上げていきました。しかしその過程で、ときに私の自閉症的思考パターンと対立する、人間関係の重要な暗黙のルールに気づかされました。それが「**私の意見などどうでもよいときがある。自分から意見を言うことが最善の利益にならないときもある**」というルールです。また質問に正直に答えるべきかどうか迷うときには、答え方にもいろいろあることを学びました。正直にもさまざまなレベルがあり、何も言わないほうがよいとき、あるいは「とくにありません」と言うだけにするのがふさわしいときもあります。私は試行錯誤の中で、建設的な応答もあれば相手を疎外するような応答もあるのに気づきました。ここでも大切なのは、他者の視点に立つことです。他人がいつもいつも私の意見に興味があるわけではないのです。

自閉症やアスペルガー症候群のある一部の子どもや大人は、ここでつまずきます。相手にどう受け取られるかを考えずに、きかれもしない意見を口に出してしまうのです。彼らの思考パターンには、幼児期に教えられた正直のルールが染みついています。しかも、正直と社交辞令を使い分けることや、ことばを選んでものを言うべきなど、正直のルールには調節が必要であることを、誰からも教わらないまま成長しています。だから、意見を求められようが求められまいが、誰も彼らの意見に関心がないときですら、口を開いてしまうのです。

大人になっても、正直のルールを絶対視し、いつでもどこでもそれを守るべきと信じているアスペルガー症候群のある人と話すことがよくあります。ある女性は、同僚の体重や外見についてあまりに露骨なことを言うので、職場でよく思われていませんでした。彼女は「正直は最善の策」というルールをうのみにし、それが実生活では通用しない場合があるのに気づいていなかったのです。私は、このタイプの人には次のように言うことにしています。

「あなたの同僚は、個人的な問題についてあなたの意見を必要としていないのです。だから胸にしまっておきなさい。あなたが雇われたのは仕事をするため、仕事に関する意見を言うためであって、人のヘアスタイルやファッションセンスについてあれこれ言うためではありません」

アスペルガー症候群のある多くの人は、自分の意見はどれも**すべて**重要なものだと思いがちで、まわりが親しい友人ばかりではない職場やそのほかの場面では、胸にしまっておいたほうがよいこともあるのをわかっていません。実はこうした場面こそ、私たちの対人接触のほとんどを占めています。そうした状況で、私が他人の特徴や発言や行動についてどう思うかは重大事ではないし、一〇〇％率直に語れば、かえって人の気持ちを害することがあります。その結果、人づきあいの幅が狭まり、疎んじられるかもしれません。これは長い目でみて望ましいことではないのです。だから私は、相手をよく知り友情が確立するまでは、もっぱら仕事やプロジェクトについてだけ、意見を言うようにしています。一〇〇％率直に言うのは、安全の問題が絡む場合、健康や命に危険が及ぶ可能性がある場合、警察絡みの場合だけです。そしてそういうときですら、礼儀にかなった言い方と失礼な言い方があるのです。

正直は、いつでも最善の策とはかぎりません。一般論としては、いつも正直でいなさいと教えるよりも、相手の気持ちを考えた発言をするよう教えるほうが、どんな人や状況に対しても応用がききます。相手の気持ちを意識することや、人との交流を乏しくではなく豊かにするような行動は、大部分、機械的なスキルとして教えることができます。しかしどんな教え方をしても、実際にやってみて失敗から学ぶというプロセスは不可避です。要は、それぞれの場面の情報を賢く活用し、うまくいかなかったら別の方法を試すことです。また「沈黙は金なり」とも言います。ろくなことしか言えないなら、黙っているほうがよいのです。

❖　❖

ルール4 留意すべきポイント

■一度定着したルールと矛盾するルールを教えるのは難しいことです。「いつも本当のことを言いなさい」と教えたくなるかもしれませんが、よく考えてみてください。いつでもこのルールが通用するわけではないし、どんな場面でも最善の策であるとはいえないのです。

■失敗しないお膳立てが必要です。主催者の目の前で「パーティーは楽しいかい？」と子どもに質問するのは、みなが望む答えが返ってくると一〇〇％確信できるときだけにしましょう。

■ルールを重んじる子どもなら、意見を言っていい場合とそうでない場合（きかれもしないのに他人の容貌について発言するなど）を判断する一般的なルールを作るとよいでしょう。これは思考に柔軟性のない大人にも効果的です。

■アスペルガー症候群のある子どもが本当のことを言っている（または言うだろう）可能性は、年齢（発達年齢）に比例します。発達年齢の低い子どもほど、きかれれば、あるいは質問されなくても自分から、絶対的なありのままの真実を言います。

■教えたいことを明確にし、一度に教えるソーシャルスキルは一つにしぼること。大人はしばしば無意識のうちに、子どもを混乱させるような状況を設定しています。あなたの要求に従うことを教えたいのか、質問に答えさせて会話を続けさせたいのか、相手の気持ちを考えた答えをしてほしいのか。たとえば「カイル、メアリーおばさんが作ってくれたこのすてきなディナーはどうだい?」といった焦点のわかりにくい質問は、子どもを混乱させます。要求に従う（質問に答える）かどうかの問題と受け取るかもしれないし、本当のことを言うか嘘をつくかを考えるかもしれません。相手の立場を考えて発言する「心の理論」のある子どももいるかもしれません。あなたにとっては、何の気なしに口にした簡単な質問だとしても。

■正直、社交辞令、社会的に許される悪意のない嘘といったものには、明確な境界線がありません。個人の倫理観や道徳観によって左右されるし、同じ社会集団の中でも何が「正しく」何が「悪い」かについて大きく意見が分かれることもあります。その結果、多くの大人は子どもの不適切な社会的行動に対して「自閉症的な」柔軟性の乏しい対応をしてしまいます。ルールを与えるのは簡単です。「いつも本当のことを言いなさい」というルールで近道をしておいて、いずれ「いつ」「なぜ」「誰に」を教える生涯学習の道に合流すればよいと思うかもしれません。しかし、もしあなたに思い当たるふしがあったら、なるべく早く近道から降りてほしいと思います。人間関係は複雑で、簡単には答えが出ないものです。子どもと共に一つひとつの状況に対処し続けるのが王道です。この王道を歩むなら、人間関係は一瞬のひらめきで悟りが開かれるものではなく、誰にとっても学習の積み重ねによって理解できるようになるものであることが、子どもに伝わるでしょう。すると子どもは、豊かな人間関係の道を歩くことができるでしょう。

5 礼儀正しさはどんな場面にも通用する。

「**人に礼を尽くしマナーを守ることは、集団での交流への入場券である**」。これは、個人的なつきあいにも仕事上のつきあいにも、また一対一の関係にも大人数の集団にもあてはまる、この社会の暗黙のルールの一つです。まだ一言も発していなくても、礼儀正しくマナーにかなう態度をとっていれば、「集団行動」の境界線をわきまえていると認められて、受容の「第一段階」に合格することができます。よいマナーは人間関係を築き、持続させます。マナーは文化や社会集団によって変化し、大ざっぱなこともあれば厳格なこともあり、一夜にして変わることさえあります。それでもマナーが欠落していれば目につきます。

テンプルは先にルールを四つのカテゴリーに分類しましたが、そのうちの一つに「礼儀のルール」がありました。テンプルが言うように、このルールは文化による違いはありますが機能はみな同じです。礼儀のルールは互いに快適に過ごすために存在し、相手への敬意を表し、集団内での社会的に適切な行動の境界線を定義しています。

マナーの前提には、人それぞれに思考や感情や行動の違いがあるのを認めつつも、文明社会で共存するためには集団の指針が必要なことを受け入れるという認識があります。このあたりからして、自閉症スペクトラム障害のある人には理解しづらいことです。他者の立場でものごとを見ることが苦手な彼らは、失礼にあたることをしてしまっても気づきにくいのです。けれど、以下でテンプルが言うように、自閉症をマナーの悪さや欠落の言い訳にすることはできません。ルール⑤のテーマは、人間関係の感情的基盤の理解というよりも行動修正です。どちらも大切ですが、まず幼い頃から教えなくてはならないのは、社会に通用するための基本的なスキルです。これは行動修正のテクニックや、本人の機能レベルに合うなら社会的・感情的原理に基づくセラピーなどによっても指導できます。基本的なスキルがないと、子どもは人とかかわりをもつことができないし、人と交流しなければ、相手の立場に立ち、感情的なつながりを育む機会も得られません。

テンプルは語る——

全般的にみて、現代人は昔の人よりも無作法で残酷になっています。私の育った一九六〇年代、いや七〇年代や八〇年代でも非常に失礼とみなされたような行動を平気な顔でやるし、それが許容されています。この二〇年ぐらいで、礼儀やマナー、つまり社会的場面の「正しい」行動と「よくない」行動の基準は、すっかりないがしろにされてしまいました。マナーや社会に通用するエチケットを教える親はだんだん少なくなってきて、今や若い親たちには、私が子どもの頃に社会の常識だった『ミス・マナーズ』*のルールは意識にのぼりもしないようです。

基本的な社会生活のスキルが教えられなくなってきているとはいえ、定型発達の子どもであればまだ何とかなります。彼らには直接的に教えられなくても、まわりを観察して必要と思えば取り入れる能力があるからです。しかし、アスペルガー症候群のある子どもは、観察だけではマナーを習得できません。直接体験し、しかし、直接教えられることが必要なのです。彼らに必要なのは、

＊一問一答式でエチケットやマナーを教えた新聞のコラム。回答者が〝ミス・マナーズ〟

かつて社会に存在していたような枠組みなのですが、今やそれは家庭にも学校にも存在しないので、彼らは取り残されてしまうのです。

自閉症スペクトラム障害のある子どもの子育ては、母が私を育てた時代よりも難しくなっているように思えます。かつては今よりはるかに「マナー」や「礼儀」がはっきりしていました。どの親もほぼ同じルールを子どもに教え、どの家庭でもどんな社会的場面でも同じルールが通用しました。現在よりもずっと社会が画一的だったので、自閉症スペクトラム障害のある子どもにも、適切な行動とそうでない行動が区別しやすかったのです。

現代社会の文化を理解して、どんな行動やことばが適切かを判断するのは、健常な子どもや大人にとってさえ容易ではありません。大きな書店でエチケット関係の本のコーナーをのぞくと、子ども向け、若者向け、大人向けのマナーや社交術の本が山と積まれています。その中には大変優れた本もあります。マナーを教えるホームページもたくさんあります。また、アメリカの大企業の管理職研修にはエチケットのコースが設けられています。頭脳は優秀でもマナーやソーシャルスキルがともなっていない人があまりにも多いからなのでしょう。どんな行動が「適切」かは状況に大きく左右されますが、その状況のニュアンス自体が複雑化しています。だから誰にとっても判断が難しいし、ましてや社会的文脈を読むことがもともと苦手で、柔軟性に乏しい白か黒かの二者択一的思考をする自閉症スペクトラム障害のある子どもは、さながら地雷地帯を歩くように危なっかしいのです。

現代は社会の期待が不明瞭なので、自閉症スペクトラム障害のある子どもにマナーを教えることに躊躇《ちゅうちょ》する親もいるようです。ルールは厳格でなくなり、かわりにルールの例外が増えてきました。たとえば、私が学生の頃には学校に服装規定がありましたが、今はだいたい何を着て登校してもかまわないようです。多様な自己表現ができるようになったのは結構なことですが、通学用の服を選ぶという単純な作業さえ、自閉症スペクトラム障害のある子どもには不安の原因になることがあります。基本的な社会生活能力としての礼儀を身につけるだけでも一苦労なのに、社会の枠組みが緩やかになり、さらにいろいろな意味合いを含むようになったため、日常生活のストレス指数はますます上昇しています。

第一にマナー、それから社交性

それはそうとしても、自閉症は無作法な行動を許容する言い訳にはならないし、基本的な社会生活のスキルは、私の母がかつて私にしてくれたように、子どものうちに教え込んでおくほうがよいものです。ここでまた意識していただきたいのが、基本的な社会生活能力と他人との感情的なつながりとの区別です。ルール⑤は第一義的に「行動」のルールであり、人との交流の入口となる基本的なマナーとソーシャルスキルを教えることです。幼い子どもに対しては、ＡＢＡ（応用行動分析）のようなパターン化された指導法で、基本的なマナーを教え込むことができます。このアプローチは単純な「行動－結果」のパターンを教えるもので、感情の理解にまで踏み込む必要はありません。そこまで踏み込むと、子どもはかえって混乱してしまいます。

感情的なつながりは、もっと長い時間をかけて育まれていくものです。相手の立場になることも柔軟な思考も、時間をかけ、経験を重ねて徐々に身につくものです。だから、まず当面の課題として、「どうぞ」「ありがとう」「ごめんなさい」を言う、共有する、順番を守る、妥協するなど、同年代の集団に受け入れられるための基本的スキルを身につけることが先決です。そうでなければ、仲間と過ごし、感情的なつながりを育むチャンスさえ生まれないのです。

マナーや礼儀を教えることは、「じょうずな人づきあい」の感情的背景の理解よりも優先すべきことですが、この二つを同時に教えようとするプログラムが目につきます。これでは子どもによってはひどく混乱し、どちらも身につかないことがあります。一部の子どもには、ソーシャルスキルをパターン化した体系にして教えたほうが、何が「よい行動」で何が「悪い行動」かを理解しやすいでしょう。柔軟性に乏しい思考をする子どもほど、より体系的な訓練が必要です。また早い時期から感情的なつながりが豊かな子どもにも、基本的な社会生活能力を教えるには体系的なアプローチが効果的です。子どもの「心の理論」が発達し、他人の視点に立てるようになった頃に、こうしたスキルを訓練する理由や対人的な交流の感情的側面を説明すると、よく消化できるでしょう。まずは、感情的なつながりよりも、社会に通用するための基本的な社会生活能力の習得を優先すべきです。

子どもの精神的・身体的能力の及ぶ範囲で、あらゆる場面の礼儀のルールを教えましょう。たとえばテーブルマナーがあります。「どうぞ」「ありがとう」を言う、自分で手を伸ばさずに人に頼んでお皿を回してもらう、食べ物を口に入れたまましゃべらない、テーブルにひじをつかないなど。学校でのマナーやエチケットもあります。先生には敬語を使う、発言するときは手を挙げて指名されるのを待つ、列に割り込まない、前を歩いている人を小突かない、人が失敗しても笑わない、人の話に割り込まないなど。場面や状況によって、さまざまなスキルが必要です。一つひとつあげるときりがないし、ここでリストを作るつもりはありません。

私は幼い頃、よいマナーと適度なエチケットを「友だちづくりの方法」としてではなく習得すべき行動として教わりました。たぶん現代では、食べ終わったらナイフとフォークを四時の角度に置くというようなマナーは形式的すぎるのでしょうが、だらしないよりはお堅いほうがよいと、私は親たちに言うようにしています。私なら「古めかしい」マナーを反復して教えるでしょう。こうしたマナーは時代の淘汰《とうた》に耐え、たいていどんな集団、どんな状況でも通用するものです。子どもが失敗をしたときは、感情的にならないで、正しい方法を見せたり教えたりして、淡々と修正するのがよいでしょう。あるとき母から、口を閉じてものをかみなさいと言われました。なぜそうしなくてはいけないのか、私にはよくわからなかったのですが、「口の中が見えると、まるでごみトラックの中を見ているようで気分が悪くなる」し、「あなたも、クラスメートが食べ物をぐちゃぐちゃにかき混ぜるのを見るといやな気持ちになるでしょ」と母は説明しました。このような具体的・視覚的説明には合点がいったので、以来、必ず口を閉じるようになりました。

こと基本的マナーについては、母は自閉症を理由に期待のレベルを引き下げたりしませんでした。基本的マナーは行動の問題であり、他人との感情的なつながりとは関係がありません。マナーは「ふさわしい行動」か「ふさわしくない行動」かの問題であり、会話や発言は「礼儀正しい」か「失礼」かの問題でした。ただし母は、自閉症が行動の抑制に影響することをよくわかっていたので、私が疲れているときや騒がしい環境にいるときは、ある程度大目に見てくれました。それでも「どうぞ」「ありがとう」を言うなど基本中の基本のマナーについては、酌量の余地はありませんでした。私にも調子の悪い日があったし、それは並たいていのものではありませんでした。私には「高機能」タイプではなく「古典的」な自閉症があったのです。母はそれを心に留めながらも、全般的には、私に自分の行動の責任をとらせようとしました。

幼児期から学童期にかけての「社会生活能力」は、ほかの子と一緒にゲームをしたり工作をしたり、おしゃべりしたりできるか、などに関連しています。この時期は関心を共有し、一緒に行動し、外的世界を探求することがつきあいの中心を占めます。しかし中学生になると、人間関係の暗黙のルールは複雑になり、わかりにくくなります。感情や、帰属感とか共感といった概念が前面に出てきて、「何となく一緒にいること」とか、感情や思い、気持ちなどの内的世界を探求することを好むようになります。そうなると集団での交流の基本的な力学が身についていない子どもは、完全に居場所を失って取り残されてしまいます。さらに悪いことに、他の子どもとの単純なコミュニケーションさえうまくこなせないために、いじめやからかいの標的にされるのです。

私と同年代のアスペルガー症候群のある人々

私と同年代のアスペルガー症候群のある人々には、それなりの職につき、自立した生活を営んでいる人が少なくありません。なぜでしょうか。それは、彼らが一九五〇~六〇年代に成長期を過ごし、私と同様に、社会生活能力を親にたたき込まれたからではないかと思います。今日、かつての私のような若者の中に、せっかく優秀な頭脳をもちながらも、ソーシャルスキルが乏しいために仕事を続けられない人が目につきます。社会的成功を収めるために必要なソーシャルスキルを、社会が教え損ねているのです。自閉症のある子どもの支援者も、感情的なつながりに力点を置くあまり、基本的なソーシャルスキルの指導をないがしろにしていないでしょうか。

マナーやエチケットを教えることが重視されていた時代には、それが子どもの成長や自立、成功にどれほど影響を与えることか、意識されていませんでした。ただ誰もが当然のように身につけていただけです。しかし、それが教えられなくなった現在、マナーの欠如がその人の将来にマイナスになっているのを目にします。自閉症スペクトラム障害のある子どもが、自立した大人として社会で機能できるかどうかを左右するのは、学業成績よりもソーシャルスキルなのです。

この社会から基本的なソーシャルスキルに習熟する機会が消えつつあるのは、自閉症スペクトラム障害のある子どもにとって大きな悲劇です。親や教師はこうしたスキルを教える手段やノウハウをもっているし（学び直す必要がある人もいるかもしれませんが）、自閉症スペクトラム障害のある子どもも十分な練習と励ましがあれば習得する能力をもっています。でも、社会のペースが非常に速く、学業の期待が過熱化し、集中力の持続時間が短くなっているため、自閉症スペクトラム障害のある子どもに必要な学習環境、つまり体系的で、積極的行動支援のアプローチをとり、過度な感覚刺激がなく、練習の機会がふんだんにあるような環境は激減しています。家族全員で食卓を囲むことを何よりも優先させる親がどのくらいいるでしょうか。一日一回、あるいはせめて週末だけでも。私は毎日三度の食事で、テーブルマナーを守り食卓にふさわしい会話をすることを求められました。ほかの社会的場面にも応用できる基本的スキルを練習する機会がたっぷりとありました。最近では一緒に食卓を囲むといった家族生活に不可欠な習慣が軽んじられ、子どもは練習の機会を失っています。学校がやるべきことをやっていないと責めるのは簡単ですし、その日の生活で精一杯の単親家庭が少なくないことも事実です。しかし、自閉症スペクトラム障害のある子どもが社会に通用する青少年となり大人になるためには、もう一度「素朴な家庭生活」のある面を取り戻す必要があるのではないでしょうか。大人は子どもにとってよい学習環境を作るために、意識的な選択をする必要があります。基本的ソーシャルスキルは交流の扉を開きます。スキルがなければ、扉は永久に閉ざされたままなのです。

✣

基本的な社会生活のスキルを習得するには時間と訓練と忍耐が必要で、その過程には必ず失敗があります。たいていの子どもは、面白くて興味をそそるようなプログラムと、意味のある報酬（ごほうび）があればモチベーションを保てますが、それでも訓練がつまらなくなるときがあるし、訓練を楽しめない子どももいます。訓練に身が入らず、モチベーションが低下するとき、どうしたらよいのでしょうか。テンプルは次のように言います。「ある社会的行動については、またある子どもに対しては、厳しい態度で臨むことが必要です。ソーシャルスキルの習得にまったく興味を示さない子どももいます。彼らには、この訓練は好ききらいで選べるものではなく、必要なことであるのを教えなければなりません。たいていの場合、子どもをよく観察して、何がその子の興味をひき、意欲をかきたてるのかを見きわめ、思考パターンを熟知すれば、それを利用してソーシャルスキルへの興味を保たせることができます。それでも通用しない場合は、『これはしなければならないことだ』という毅然とした態度で臨むのが一番です。ときにはしたくないこともしなければならないのが人生です。それを受け入れなくては、社会に通用する大人にはなれないのです。つまらないからという理由で、ソーシャルスキルの訓練をさぼらせるべきではありません」

一方、ショーンは自分の体験から、「ごめんなさい」の一言の大切さを、ほかのソーシャルスキルと共に学んでほしいと言います。「状況を修復する」スキルがあれば、ことばや行動の失敗で人間関係がぎこちなくなったときでも、そこで交流が立ち消えにならずにすみます。「**失礼なことをしないのが一番だが、してしまったら丁重に謝ることが次善の策**」というのが、人間関係の暗黙のルールです。

ショーンのエピソード――

自閉症のある人は自分の考えに執着するあまり、自分のことばや行動がまわりの人に与える影響が見えていないことがある。また、環境をコントロールしたいと思うあまり、自分の作ったルールがほんの少しでも破られると、まるで天地がひっくり返ったかのように動揺したりする。もちろん自閉症だからといって、マナーを破ったり他人の感情を傷つけたりしてよいはずがない。もう少し詳しく説明しよう。

ある五月の午後、僕は普通の八年生と同じように、間近に迫った三月間の夏休みに胸をふくらませながら帰宅した。リビングに入ると、母が答案の採点をしていた。六年生のリーディングの教師である母も、もちろん、もうすぐ一学年が終わるのを楽しみにしていた。

その日、僕と母は町の公園に遊びに行くことになっていた。四時半に家を出る約束だったが、帰宅したのは四時少し過ぎだったので、一息ついてゆっくり着替えをした。出発の時間が近づいてきた頃、階下に降りた。

「かあさん、そろそろ四時半だよ。出かけよう」と僕は言った。

「ちょっと待ってて。まだ採点が終わらなくて、すぐには出られそうにないの。五時でどう？」と母。

「えっ？」頭がかっと熱くなった。「四時半って約束したよ。もう四時二九分だよ」

「わかってるわ。でもあと三〇分ないと片づかないの。終わったらすぐ行きましょう」母は声を荒げないようにしながら言った。

「聞いてないよ！　五時だなんて！」僕は顔を真っ赤にし、うわずった声でどなった。「四時半っていったら四時半だろ！」

「だから、もうすぐ終わるから……」その続きは耳に入らなかった。母が何と釈明したかも覚えていない。僕はわめき散らして、嵐のように出ていった。今にも血管がはちきれそうだった。憤慨のあまり、四時半を過ぎたという事実以外、何も見えなくなっていた。五時だなんて聞いていない。一度決めた計画は何があっても変えないという、僕の基本ルールが、そして安心感が侵されたのだ。

数分後、リビングに戻った僕の目に、ただならぬ光景が映った。母が泣いている。聞き取れないような涙声で母が何かを言ったとき、一瞬、怒りの波がひき、だが、またすぐに押し寄せた。僕は猛スピードで階段をかけ上り、家が揺れるような勢いで自分の部屋のドアを閉めた。

僕はベッドに身を投げ、シーツに顔をうずめて泣き叫んだ。あんなに取り乱した母を見るくらいなら、もう死にたいと思った。約束の時間のことだけではなく、あれにもこれにも腹が立ち、母を泣かせるような情けない自分を憎みもした。母を傷つけるつもりは毛頭なかった。ただ自分の願いで頭がいっぱいになり、自分に対してなされた不正（と映ったもの）しか目に入らなかったのだ。その頃の僕は、自分の行動や反応がまわりの人に影響を与えるということも、またどうしたらそれを止められるのかということもわかっていなかった。抑うつが抑うつを呼ぶように、抑えようもない怒りがさらに怒りを呼んだ。感情は高ぶるばかりで、ますます収拾がつかなくなった。頭を冷やして考えることはおろか、ダメージを修復する方法など思い浮かびもしなかった。父が帰宅し夕食の時間になるまで、僕は部屋に閉じこもった。夕食の間も、空気は張り詰めたままだった。

結局、公園には行かなかった。

どうすればこの忌まわしい事態を回避できたのか、あるいは少なくともここまで悪化させず、母を泣かせずにすんだのだろうか。それには、「ごめんなさい」の一言があればよかったのだ。予定通りに出かけられないことに腹が立ったとしても（その権利はあるだろう）、感情がエスカレートしていく**どこかの**時点で、一言謝っていれば、火はそれ以上燃え広がらなかっただろう。ごめんなさいの一言で怒りの炎は鎮まり、視野も広がって、すぐに気を取り直すことができたはずだ。母も僕の気持ちをわかってくれたにちがいない。

そして一緒に公園に出かけただろう――それこそが、僕が一番望んでいたことなのだ。

僕が崩壊状態に陥った最大要因は、筋金入りの頭の固さと、予定が狂ったのは母のせいだという頑固な確信だ。当時の僕は変更というものがいやで（自分の意志で変えた場合や、変更にある程度かかわった場合を除いて）、自分の望みが全面的に正しいと思っていた。

今なら、僕のかたくなさが母を困らせ、辟易《へきえき》させ、疲れ果てさせたのだとわかる。その夜は遅くまで、母を泣かせたことに鬱々《うつうつ》とした。「ごめんなさい」と言うしかないと頭ではわかっていたが、その大切な一言をどうやって言えばいいのかわからなかった。

なぜその一言が出てこなかったのか。僕の根性が曲がっていたからでも男の意地でもない。自分の世界の秩序にこだわるあまり、そこから抜け出られなくなっていたのだ。また他人の視点に立てなかったということもある。僕の小さな砂の城が何か、あるいは誰かによって崩されると（多々起きることだったが）、僕はすぐに怒りに飲み込まれてしまった。頭の中がすっかり怒りに占拠された状態で、「ごめんなさい」と言う余裕がなかったのである。

だが、怒りや激情にむざむざ精神的エネルギーを吸い尽くされる必要はない。人は自分の感情をコントロールしようと思えばできるのである。謝ることは、いろいろな面で大切だ。何よりも癒やしの力がある。そのほかにも、

- あなたを魅力ある人にする。「**間違ったことをしたり他人の感情を傷つけたりしたときは、ごめんなさいを言うのが仲直りの近道**」というのが暗黙のルールだ。もし相手があなたの謝罪を受け入れないならば（もちろん心からの謝罪であることが必要条件だが）、その瞬間からそれは相手の問題になる。あなたがコントロールできる人間はあなただけで、他人がどう反応するかまで責任はない。
- いやな気持ちが消えていく。公園の一件で言うなら、「四時半に出られないなんてひどいよ」と言ったあとでも、いくらでも謝るチャンスはあった。五分間で気を静め、ギアチェンジして状況を見直せば、自分のとった態度をわびることができただろう。何ごともなかったかのようになるまでには少し時間がかかるかもしれないが、いやな気持ちは日没までには消え去り、夜

中までひきずることはなかったにちがいない。謝ればすぐにいやな気持ちが消えるわけではないが、少なくともそれ以上増幅することはないだろう。

- 誤りを正すために建設的な行動をとる方向に進める。
- 事態を修復しようとする前向きな気持ちを相手に示すことができる。

人に不当な仕打ちをしたり、自分が失敗したり、人の感情を傷つけたり、マナー違反をしたりしたとき、自分の年齢、男の沽券《こけん》、ことの大小、利口さ、「完璧さ」を、謝罪をしない言い訳にしてはならない。「ごめんなさい」は人種、信条、年齢、宗教、社会的背景、そして自閉症があるかどうかも超えた人類の共通語なのだ。

❖

人の第一印象は「どうぞ」「ありがとう」を言うといった通り一遍のマナー以上に、どんな会話ができるかにも左右されます。ショーンはそれで苦い体験をしました。

ショーンは語る――

マナーは、最初の出会いのあとで、人間関係が深まるか行き詰まるか（そしてごみ箱行きとなるか）の大きな分かれ目になることがある。女の子とつきあい始めた頃の僕は、悲しいかな、このルールがわからなくて後者の運命をたどった。

高校卒業後、僕はカリフォルニア州ヴァン・ナイズにあるジュニアカレッジに入学し、リサという女性に出会った。女性に声をかけるという不安を乗り越える勇気を与えたのは、ただただ彼女の肉体的魅力だった。漠然としか僕を知らなかった彼女は、「お友だちとしてなら」とデートを承諾してくれた。

翌日、僕はリサに電話し、運転免許がないので車で迎えにきてもらえないかと口ごもりながら頼んだ。ともあれ彼女は了解してくれて、食事に出かけた。だが食事も会話も、おおよそ心地よいとはいえないものだった。食事はおいしかったが、僕のマナーはまずかった。時間がだらだら流れるうちに、彼女はしだいに白けてきた。

まず、僕は出がけに鏡をのぞいて、自分の格好をチェックすることさえ怠っていた。そのとき履いていた靴が穴だらけだったことを、今さらながらに思い出す。

さらに悪いことに、食事中、僕はリサの興味を考えもせず、オタク的な専門知識をえらそうに披露し続けた。彼女の関心をとり入れることなど思いつきもしなかった。それどころか無名の某ジャズミュージシャンがどんなナンバーを演奏したか、どんなバンドに何年属していたかを延々としゃべり続けたのだ。そして子どもの頃、癖になっていた「もし~だったらどうする?」の変形版、「~って知ってる?」という質問をしつこくくり返した。その固有名詞は彼女にはなじみのない可能性が高いことはわかっていたくせに。

リサは態度には出さなかったものの、相当うんざりしたにちがいない。「じゃあ、また教室で」と僕を車から降ろしたのが、教室以外の場所で会う最後となった。以来、彼女は教室でさえ、明らかに僕から距離をとるようになった。

敗因は、**「人間関係における包含の原理」**というルールに反したことだ。僕がミュージシャンの質問をくり返したのは、それが僕の自己価値を証明し、有能感を与えてくれるからだった。彼女が知らないことを僕は知っているという有能感を。だが彼女は当然退屈し、やがて反発さえするだろうということには、まったく思いが及ばなかった。自分を誇示した代価はとても高くついた。

マナーとは「どうぞ」や「ありがとう」を忘れないことだけではない。相手の目を見て話したりシャツの裾をズボンにちゃんと入れたりすれば十分なのでもない。**「相手の関心をとり入れた会話もマナーのうち」**だ。自分から目を離し、相手の関心事へとギアチェンジすることが必要なのだ。

このデートでも、チャンスはいくらでもあった。たとえばちょっとおどけて「さて、ショーン・バロンの歴史はさんざん聞かせたから、次はリサの歴史について聞きたいな」と言うとか、あるいは単刀直入に「僕のことはだいぶん話したから、今度は君のことを知りたい」と言うこともできただろう。

そのどちらでも、もっとましな結果になっただろうし、やがては本物のデートができるようになったかもしれない。マナーとよい第一印象は、食事と上等な会話のように切っても切れないものなのだ。

❖

礼儀とマナーについて、最後にもう一点。マナーを守らず非礼な態度をとる人は、実のところ少なくありません。正しいマナーを教えられてこなかった人もいるでしょうし、あれこれの個人的理由から「体制に挑戦」すべきと思っている人もいるでしょう。ただ単に無骨な人もいるかもしれません。自閉症スペクトラム障害のある子どもや、他人の視点に立つことが不得手な子どもは、幼い頃ならナイキのスローガン「ジャスト・ドゥ・イット（とにかく、やれ）」式の指導法で従わせることができますが、やがて少年から青年になり、思考が柔軟になって他人の考えや気持ちを意識できるはずの年代になると、どう指導してもマナーを守れる人と守れない人の差が出てきます。テンプルは、社会に出て多くの人々と接するうちに、この問題に気づいたと言います。興味深いことに、普段のテンプルは非常に論理的で分析的なのですが、次の一文は非常に感情的な色彩を帯びています。今日の社会倫理の衰退について、彼女は多くの人と同じように嘆いています。テンプルの視覚的・画像的な思考と多数派の言語的思考は相容れないかもしれませんが、**礼儀とマナーを守ることは世界共通の「よい行動」である**という暗黙のルールについては、両者の認識は共通しています。

テンプルは語る――

私が社会人になった頃は、現在よりも、職場の暗黙のルールを理解するのは容易でした。通常の社会的場面でよしとされるマナーは、職場でもたいてい通用しました。マナーの基本テーマは、相手に敬意を払い、礼を尽くすということなので、どんな場面にも応用できました。労働者は今日ほど体制に挑戦的ではなかったし、自分の仕事に誇りをもち、家族にしろ職場のチームにしろ集団の一員であるという意識が高かったのです。また仕事の命令系統を重んじ、チームの評判を落とさないよう自分の責任を果たすことを心がけていました。人々は概して、今よりも互いに寛容で尊重し合っていたのです。

私は男性が九八％を占める業界で働いていました。私にとっては、女性の多い職場よりも適応しやすい業界でした。男性は女性よりも論理的で、対人関係で感情的になりにくい。同僚たちは、私が社会的に不適切な行動をすれば率直に指摘してくれたし、行動を批判することはあっても私という人間の価値を否定したりしませんでした。これは大いに意味のあることでした。私は仕事に賭けていたので、自分の何かの言動が仕事の成否に悪影響を与えると言われれば、無頓着ではいられませんでした。また、行動を直せと言われているのであって、別の人間になれと言われているわけではなかったから、自尊感情が傷つくことはなかったのです。社交性の高い人は、ともすると何事も感情的にとらえ、自分の行動を自尊感情や自己価値と結びつける傾向があります。そういうタイプの思考は下向きのスパイラルに陥ったりモチベーションの減退を招いたりしやすいでしょう。仮に、私が対人的なミスを犯したとしても、それは別の行動を習得すべきということであって、人間としてだめということではありません。自閉症スペクトラム障害のある人にはこのことをよく教えるべきです。

職場のあらゆる人間関係に通じる基本的な礼儀とは別に、私は自分の行動の指針としていくつかの基本的ルールを編み出しました。その中のいくつかは、あまりに感情的すぎて私には理解しがたいような人間関係に巻き込まれた経験から生まれました。私は現在もそうした場面を避けるようにしています。『ウォールストリート・ジャーナル』などのビジネス誌は、仕事の場面での適切な行動とそうでない行動を知るのに役立ちましたが、それとは別のレベルで、私のような人間が職場でうまくやっていくコツは、複雑な対人接触をしないことだと悟りました。礼儀を踏みはずさない、軽い世間話をする、宗教、政治、同僚や上司の性的関係といった個人的問題を話題にしない、ことさら人目をひくようなことをしない、他人の噂話に熱中するより仕事に励む、などが私の個人的ルールです。

仕事を続け、キャリアを築く過程で、ほかにもいくつかの暗黙のルールを学びました。「**仕事でかかわる人の中には、不適切な行動をする人もいるし、こちらがどんなに誠意を尽くしてもきらわれることがある。それについては何もできないし、すべきでもない**」というのもその一つでしょう。また、ほかの同僚の言動を上司に告げ口しないことも、とくに大切です。そういう人に意見したり批判をしたり、ほかの同僚との話題にしたりしないほうがよいでしょう。

なかには社会的に不適切な行動をしながら容認されている人々もいるし、それどころか今日ではそれが「普通」とさえ思われています。これも甘んじて受け入れた現実の一つです――今では冷めた目でみることができますが。これがまかり通ることは、論理的にはとうてい理解しがたいのですが、現実にはそれがくり返されています。私にできるのはやり過ごすすべを身につけることだけで、そういう人が直属の上司でないかぎりは耐えられるようになりました。もしその人が直属の上司で、問題が目に余り解決の糸口が見えない場合は、職場をやめるという選択をするかもしれません。「**ときには、友好的な解決法がどうしても見つからないこともある。そのときには関係を断って、新しい道に進むほうがよい**」という暗黙のルールは、職場でもそれ以外の場面でも通用します。とくに悪質な行動をする人がいる場合はそうです。

自閉症スペクトラム障害のある子どもも大人になれば、「**大人は適切な行動ができるのが当然**」という暗黙のルールによって判断され、失礼な態度だとかマナーの悪さや欠如は大目に見てもらえなくなります。「フリーパス」は取り上げられ、無作法な行動や他人に対する非礼は許されません。周囲は彼らが失敗をくり返すことに寛容でなくなり、やり直しがきかなくなります。だからこそ、子どものときに社会的マナーの基本やエチケットを教え込んでおくべきなのです。若いうちはまだ、失敗しながら学ぶことが許されます。小学生なら、社会的ルールの違反の代償は、放課後に友だちが遊んでくれないということですみますが、社会人となれば職を失うことさえあります。はるかに重大な結果を招くのです。

ルール5 留意すべきポイント

■エチケットや一般的マナーは一つひとつあげるときりがなく、またたえず変化しています。世代が変わるとマナーも変わります。ただし根本的なルールはいつの時代も同じです。

■よいマナーはまわりの人を快適にします。あなたがその社会集団の境界線をわきまえているという非言語的なサインになります。

■自閉症スペクトラム障害のある多くの子どもにとって、礼儀を学ぶのは退屈な作業です。授業形式よりも、なるべく自然な状況の中で楽しく教えましょう。面白くわかりやすくするため、マンガや映画、ドラマ、寸劇を使ったり、少しオーバーにしたりしてもよいでしょう。

■幼い子どもや、年齢を問わず他者の視点に立つ（心の理論）能力が低い人には、行動療法的アプローチでマナーを教えましょう。感情面も一緒に理解させようとすると、かえって混乱する子どももいるので、まずスキルを習得させ、それから背後にある理由を教えるのがよいでしょう。

■人格ではなく行動に焦点をあてましょう。「あなたは失礼です」ではなく「その行動は失礼です」というふうに。本質的に行動上の問題であるものを自尊感情や自己価値と結びつけないこと。

■行動には何らかの機能があります。不適切な社会的行動をなくそうとする前に、その行動がどんな機能を果たしているのかを見きわめ、それに代わる適切なスキルを教えるのがよいでしょう。たとえば、しょっちゅう人の会話に口をはさむ子どもは、自分の頭のよいところを人に見せたいのかもしれません。自分の知識を「ひけらかす」チャンスを与えることで、自分の番になるまで待つことを効果的に覚えさせられるかもしれません。

■自閉症スペクトラム障害のある子どもは観察ではなく経験によって学ぶ、ということを常に念頭に置きましょう。大人はつい「これくらいのことはわかるはず。こんなに明らか（簡単、単純）なのだから」と思いがちです。自閉症スペクトラム障害のある子どもには練習の機会をふんだんに与え、頻繁に理解のレベルを確かめることが必要です。「できるはず」という先入観を捨て、現実に子どもが何を理解しているかを見きわめましょう。

■ 学習しやすくするために、視覚的な教材を活用しましょう。

■ マナーには正式なものと略式なものがあるのを教えましょう。どの程度、形式的かはしばしば場面によって決定されます。

■ 中学校、高校と進むにしたがって、同年代に通用するマナーを教える必要がでてきます。大人には喜ばれるマナーでも同級生からは笑われることがあります。一つひとつのマナーを「いつ、どこで、誰に対して」適用すべきか教えましょう。

■ 子どもの出身文化を考慮しましょう。家庭環境に強い文化的絆がある二言語使用の子どもの場合には、とくに留意しましょう。彼らのマナーや習慣は一般社会よりも正式だったり略式だったりするので、マナーを教えると二重に混乱することがあります。場面が変わればマナーも変わるという概念をよく教えること。

基本のマナー

- 「どうぞ」「ありがとう」を言う。
- 相手の社会的地位にかかわらず、感じのよい態度で接すること。相手が清掃作業員だろうと上司や教師だろうと、同じようにマナーを守る。
- 権威ある地位の大人に対しては、「正式な」マナーで接する。
- 人をじろじろ見ない。
- 相手を傷つけるような呼び方をしない。
- 人の体重、外見、年齢などについて笑ったり、あれこれ言ったりしない。
- 公の場で家庭内の問題を話さない。
- よく知らない相手に対して、離婚や解雇の理由のような個人的な質問をしない。

● 家計の状況や持ち物（家、車、服、コンピュータなど）の値段について質問しない。
● 人が会話しているときに口をはさんだり、間を通ったりしない。
● 口にものが入っているときはしゃべらない、かんでいるときに口を開けない。
● 人前で陰部をかかない。
● 人に近づきすぎない（パーソナルスペースの問題）。
● よく知らない大人に話しかけるときは、必ず敬語を使う。
● 食べ物、おもちゃ、本などを人から横取りしない。
● 卑猥《ひわい》なジェスチャーをしない。
● 他人の失敗を指摘したり、笑ったり、からかったりしない。
● 個人の安全の問題がからまないかぎり、告げ口はしない。

- テーブルにひじをつかない。
- 食事の席で、しゃべりながらナイフやフォークを振り回さない。
- 人前で歯をほじらない。
- 人前でつばをはいたり、げっぷやおならをしない。
- あくびやせきをするときは、手で口をおおう。
- ホットドッグやハンバーガーなど、手づかみで食べてよいもの以外は、ナイフやフォークなどの食器を使って食べる。
- 携帯電話も含めて、電話のマナーを守る。
- 人前で、相手の欠点をあげつらわない。
- 社会的な場面では気分の波をコントロールする。

6 やさしくしてくれる人がみな友人とはかぎらない。

あなたは「友人」をどう定義するでしょうか。一〇〇人にきけば一〇〇通りの答えが返ってくるでしょう。年齢や性別、政治的、経済的、宗教的背景によっても答えは微妙に違ってきます。「友人」だけでは漠然としていると言われるかもしれません。昔の友人も入るのか、最近の友人のことか。知人、相棒、職場の同僚、ガールフレンドやボーイフレンドもか。一緒にジムに通う仲間というレベルか、それとも心の奥深くの秘密も打ち明けられるレベルの友人か。人によって友人の定義はさまざまでしょうが、友人を求め、誰かの友人になりたいという願望は万人に共通しています。それは自閉症スペクトラム障害のある人でも、何ら変わりはありません。

違いがあるとすれば、自閉症スペクトラム障害のある人は、真の友人をかぎ分ける能力に乏しいことでしょう。たとえば人の微笑みが偽りのない友情から出たものか、本音を隠した社交上のマスクにすぎないのかを、いろいろな内的な、また外的な手がかりから判断することが苦手です。この人は友人なのか敵なのか――自閉症スペクトラム障害のある人には、その境界線がかすんで見えることが多いのです。

テンプルは語る――

幼い子どもは多くの場合、共通の関心で結びついて仲良しになります。一緒に凧《たこ》をあげたり、雪合戦の砦《とりで》を作ったり、自転車に乗ったり、ボードゲームに興じたりします。私もそうやって友だちと遊びました。友情の土台は共通の活動でした。この年齢では、感情はまだ単純で浅く、ころころと変化します。何かにつけてよく笑うし、怒りもすぐにとけます。

思春期になるとそれが一変します。感情が主役になり、関心が内面に向かいます。カエルを捕まえるとか工作するといった活動によって結びつくよりも、考え方や感じ方や不安に思うことに共通項がある者どうしで結びつくようになるのです。相変わらず、難しい数学の方程式や化学の実験や宇宙の分子構造などで盛り上がっている連中は「オタク」とみなされます。そのほかの大多数の子どもにとっては、人づきあいが最大の関心事になります。

自閉症スペクトラム障害のある子どもは、たいてい中学生の頃から、社会的感情面の発達に遅れをとり始めます。それもしばしば著しい遅れが見られるのですが、仲間でありたいという欲求は同じようにあります。身体的には同年齢の子どもと同じように成長し続けるので、彼らの頭の中では自分は他の子どもとさして変わらず、大きな一つのグループに属していると認識しています。彼らは同級生やグループの構造を、以前と同じ基準、たとえば共通の活動、あいさつ、同じクラスといった基準でとらえていて、この時期に起こる変化に気づきません。この時期になると、友情を規定するグループは、おおまかな共通点ではなく選択的な差異に基づいてだんだん小さくなり、小学生の頃の大きな一つの仲間集団は、自閉症スペクトラム障害のある子どもが入れないような排他的な小集団に細分化されていきます。そこに自分が入れないことさえ気づかない子どももいます。

私は大学生になってからも、なかなか真の友人を見分けられませんでした。ちょうど中学生の頃から、急に難しくなりました。私を嫌う人のことばや態度に、あからさまに嫌悪がにじみ出ていれば、さすがにわかりましたが。母は一〇代の若者にとって重要な人間関係の暗黙のルールをいくつか教えてくれました。「**告げ口をしないこと。打ち明けられた秘密を言いふらしてはいけない**（誰かに報告しないと、その人の安全や健康が脅かされる問題なら例外）」「**悪意のないからかいもある**——好きだから、からかうこともある」などです。私をそうしたルールをいつも心に留めていたし、順番を守る、集団で遊ぶ、相手の気持ちを尊重するといった基本的ソーシャルスキルは身についていたので、少なくとも学校では何とかやっていけました。またそれなりの会話のスキルもあったので、集団に入れてもらうこともできました。

ルール⑥について混乱したのは、一〇代から青年期にかけてでした。嫉妬のような複雑な感情や、意地悪をするつもりで親切そうな顔で近づく人がいるということを、なかなか理解できませんでした。大学に入ったばかりの頃、リーという女性と知り合いました。彼女は親しげにふるまいました。私にぴったりとくっつき、たくさんおしゃべりし、私のことを知りたがりました。どれも見かけは友情を示す行為でした。一週間くらいたった頃、私は自分の自閉症のことを打ち明け、締めつけ機*や扉のシンボルのことなどを話しました。少しして、彼女がすぐにそれを同級生にふれ回ったことを知りました。私は同級生たちに嘲笑され、ひどく傷つきました。そしてリーに裏切られたと感じたのです。

そんな痛い目に三度も（それも立て続けに）あってから、私は戦法を変えました。個人的なこと

＊グランディンが自分で考案した、体を締めつけることによってリラックス感を得る機具

は、ごく限られた親しい友人だけに、またその人が信用できるという確信が得られてから話すことにしました。前章でも述べましたが、私の場合、ある出来事にともなう感情は、その経験を脳内のハードディスクに保存するときには切り離され、経験はただの画像、解決すべき論理的パズルとなります。

こうした経験から、私は友情についての大切な暗黙のルールを二つ学びました。(1)「**友人のようにふるまう人と真の友人は同じではない**」、(2)「**信頼は努力して獲得するものである**」。その後も、私は同級生と親しくしたし、おしゃべりもしましたが、話題にするのは試験や宿題や学校行事など安全なものにとどめました。彼女らの大部分は「知人」にとどまり、「友人」とはなりませんでした。

この一件の最大の打撃は、「テンプルは変わり者」という噂が流れ、多くの罵詈雑言に耐えなければならなくなったことです。駐車場やカフェテリアを歩いていると、「ハゲタカ女!」など醜悪なことばではやしたてられました。ようやくからかわれなくなったのは、三年生のときに参加した演劇の舞台背景作りで、私の特技がクラスメートに知れ渡ってからでした。このときの周囲の態度の変化から学んだのは、「人は才能に敬意を払い、何か特技のある人とつきあいたがる」という暗黙のルールでした。

成長と共に学んだ友情のルールがもう一つあります。「**友情の基盤は共通の関心、共通の考え、二人とも価値を認めている共通の原理である**」というものがそれです。友情には二人を結ぶ共通のテーマが何かしら存在します。単に同年齢、同性、クラスや課外活動が一緒というだけでは友だちにはなれないのです。そのほか、大学時代から青年期にかけて次のようなルールを学びました。

- 友情は時間をかけて育むもの。
- 意見が一致しなくても友人でいることはできる——友人だからといって、あらゆることに完全に意見が一致する必要はない。
- 友人は下心のない純粋な思いから、相手の気持ちや考えを気にかける。
- 友人は苦しいときに助け合う。
- 本当の親友と呼べる人はわずかしかいない。

とくに最後のルールを悟るまでには少し時間がかかりましたが、おそらくこれがもっとも重要な理解すべきルールの一つでしょう。

❖

中学生くらいになると、ある人間関係の暗黙のルールが意味をもつようになります。「**人はしばしば本当の気持ちを隠す**」というものです。幼い子どもは、ことばにおいても行動においても正直です。世界は自分を中心に回っていると思っているので、自分の考えや気持ちをことさら隠す必要を感じません。でも年齢が上がり、自分の見方だけがすべてではないことがわかってくると、自分の望みを追求し、欲求を満たすためには感情を偽るほうが好都合であることに気づくのです。また、自分の感情を正直に出さないほうが人間関係において賢明なときがあり、人が本心を隠すのにはいろいろな理由があることを理解します。たとえば相手の心を傷つけたくないとか、自分の感情に対して不安があり自分の信念や原則に反する発言や行為をしてしまうのがいやだなど。また人は、その場で表現するのが不適切な感情を抱いたときに、本心を隠そうとすることがあります。たとえば、会議で上司に罵倒されたとき、腹は煮えくりかえっていたとしても、感情まかせに行動すればクビが飛ぶかもしれないし、最近親しい友人を亡くして心が沈んでいても、結婚式のようなおめでたい席で暗い顔をするわけにはいかないのです。

この二つのケースは「**子どもも大人も気持ちとは裏腹の行動をとることがある**」というルールを物語っています。しかし自閉症スペクトラム障害のある人の杓子定規な思考によると、これは嘘をついていることになります。彼らの目には、自分を偽っているとしか映らないのです。

テンプルは語る――

アスペルガー症候群のある子どもは、人があからさまな嘘をついていても気づかないので、人につけこまれやすい面があります。どんなにつじつまが合わなくても、見たまま聞いたままを信じてしまうのです。彼らは白か黒かでしかものごとを見ないので、親切にふるまう人イコール親切な人ということになります。

やさしいことばをかけてくれた人から意地悪で心が傷つくような仕打ちを受けると、自閉症スペクトラム障害のある人は、つじつまが合わないので混乱します。そうなると、できごとの意味は脳内のハードディスクに定着しません。相変わらず、自分のルールに縛られた思考回路の中で、人の行動を見た通りに解釈し続けます。そのためにしばしば告げ口をしてしまい、ますます仲間集団から疎外されてしまうのです。私は子どもの頃、告げ口は恥ずかしいことで、いつも正々堂々としているべきだと母から教えられてきたので、告げ口はしませんでした。いじめが始まった頃には、すでに自尊感情が確立していたので、意地悪をされても前向きな気持ちを失わなかったし、いじめっ子のことばをすべて真に受けたりはしませんでした。自分についての否定的な思い込みに苦しむよりも、彼らの発言に取り合わないほうを選んだのです。たしかに彼らのことばには傷ついたし、まったく動じなかったわけではありません。それでも対人面で悲惨だった時期を乗り越えられたのは、生来の視覚的・論理的思考によって経験と感情を切り離すことができたためだと思います。

学校でのからかいについて言えば、自閉症スペクトラム障害のある子どもの多くにみられる杓子定規な思考では、「**すべてのからかいが悪意あるものではない。関心や愛着の表れの場合もある**」という、先の話とは逆のケースの暗黙のルールを理解しにくいところがあります。彼らは人からからかわれると、その人が自分がきらいなのだと機械的に解釈します。彼らには、親愛の情のこもったからかいと本当のいじめやからかいとの違い、そしてそれを見分けるサインを教える必要があります。

❖

一方、ショーンは、からかいやいじめから受けた痛みを、もっと絶対的で感情的にとらえていました。自尊感情が低く、柔軟な思考ができず、自分のルールに縛られていたため、彼は事実を理性的に整理して人に助けを求めることすらできませんでした。

ショーンは語る――

「何があったか話してくれなくちゃ、助けになれないよ」と親から言われるたびに一ドルもらえたとしたら、ビル・ゲイツのような億万長者とまでいかなくても、僕は一〇歳までに相当な金持ちになっていたにちがいない。学校でいやな目にあい、動揺と怒りで崩壊寸前になって帰宅するたび、両親は僕にそう言った。僕の苦痛をやわらげてやろうと懸命なのに、肝心の僕が何も言おうとしないのだから、彼らのほうがストレスで崩壊寸前だったことだろう。母が僕の目の高さにまでかがみ、両肩を抱きしめ、顔をのぞきこんで、救い出す手がかりを探そうとしているのに、僕はかたくなに沈黙を守った。たった一言でも、短いことばでも、イエスかノーかだけでも言えば、どんなにましだったか。だが僕は母から目をそらし、ただ部屋のどこかをにらみつけるだけだった。

こんなすげない態度をとった理由はいくつかあるが、決して反抗心や強情からではなかった。最大の理由は、いきさつを順序立てて整理して話す能力が僕になかったことだろう。心に渦巻く感情を、ことばで表現するすべを僕は知らなかった。閉塞した杓子定規な思考回路では、母にわかるように話したり正確に説明したりすることができなかった。いじめられ、ばかにされ、たたかれ、殴られ、転ばされ、さいなまれなければならないようなことをした覚えはない。だがその事実と、誰か力のある人に助けを求めたりしていじめをやめさせることとは、頭の中で全然結びつかなかった。

僕が母の視線を避けたもう一つの理由は、まだ痛みが生々しく、いやなことをわざわざ蒸し返して傷口に塩をぬるようなことをしたくなかったからだ。また、他の人の視点に立つことができなかったため、どうせ父も母もおおかたの原因は僕にあると思っているだろうと決めつけていた。日頃から家で何かするたびに叱られているのだから、学校のことだって同じだろうと。親にでも誰にでも、自分が受けたひどい仕打ちについて話せば、その事実を否定せずに直視することになる。どうせうまく説明できないのだから、一番楽で抵抗の少ない方法、つまり否定して隠すことが最善の選択肢に思えた。話せばますます悔しくなるだけなのに、どうしてわざわざそうする必要があるだろうか。無反応のもう一つの理由は、もっと漠然としたものだが、僕の自己イメージに関係する。僕の自尊感情は非常に低かった。たとえちゃんと説明できたとしても、まるでくもの巣のように張り巡らされた不正をただすには、超人的努力が必要だ。所詮、やっても無駄と思えたのだ。

✣

自閉症のある人の多くは、まわりの人——親や教師、友人、パートナー、同僚、上司——に喜ばれたいという気持ちをもっています。この願望は、認知機能のレベル、思考の形式、経験の範囲などに影響されて、さまざまなかたちで表れます。その中には社会的に適切なものもあれば不適切なものもあります。たとえば、相手が求める答えをしようとして嘘をついてしまったら、とんでもないことになります。青少年期や成人後に、知らないうちに犯罪行為に巻き込まれ、自閉症の知識のない警察官に尋問されたときに、相手の期待を察して、犯してもいない罪を告白してしまう人もいるのです。

人はときに本心を隠したり、真の感情とは裏腹の態度を装ったりすることがあるのを理解するには、他者の視点に立つ高度な能力と「心の理論」の能力が必要です。他者の視点が欠落していたり発達の途上だったりすると、本心と行動とは違うという概念は理解できず、記憶にとどまりません。ここで、あなたならどうか、比較してみてください。おそらくあなたの場合、見たり聞いたりした状況や考えや概念が、直接自分や自分の生活にあてはまらなくても、それらは脳のどこかしらに収まっています。他者の視点はそこから生まれるのです。とくに意識しなくても、こうした情報はあなたの脳内のハードディスクに焼きつけられ、後日、ある場面を解釈したり、経験したことのないピンチに対処したりするときのためにファイルされます。脳が自動的にそう反応するのです。

ところが、他者の視点をとる能力が乏しい自閉症スペクトラム障害のある人の場合、自分に直接関係のない情報は霧のように消え失せ、蓄積されません。だから、その情報が適用できるはずの場面に遭遇しても活用できないのです。他者の視点をとる能力が低い人ほどデータの蓄積が乏しく、高い人ほど一つの場面からたくさんのデータを取り込めます。自閉症のある人がこの世界を「把握する」のに苦労し、他者の視点を育てるためには非常に多くの練習と反復が必要な理由を、少しおわかりいただけたでしょうか。自閉症のある人の場合、ある考えなり場面なりが本人にとって直接的な意味のあるものでないかぎり、記憶に残らないのです。残ったとしても、もとの情報のほんの一割程度でしょう。二度目になるともう少し増えるかもしれませんが。またデータが残ったとしても、検索機能に欠陥があることもあります。もともとハードディスクのデータ量が少ないことも手伝って、誤った情報を引き出したり、特殊な連想をしたりします。その結果、正しく対応しようと努力しているのに、状況にそぐわない行動をしてしまうのです。

他者の視点に立つ能力が低いか発達の途上にある子どもには、この能力が十分に発達するまで、ある筋書きに沿った行動を教える必要があります。子どもがリスクのある場面を切り抜けるのに役立つ行動の指針を作りましょう。機械的な学習アプローチは、視覚的・論理的な思考の子どもにも有効です。彼らの高い分析力や調査能力を生かして、社会的場面の問題解決法を教えましょう。「実験」や「パズル」として学習させ、必要に応じてごほうびなどの外的動機によって学習意欲を高めましょう。

身の安全にかかわる問題については、単刀直入に危険を指摘したほうがよいでしょう。自閉症スペクトラム障害のある子どもや若者は、事前に教えておいても目の前の危険を察知できないことがあります。一般化の能力が低いために、条件が完全に一致しないと危険のサインを見逃し、人にだまされるなどの被害にあってしまいます。親や教師がいくら粘り強く安全な行動を教えていても、白か黒かの二者択一的思考と彼ら自身の（しばしば非現実的な）内的ルールのせいで、現実を正しく把握できない場合があるのです。

ショーンは語る――

自閉症の呪縛から解き放たれようとしてもがいていた一二年間、僕は、他人はいつでも正しいものと信じ込んでいた。人の最善の部分だけを見ていたいという一途な願望があったのだ。人が自分や他人について言うことは、すべて真実と思っていたし、親切にふるまう人は親切な人だと信じていた。そのルールは僕の拠りどころであり、頭の中でいつも聞こえる声だった。健常な一二歳の子どもなら、「もし」「でも」と譲歩して相手の真意や真実を推し量るのだろうが、僕の思考からはそうした概念がすっぽり抜けていた。

一〇代から二〇代半ばまで、僕は自分以外のすべての人間が好きだった。誰かが微笑みかけてくれたり純粋に関心をもってくれたりすると、心からうれしかった。自称と実際が違う人がいるということなど夢にも思わなかった。批判的思考力も常識もない、そのおめでたさは僕を無防備にした。

一二歳のとき、事件が起きた。初対面でほんのちょっと話をしただけの男性から、オーラルセックスを求められたのだ。やさしそうで悪い人には見えなかったから、きっとよい人だと僕は思った。ここは安全な住宅街だし、この人は大人なのだから、悪の誘惑であるはずがないと。その後、僕はひどく不快な気分になったが、それがなぜなのかわからなかった。心のどこかで彼がしたことはよくないと感じていたが、何が起きて、どこがどういけないのかがわからなかったのだ。結局、いつもの通り、悪いのは僕で大人は正しいと思うほかない。誰かに話そうにもことばが思い浮かばず、結局、沈黙を守った。両親がこのできごとを知ったのは、二〇年もたってからのことだった。

一八歳のときにも似たようなことがあった。夜、最終バスに乗り遅れ、親に迎えを頼もうと電話ボックスのほうに歩いていくと、親切で誠実そうな中年男性が車を寄せてきた。僕がバスを逃して困っているのがわかったのだろう。僕は何のためらいもなく彼の車に乗った。これは実に危なっかしいことだった。彼は酒に酔っていたようで、最近女性をレイプしたことを自慢気に話し始めた。幸い、自宅の真正面で車を降りない程度の知恵は働いたので、何ごともなくすんだ。だが、僕は彼を外見だけで受け入れ、自分を危険にさらしたのだ。僕は一八歳になっても、状況を見きわめ、常識を働かせて「安全指数」を割り出すことができず、本能的に危険を察知することもできなかった。

そうした思考が働かなかったのは自閉症のせいだった。今日まで、世間知らずで誰彼かまわず信用してしまうことが原因で、もっと重大なことでだまされたり、大きな犯罪の被害者になったりせずにすんだことを、今さらながらにありがたく思う。

両親は僕がこの危なっかしいおめでたさを克服できるようにと、何ヵ月も、ときには夜中まで僕と話し込んだ。人はさまざまな理由から真実を言わないことがあるし、人の行動にはさまざまな動機が隠れていることがあることを僕にわからせようとした。両親は、僕が人からつけこまれたり金をだましとられたりしないかと心配していた。両親は僕に猜疑心を植えつけようとしていたのではなく、「**信用する前に、その人のことばと行動を状況に照らし合わせて判断すべき**」という人間関係の暗黙のルールを教えようとしていたのだ。見た目がどんなに美しくても、現実はきれいごとばかりではない。これに関連して、「**人が真実を言わないのは、必ずしも悪意からではない**」というルールがある。相手の気持ちを傷つけないための嘘もある。そうしたことが腑に落ちるまで、長い年月がかかった。その過程はイバラの道で、僕は何度も傷ついた。これには、一九七〇年代のR&Bグループ、インディスピュータブル・トゥルースの「スマイリング・フェース」の歌詞がぴったりくる。

笑顔、笑顔はときに真実を語らない
笑顔、笑顔は嘘をつく、それを僕は思い知ったのさ

✣

一方、テンプルは持ち前の視覚的・論理的思考と情報処理能力によって、分析的アプローチから人の真意

や本心に迫りました。車の整備士が法外な料金を請求しようとしていないかどうか、ある同僚がプロジェクトを妨害しようとしていないかどうか、最近知り合った「友人」が真の友かどうか、テンプルはアルゴリズムを使って判断します。

テンプルは語る――

定型発達の人には、人が嘘をついたり真実を誇張したりするとピンとくる、勘というものがあるようです。人によってレベルの違いはあるにしろ、それは自閉症スペクトラム障害のある人にはまったく欠落している感覚です。視覚的・論理的な思考回路をもつ私は、ある人が真実を語っているかどうかの判定をするのに、コンピュータのアルゴリズムのような手続きをとります。頭の中でさまざまな変数を考慮し、該当するものをチェックし、信頼性の確率をはじきだすのです。仕事においても、また学生に単位を与えるかどうかを考えるときにも、コンピュータで演算処理するような手順で、最善の方法を探し出します。定型発達の人が「直感」と呼ぶものは、私にとっては画像と論理による脳内の情報処理です。感覚ではなく、脳内のインターネット検索なのです。

私はまず変数を客観的に分析します。もっとも重要な変数は、利害の対立があるかどうかです。利害の対立があると、正確な情報を教えてくれない、大なり小なり嘘が混じる、見かけではわからない魂胆があるなどの可能性を考慮しなければなりません。また嫉妬も方程式に絡んできます。人は自分の領域を侵されたと感じると、この感情を抱くことがあります。ある工場プロジェクトで、私に仕事をとられたと思っているエンジニアがいました。私は彼の「嫉妬指数」を計算に入れて、彼の情報が正確である確率を判断しました。私は状況判断に必要な情報を集めるためには、調査の手間を惜しみません。たとえば、新しい車の整備士の信用度を判断するときは、ほかの顧客からの情報、店内に掲示されたライセンスや表彰状、彼が商工会議所の会員かどうかなどを調べます。そうした客観的証拠に基づいて、整備士のことばの信頼性を評価し、偽りを言う可能性が高いかどうかを判断します。仕事でもプライベートでもやり方は同じです。

人には隠れた思惑があることに初めて気づいたのは、駆け出し時代に畜牛プロジェクトに参加したときのことでした。それは嫉妬から生じたもので、今の私ならすぐに気づいたでしょう――会議中に不自然に黙り込み、やる気のなさそうな人がいたら、黄色信号です。しかし、はじめにそれに気づいたのは、一般の人のような対人関係の視点からではありませんでした。周囲の個々の具体的情報に目を光らせ、論理的に整理することによって真実にたどり着いたのです。あるとき、工場の機械の一部が誤動作をくり返すようになりました。さまざまな情報を総合すると、私がトイレに立つたびに、誤動作が起きていることがわかりました。実はプロジェクトのあるメンバーが私の評判を落とそうとして、食肉搬送用のフックを機械に突っ込んでいたのです。このままではプロジェクトが失敗してしまうので、私はよくよく考えたうえで思いきって上司に手紙を書き、実情を報告しました。プロジェクトが救われるかクビになるかの賭けでしたが、幸い仕事を失わずにすみました。嫉妬は厄介で扱いにくいものです。また嫉妬しているのが誰かということにも、大きく左右されます。

その一件以来、私は自分のための仕事関連のルールをいくつか増やしました。そのうちのいくつかは仕事上の一般的な暗黙のルールです。たとえば私が食肉加工工場のコンサルタントで、私を雇用したのが工場のエンジニアだとすると、「**直接の雇用者の頭越しに行動しない。例外は、そうしなければ仕事に悪影響が出るときだけ**」というのがルールの一つです。つまり**命令系統**の尊重ということですが、これはビジネスのあらゆる場面に通じる暗黙のルールです。何か問題が起きたら、まず直接の雇用者か直属の上司に相談して解決を図るべきです。また「**同僚の嫉妬を買ったときは、その人に何かのかたちで仕事に参加してもらうとよい**」。その人を仕事に巻き込み、才能をほめ、必要とされていると感じてもらうと、たいてい嫉妬は解消します。

かくいう私も、自分の仕事と直接関係のない同僚の行状を、上司に訴えてトラブルになったことがあります。私の言ったことが何かのかたちで彼らにはね返ったのでしょう。すっかりきらわれてしまいました。私はすぐに行動を改めました。「**他人のすることを上司に告げ口するより、自分の仕事に集中することのほうが大切**」が私の下位ルールの一つとなりました。これは管理職もしばしば口にするルールですが、最近は守れない人が増えています。ルール⑥「**やさしくしてくれる人がみな友人とはかぎらない**」とも関連しますが、巧妙に他人を出し抜く人が増え、社会意識の高い人ですら欺かれたり、自分を見失ったりしています。彼らは利用されたと気づくと腹を立て、心とプライドが傷ついたために、管理職に告げ口をします。こうした感情は複雑すぎて私には理解できません。だから、ひたすら目の前の仕事に集中し、余計なことには首をつっこまないようにしています。

個人生活で学んだのは「**完璧な人間関係は存在しない**」というルールです。完璧な設計がありえないのと同じように、完璧な人間関係も存在しません。意見の食い違いは必ず起こるし、仕事の出来不出来に差があるように人間関係の完成度にも差があります。よい人間関係を築こうとべストを尽くすのは大切ですが、一致できないことがあるということも受け入れなくてはなりません。私には大いに頼りになる仕事仲間がいますが、彼らとは宗教や政治の話をしないことにしています。**「自分の信条をまげなくても、信条の違う人と友人になることができる」**というのも、私が学んだ暗黙のルールの一つです。友人といってもさまざまなレベルの友人がいます。私には技術分野や動物行動学の領域に友人がいますが、彼らと深いところまで信念を同じくしているわけではありません。セックスや宗教や政治に関する意見をかわす友人は少数です。こうした話題を、共通の関心でつながっているだけの友人と議論すると、友情にひびが入ることがあります。

以上のような社会的ルールを、私は感情的なつながりを通してではなく、観察力を駆使し、論理的アプローチで問題を解決することによって学びました。それができるようになったのは、脳内のハードディスクに、的確な結論を出せるだけの情報量が蓄積されたからです。高校時代は、まだハードディスクの情報量が少なかったので、誠意のある人と下心のある人を見分けることができませんでした。検索したり客観的な基準にしたりする材料がなかったのです。今の私は、直感で判断する人と同じ結論に至るかもしれませんが、方法に違いがあります。分析的なアプローチは私に合っているし、感情やそれに伴う感情的混乱から距離をおくので扱いやすくもあります。

❖

テンプルとショーンは、アプローチこそ大きく異なりますが、人の本心や真意を読み取るすべを身につけました。テンプルは論理的に人間関係を分析することによって、ショーンは自分と他人の感情を一体化する能力から生じた感情的な視点によってです。二人とも自己意識と他者認識の発達は遅かったものの、前進はしていました。大きく進展したのは、二人とも成人してからしばらくの頃のことでした。

ショーンが社会意識の発達につれて気がついたことの一つは、心理学やカウンセリングを専門とする「プロ」でさえ、人の本心や真意を読み取ることにかけては万能ではないということです。

ショーンは語る――

広い世界の中に自分の居場所を作ろうと、僕はいろいろな方法を試した。心理学の本を読みあさり、そのアドバイスを一字一句実行しようとした。なかでもデート本は面白かった。この通りにすれば、すぐにでもガールフレンドができるような気がしたからだ。またポジティブな生き方をしている人を見つけて、自分のモデルにするという方法も試みた。両親とのたくさんの会話を通して教えられたことを実践するため、ひとりになると、両親に言われたことを頭でも心でも納得できるまで、声に出して何度も自分に言い聞かせた。自分を幸福な人間に改造するための作戦は、ときには功を奏したが、多くはつらく苦しく、ひたすらストレスがたまるものだった。

とくに思い出すのがアサーション*の訓練だ。それは僕がいかに他人の意見をうのみにしていたかというエピソードでもある。一九九〇年代頃、僕は何とかして人との対立に対処できるようになりたいと思っていた。不安とおびえと自信のなさのせいで、難しく込み入った状況や、とくに人に操作されるような場面でどうすればよいかわからず、あとになってから、ああ言えばよかった、こうすればよかったと後悔することばかりだった。そんな自分にいいかげん嫌気がさしていた。その頃、近くの書店のセルフヘルプ本のコーナーで、マヌエル・スミス博士の『ノーと言う

*相手を尊重しつつ、自分の意見や気持ちを適切な言い方で表現する

のがうしろめたい（*When I Say No, I Feel Guilty*）』〔Smith 1975〕というアサーショントレーニングの本を見つけた。人から操作されず、批判にじょうずに対処するための具体的なテクニックを教える本だった。

これを読めば、人生の大逆転が起きるような予感がした。本に書いてある公式に従えば、たちどころにアサーションの達人になれるだろうと。僕はそれまで、同じ本を読み返すことはなかった。頭の悪さの証明のように思えたからだ。だがこの本にかぎっては、人生の行動原理にすべく隅から隅まで何度も読み直した。

これといった成果の上がらないまま数ヵ月が過ぎたころ、僕の町で四週間のアサーション訓練プログラムが開催されるのを新聞で知った。すぐに申し込んでワークショップに参加したが、専門家が教えるテクニックをちっともマスターできず、いらだつばかりだった。ワークショップが終了したときには、自己主張がうまくなるどころか自己嫌悪が深まり、ますます自閉症の傾向が強くなった。

ただ本を読んだり講義を聴いたりするのと、実践するのとでは大きな違いがあるのを僕は思い知った。その後も、自信がないばかりに、人に操作されていることに気づかず、何度もひどい目にあった。「**一人の人、一冊の本、一つのワークショップが、自分自身や人間関係を理解する『マスターキー』になるわけではない**」という大切な暗黙のルールに気づいていなかったのだ。

だが、この経験によって、セラピストやカウンセラーやセルフヘルプの本、そして心理学一般が、絶対的な答えや確定的な成功のルールを教えるものではないとわかったことは、収穫といえるだろう。本の知識や人のアドバイスは指針にはなるが、自分にとって効果のあるものばかりではない。もう一つ学んだルールは、「**人は他人に助言するのが好きだが、必ずしも自分自身が実践しているわけではない**」ということだ。人のアドバイスにやみくもに従う必要はない。自分に合うと思うものを生かし、そうでないものは無視してよいのだ。

❖

ショーンは最後に、相手を欺いたり操作したり、そのほか感心できない動機で近づく人を見分ける知恵について語ります。愛着、愛、恋愛といった非常に個人的な領域の話です。

ショーンは語る――

たとえばあなたが新しい仕事に就くため、知らない町に引っ越してきたとしよう。職場へのだいたいの道順は聞いているが、初めての出勤日に車で幹線道路に乗ると、何たることか、道路標識がまったく読めない。制限速度も通りの名前もわからない。自分が正しい方向に向かっているのか、どの出口で降りればよいのかもさっぱりわからない。

それと同じような混乱、不可解、違和感を、僕は人のことばの真意や意図を汲み取ろうとするたびに感じてきた。不安や怒り、恐怖や抑うつを味わったことはいうまでもない。二〇代に入ってからも、あいかわらず人間関係に戸惑い、人との交流で理解できないことがたくさんあった。人と話したあとは、必ず相手の言ったことを頭の中で何度も再生した。そして徹底的に会話を分析しているうちに、気が滅入ってしまうのだった。

ある晩、女友だちと一緒に食事と映画に出かけた。いい雰囲気だと思っていたのに、「おやすみ」を言って別れるとき、彼女はうなずいただけで黙っていた。うきうきした気分は、たちまちかき消えてしまった。僕は何か悪いことをしたのだろうか。彼女は黙ったままだったのか。うなずいたのはどういう意味か。よく思い返すと、うなずいたときの笑みは心からのものではなかったような感じがする。その夜は悶々と過ごした。

当時の僕はまだ、人は「こう反応するはず」という固定的なイメージを抱いていた。行動面には進歩があったとはいえ、硬直した思考パターンからは少しも脱皮していなかった。相手が期待通りの反応をしないと、自分が何か悪いことか、ばかなことをしたにちがいないと思った。自分の見方が唯一の視点ではなく、他人には他人の視点があること、一つの場面についていく通りもの解釈が成り立つことなど夢にも思っていなかった。

二〇代前半の頃は、人間理解の鍵となる「**人はたいてい、同時に二つ以上の感情を抱くことができる**」という単純なルールがわからなかった。たとえば、おおむね満足だがある一点については強い憤りを感じるとか、昇進や引っ越しはうれしいけれど不安でもある、というような心境は想像すらできなかった。

僕の視野の狭い世界観は、こと男女関係となると暴走した。三〇代に入っても、女性が話しかけてくれれば、恋愛の対象として見られていると解釈し、ほかにもいろいろな可能性があることをまるで考えもしなかった。「**親しくしてくるからといって恋愛の対象として見ているとはかぎらない**」という男女関係のわかりきったルールをわかっていなかったのだ。おかげで僕は幸福の絶頂と傷心の間を激しく行ったり来たりし、その中間はなかった。孤独と絶望感にどっぷりつかっていた僕は、ものごとを客観的に見ることができなかった。たとえば、女性店員が親切に応対してくれるのはそれも彼女の仕事のうちだからだとか、ウェイトレスが僕と雑談するのは彼女がもともと社交的な性格だからだということは、頭をかすめもしない。その人にはその人の生活があるだろうと推し量ることもできなかった。女性に声をかけるときは結婚指輪や婚約指輪をしていないかどうか確かめてから、という常識さえなかったのだ。**「デートに誘う前に、既婚者かどうかを示す目印を探す」**というルールは、僕の社会生活能力の範疇外にあった。僕の思考は自閉症のせいでひどく混乱し、さまざまな言語的、非言語的サインから現実に即した結論を導き出すことができなかったのである。

自分の置かれている状況を把握し、さまざまなヒントや常識から、言うべきことやすべきことを判断できるようになるまで、長い年月を要した。何であれものごとがうまくいかないのは自分のせいだと思い込んでいた。その硬直した思い込みのせいで、いつのまにか自分の直感や本能を信じられなくなっていたのだ。どうせ悪いのは僕だという自己不信から、何度か不健全な恋愛関係や友人関係の泥沼にはまり、なかなか抜け出せなかった。

恋と失恋

一九九〇年代の初め、人づきあいの知恵が少しはついたと思い始めた矢先、まったく勝手のわからない事態に苦しむことになった。やっと身につけた常識や健全な疑念は、あのときどこに雲隠れしていたのだろう。

オハイオ州のナーシングホームに勤めていた頃、休憩室で休んでいたとき、スザンヌという女性が僕の向かいに腰かけてきた。彼女は管理部門の所属で、顔くらいは知っていた。何となく話し始めると、驚いたことに、彼女は僕とつきあいたいと思っているらしかった。僕はときめいた。四年間つきあった女性と別れて以来、心の傷を引きずったままで、自分から誰かを誘うのが怖くなっていた僕が、生まれて初めて女性からアプローチされたのだ。すっかりのぼせ上がってしまった。OKしない手はない。

最初のデートは、よくあるパターンだがハロウィーンだった。一緒に朝食をとるうちに、スザンヌは僕によほど惚れ込んでいるらしいことがわかった。彼女はヘビースモーカーで僕はタバコぎらいだったが、そんなことはどうでもよくなった。僕に関心を持ち、特別な存在と意識し、つきあいたいと思ってくれているのだ。

だがまもなく、スザンヌは最初の印象とは違うことに気づいた。自分は隠しごとができない正直なたちだといつも言っていたが、子どもがいることを打ち明けたのは、つきあい始めて一ヵ月以上たってからだった。また二人の交際を職場の誰にも話さないようにと堅く口止めした。それから年齢も、最初は三二歳と言っていたのが（僕は当時三〇歳）、数週間後には三五歳になり、やがてそれも怪しくなった。本当は何歳なのかときくと「あなたよりちょっと年上。どうでもいいでしょ、歳なんて」とかわす。

スザンヌは、僕のことばや行動に賛成できなかったり怒っていたりすると、それをまわりくどく表現するので、僕はすっかり混乱してしまった。お気に入りのフレッド・アステアの映画のセリフを引いて、自分が怒っていることをわからせようとするだけで、問題そのものを解決しようとはしなかった。スザンヌは僕の言うことなすことほぼすべてに難癖をつけるようになった。

つきあって一ヵ月後、スザンナは、ノースカロライナにいる別れた夫に身体的にも精神的にも虐待されていたと話し始めた。ある事件に巻き込まれたため、ノースカロライナには絶対に帰れないとも言う。だが、何があったのか問いただすと口をつぐんでしまう。

二人の仲は数ヵ月で急速に進展した――僕にとって急速すぎるほどに。だが彼女は、親には絶対に言わないでと釘をさす。僕はだんだん不安になってきた。一緒にいて楽しい日と不愉快な日の割合が一対二になった。だが、どうすればよいのかわからないし、気持ちを整理することすらできなかった。

家族は、僕の行動がだんだん昔に逆戻りしているのに気づいた。ほとんどいつも緊張を強いられ、気が立ったり、茫然としたりしているうちに、昔の悪い癖がよみがえってきて、よい部分は影をひそめた。両親は、僕の表情がいつもおびえたようにこわばっていて、歩き方もぎくしゃくしていると言った。僕の笑顔は減り、ユーモアセンスは消え、人のユーモアも理解できなくなった。自閉症がひどかった頃のような発言をし、間違いや失敗に耐えられなくなった。もう限界だとわかっていたが、それを受け入れるとなると別の話だった。

最初のデートから五ヵ月たった頃だろうか、スザンヌはそろそろノースカロライナに帰れない理由を教えたいと言った。ただし、家族にも友人にも誰にも話さないでと念を押された。

スザンヌは涙ながらにこう語った。ある晩、夫とひどい口論になって性的な暴行を受けた。冷蔵庫のビールを四本飲んで、夫から逃れようと車に乗ったが、酔っているうえにスピードを出しすぎてコンクリートの壁にぶつかり、飲酒運転で起訴された。弁護士に相談すると、ノースカロライナを出て二度と帰ってくるなとアドバイスされたので、娘を連れて、ペンシルベニアの両親のもとに転がり込んだのだという。

聞き苦しい話だったが、僕は何とか彼女の気持ちを受け止め、支えになりたいと思った。秘密を打ち明けてくれたのが純粋にうれしかったのだ。だが同時に、頭の片隅で疑念がわいた。このとき冷静に考えていれば、不審な点に気づいたはずだった。なぜ夫の虐待を告訴しなかったのか。飲酒運転はノースカロライナに帰れなくなるほどの重罪か。どういう了見の弁護士がそんな助言をするのか。ノースカロライナの警察当局だって、その程度の事故の容疑者を血眼になって探すだろうか――彼女が言うように人をはねたわけではないのなら。それとも死亡事故だったのか。だが僕は深く追及せずに疑いを胸にしまい、彼女の言い分を信じようとした。

三月のある晩、スザンヌと一緒に近所のショッピングモールに出かけた。彼女の買い物につきあうだけのつもりだった。ところが、特別セール中の宝石店の前を通りかかったとき、彼女の足が止まった。スザンヌは満面に笑みを浮かべ、甘ったれた声で「ちょっと見るだけ」だから入ろうと誘った。しばらくして、僕らは一八〇〇ドルのエンゲージリングとともに店を出たのだった。「春の最初の日で、私たちの人生の新しいページの始まり。何だか象徴的ね」と彼女は言った。

僕は矛盾した感情に苦しんだ。スザンヌに愛されているはずなのに、なぜか彼女が恐ろしい。僕は結婚したいと言われたことに酔っているのであって、そう言ってくれた人を愛しているわけではないことが、うっすらわかってきた。

その夜、アパートに戻ると、彼女が一九九四年八月と決めた結婚式に招待する人のリストを促されるままに作った。スザンヌは、右が私の招待客、左があなたのよと言って紙の真ん中に線を引いた。僕は空気の抜けた風船のように脱力し、誰の名前も浮かんでこなかった。この結婚はきっと失敗し、無残な結末を迎えると内心わかっていた。この状況を正しい角度から見直し、気持ちを整理するためには、一ヵ月の時間と四〇〇マイルの距離が必要だった。

一ヵ月後、僕は、著書『ここにいる少年』のインタビューでハンブルグを訪れるため、ニュージャージー空港で母と待ち合わせていた。フライトを待つ間に入ったコーヒーショップで、僕は母の隣に腰をおろすなり大きなため息をついた。

「どうしたの？」と母はたずねた。

「丸一週間スザンヌの顔を見なくてすむと思うと、ほっとするよ」と僕は答えた。

飛行機の中で母は、人間関係の苦労は誰にでもあると話し始めた。そして、

「でも、これだけは言えるわね。もしスザンヌがいないときのほうが調子がよくて幸せだというなら、よくない関係なのよ」と言った。

僕たち親子はヨーロッパ滞在を存分に楽しんだ。一度たりとも、スザンヌと離れてさびしいとは思わなかった。それどころか彼女を思い出しもしなかった。晴れ晴れとした気分で、よく遊び、よく笑った。生気がよみがえり、緊張が解けた。これらはすべて、スザンヌとの関係は相当ひどいものだという証拠だった。

それから数ヵ月の間、両親は、スザンヌは結婚相手にふさわしくないし、今の僕は見る影もなく、どうがんばっても二人の関係は破綻すると、ことばを尽くして僕を説得しようとした。彼女と結婚したら人生は狂い、「彼女とのわずかな楽しい思い出」さえ失うことになるだろうと。

両親の言うことが正しいとはわかっていた。だが、何であれそうだが、頭で「わかる」のと

「受け入れる」のとでは大きなギャップがある。最後のほうは、僕はもうボロボロだった。両親の言うことを認めれば、以前の失敗から立ち直りきらないうちに、またもや人生の選択を間違えたことを証明することになる。一方で、スザンヌと穏便に別れる方法をしきりに考えていた。自分から別れを言い出すのは初めてだった。幸い、眠っていた常識と健全な判断力がほどなくして目覚めた。一九九三年六月、スザンヌに電話をかけて「もう終わりにしよう」と切り出した。ついでに指輪も返してほしいと頼んだ。

スザンヌは、面と向かって別れ話ができない僕の臆病を責めた。たしかに、僕は彼女が怖かった。どうせこちらから縁を切るつもりだったのよ、とスザンヌは言った。それから、指輪を返せなんて、しみったれた男ね、と。そんなことを口にした僕がまぬけだった。

生まれて初めてデートに誘ってくれた女性との八ヵ月間の交際に終止符を打つのは簡単ではなかったが、ほとんど罪悪感はなく、それどころか心からの安堵を覚えた。

もちろん、自閉症のない人でも、人生には山あり谷あり、恋愛で傷つくのはよくあることだ。恋をすれば**「大切な人との別れはつらい」**という暗黙のルールが身にしみる。だが僕の場合、ガラスのような自尊感情と人を信じたいという欲求が、状況判断を狂わせた。何がコントロールできることで、何ができないことなのか（何が自分のせいで何がそうではないか）を判別できなかったのだ。この経験から学んだもっとも大切な人間関係のルールは**「いつも災いの種をふりまく人とつきあうくらいなら、友人も恋人もいないほうがずっとまし」**ということだ。僕にとっては大きな一歩前進だった。

恋愛関係や友情、日常の実用的なやりとりにおいて、次のルールは相手の真意や意図を確かめる助けになります。

❖

真意や意図を読み取る

- **人のやりたいことにつきあうことと、人に利用されることとは大違い。** どんな人づきあいでも、肝心なのは次の点です。今、この人とこのことをするのは、心からそうしたいからでしょうか、それともそうしなくてはいけない気がするからでしょうか。誰かと競っている感じがする――つまり、自分がその人に受け入れられていると、常に証明しなければならない気がするでしょうか。
- 何かがおかしいと感じたら、**あれこれ憶測するより、自分の不安な気持ちを認めるほうがよい。** 憶測は往々にして事実と食い違い、ときには有害でもあります。真の友人は、心の思いや意見を表現したからといって決して責めたりしません。
- **どんな人間関係でも、不安がつきまとうなら健全ではない。** ビジネス上のつきあいにしろ個人的なつきあいにしろ、よい人間関係は互いの信頼や安心感を育むものです。
- **嘘は決して「ささいなこと」ではない。** 嘘がばれたときに、「たいしたことではない」と言い張る人は、たぶん個人的なつきあいでも仕事上のつきあいでも信用がおけない人です。あなたとのつきあいを「秘密」にしたがる人も怪しいでしょう。実りある人間関係は、誠実で隠しごとのないコミュニケーションの上に成り立つものです。

❖

ショーンはさらに語る――

幸いなことに最近は、人に踏みにじられるようなことは少なくなった。だが昔は、友情がほしいあまり、ほかのことが目に入らず、利用されていてもなかなか気づかなかった。親切にされ、あれこれ言わずに受け入れてもらえさえすれば、誰かれかまわず恩義を感じていた。今は、家族や信頼のおける人の意見や判断を信じることにしている。**「見知らぬ人やよく知らない人の意見よりも、親しい友人や家族の意見を信用すべき」**というルールを学んだからだ。たとえば、友人や恋人になれそうな人に出会ったら、さっそく家族や友人に紹介し、彼らの意見を聞く。好意的な評価がほとんどなら、さらにつきあいを深めるだろう。だが否定的に見る人が多ければ、その人と距離を置くようにするだろう。そうするうちに、僕を利用する人ではなく、僕の人生を豊かにしてくれる人と出会えるようになった。

もう一つ、僕が痛い目にあいながら学んだルールは**「人に金を貸すときは、よくよく慎重に」**だ。自閉症と格闘し、友情に飢えていた頃の僕なら、誰かが訪ねてきて車を修理したいので一〇〇ドル貸してくれと言ったら、何もきかずに金を渡しただろう。今の僕は、借金が癖になっている人を警戒するし、無分別に金を貸したりしない。一般論としては、もし金を貸すなら、つきあいの程度に応じて金額を考え、よく知らない相手なら少額にしたほうがよい。だが長年の友人であっても、金銭の問題で気まずくなることがある。あるとき、一五年来の友人であるヘレンに、三人の子どもの入学資金のために一〇〇〇ドル貸してくれないかと頼まれた。僕は丸々一〇〇〇ドル渡して、とてもよい気分になった。僕が彼女にとって特別な人間だからこんなに大きな頼みごとをするのだと思ったからだ。しかし返済の段になって、その喜びは、裏切られたような苦々しさに変わった。

ヘレンの返済は一〇ドルとか二〇ドルという単位で、全額返してもらうのに数年かかった。小切手には、送金額と借金の残高を示す事務的なメモがついているだけだった。そのメモでよけい傷ついたが、ともあれ金は返ってきた。この経験によって、人から何か頼まれたとき、とりわけ金銭が絡むときの暗黙のルール「**同情や必要とされたいという欲求は、判断力を鈍らせやすい**」ことがわかり、より健全に対処できるようになった。

最近、デパートで、買い物客を乗せたエスカレーターにしばし目を奪われた。片方が上に昇り、片方が下に降りるその動きは、僕の人生で何度もくり返されたテーマを象徴しているかのようだった。この数年間で得た多くの友人を思うと心が温まる。ふと次の人間関係の暗黙のルールが脳裏にこだました。「**人に対する硬直した非合理的な期待が下降するほど、友人は増え、幸福感は上昇する**」。

毎日、一つひとつの対人的な場面で、僕は全体像をとらえる努力をする。友情や人間関係は白か黒かで割り切れるものではないし、僕の頭の中にしか存在しないルールに沿って動いているのでもない。僕自身がそうであるように、人は誰でも過ちや失敗を犯す。これまで出会った人々の中には、何度か僕を傷つけはしたが、それでも魅力的で親切だった人がいる。彼らとの友情は続ろいているが、軽いつきあいにとどめるようにしている。ほかのことと同じように、友情にもいろいろな深さがあり幅がある。それがわかったのは、自閉症から脱却し、抽象的な思考ができるようになってからだ。今の僕には、親友と呼べる人もいれば、知り合い程度の人もいるし、世間話をする以上のつきあいはしない人もいる。「**やさしくしてくれる人がみな友人とはかぎらない**」というルールを知ったから、けっこううまくやれている。

❖

ルール6

留意すべきポイント

■いじめやからかいは必ず存在するし、中学生くらいから激しくなります。ただし、悪意のないからかいもあることを知っておくのも大切です。子どもは友情や愛着のしるしとして、からかうこともあります。映画のシーン、本、劇、ロールプレイなどを利用して、「悪意のない」からかいと「悪意のある」からかいを見分ける言語的サインや非言語的サインを教えましょう。

■「親しげなことばや行動」をする人が必ずしも「友だち」ではないことを、よく教えましょう。子どもが「新しい友だち」ができたといったら、この点を理解しているかどうか折にふれて確かめること。

■いじめっ子は、ひとりぼっちの子や、「変わっている」ため、また「鈍い」ために人目を引く子どもを標的にします。学校が正式な「いじめ対策プログラム」を設けているかどうか確認しましょう。

- 関心と無関心を示す非言語的なサインや、人が嘘をついているときの身体的サインなどを教えましょう。最初に具体的な例で教えてから、本心や真意などの抽象的概念を教えるとよいでしょう。
- アスペルガー症候群のある人で、知的能力が非常に高く他者の視点に立つ能力が発達している人には、「常識」「直感」などの概念を教えるのも有意義かもしれません。ただし、とくに最初は具体的な説明が必要です。たとえば、直感について教えるなら、それに伴う身体的な感覚、つまり体のどの部分にどんな感覚が走るか（心臓の鼓動や脈が速くなる、胸が騒ぐ、そわそわするなど）を説明します。また、社会意識の高いティーンエイジャーや大人なら、「いやな予感がするときは、たいていその通りになる」ことなどを理解できますが、最初は具体的な例を示したほうが理解しやすいでしょう。
- 完璧な人間関係は存在しません。良好な人間関係なら、たいていのときはうまくいきますが、どんなときでもというわけにはいきません。この人生の現実を折にふれて話しましょう。
- 見知らぬ人による危害から身を守るスキルを教えることは、優先事項です。視覚教材などを利用し、子どもの思考力に合った方法で教えましょう。

自閉症スペクトラム障害のある人にかかわる親や教師、または本人が、いじめをやめさせる具体的で効果的な方法を知りたいときは、インターネットサイト「Wrong Planet.net」の中の、ダン・グローバーによる「いじめをやめさせるには」という記事が大変参考になります［Grover 2004］。アスペルガー症候群のある子どもにもよくわかることばで、基本的な予防策、いじめっ子の特徴や「性格」、いじめの段階（ことばから暴力へ）、先生や親にいつどのように助けを求めればよいかなどが書かれています。「かつて僕もいじめられていたから、君の大変さはよくわかる」というスタンスで、同じ自閉症スペクトラム障害を抱える人として、自閉症スペクトラム障害のある子どもがいじめに対処するための、現実に即した実際的なアドバイスを提供しています。

7 人は、公の場と私的な場とでは違う行動をとる。

現実問題、もしすべての人間がいつでもどんな場面でも自分の思いのままにふるまっていたら、この世界は大混乱に陥るでしょう。生きるために最低限必要な衣食住を提供する基本的枠組みさえ失われるかもしれません。集団には、集団が機能するためにメンバーの行動を規制する一連のルールがあります。社会のような巨大な集団であれ一対一の人間関係であれ、他人が存在するときには何を言ってよいか、何をしてよいかについて一定のルールがあります。

ルール⑦は前章の続きであり、「人は感情や思いと裏腹な態度をとることがある」「人は一つの状況に対して複数の感情を抱くことがある」「人の態度を額面どおりに解釈すると正しくないことがままある」といった前章の概念に通じます。また、「社会的場面では礼儀やマナーを守る」「正直と社交辞令を使い分ける」「聞かれもしない意見は胸にしまっておくのが一番」といった他のルールも想起させます。

一見、こうしたルールはあまりにも単純であたりまえのことなので、なぜ自閉症スペクトラム障害のある子どもに教えるべき重要ルールのうちに入るのか、疑問に思う読者もいるかもしれません。たしかに定型発達の人にとってはわかりきったことでしょう。しかし、自閉症スペクトラム障害のある子どもや大人にとっては、決して簡単なことではありません。それはなぜでしょうか。これまでくり返してきた説明を思い出していただくと、すぐにおわかりいただけるでしょう。しかし、もう少し準備運動の必要な「硬直した思考」をおもちの方々のために、このルールの理解を難しくする自閉症の特徴をもう一度列挙しましょう。

- 見たものは見たままに解釈する。彼はうれしそうに見えるからうれしいはず、というように。前後関係や背後の状況によって判断しない。
- 言われたことを字義通りに解釈する。彼は「うれしい」と言ったのだからうれしいはず、というように。
- 白か黒かの二者択一的で〝単線〟型の思考回路。目の前の状況しか参照することができない。グーグルで「うれしい」というキーワードで検索すると、「うれしい」に関する情報だけがヒットし、「悲しい」などほかの関連条件についてはヒットしないのと同じように、思考のプロセスが硬直している。
- 他者の視点の欠如。人は誰でも自分と同じように考えると思っている。一つの状況に対して複数の解釈が存在することを示唆するようなデータを想起できない。

あと少しだけ、脱線をお許しいただきたいと思います。一部の（願わくはすべての）読者は「とっくにわかっている」かもしれませんが、やはりあえて申し上げたいのです。なぜなら、あなたが自閉症のある人と同じ視点で世界を解釈し、自閉症のある人の思考回路や情報処理を単なる知的理解にとどまらず、第二の天性になるほど内面化しないかぎり、あなた自身の視点、つまり生まれつき社会意識が備わっていて感情に影響されやすい一般の人の視点から、自閉症のある子どもや青少年、大人を教育し続けることになるからです。

その視点から**簡単に**抜け出せるようになると、指導法は劇的に変わるでしょう。また、自閉症のある子どもが、ある場面でなぜそのような反応をするのかを「理解」し、適切な行動やことばで対処できるようになるでしょう。そしてあなたが「単純」とみなしていた交流の中でどれだけ多くのことを見落としていたか、また「単純な」交流がどれだけストレスを引き起こすかを理解できるようになるでしょう。しかし自分の視点から「簡単に」抜け出すには、訓練の積み重ねが不可欠です。自閉症のある人は一般の人たちの世界の枠組みに**簡単に**とけ込むことを期待されますが、それならあなたも私たちの世界に**簡単に**足を踏み入れてほしいと思います。それが実現すれば、私たちはみな幸せになれるでしょう。しかしそれには、ひたすら訓練の積み重ねが、私たちにも**あなたがたにも**必要なのです。

さて、脱線はここまでです。「指導の時間」は終わりにしましょう。（ご感想は？　まるで説教を聞かされているようだったでしょうか。これであなたにも私たちの気持ちがわかるはず！）ルール⑦に戻ります。

テンプルはしばしば自分を芝居の俳優にたとえますが、この比喩はルール⑦を的確に表現しています。ルール⑦が教えるのは「演じる」こと、つまり自分の置かれた公的な場面にふさわしく行動を変化させることです。ひとりで自宅にいるときなら「演じる」必要はないし、私的な空間の範囲内では、たいてい自分のしたいようにしてよいでしょう。他人が一人もいない「私的」な空間だからです。でも、自宅から一歩外に出るか、誰かが家を訪ねてきたときには、「公的」な空間での演技が必要になります。

テンプルは語る――

私的な空間なら許される行動と、他人のいる公の空間で許される行動とは違うということを、私は幼い頃からごく具体的な例で母に教えられました。母は必ず行動と場面を結びつけました。

たとえば、リビングルームをちらかすのはだめだけれど、子ども部屋をちらかすのは大目に見るというふうに。ただ「家の中をちらかしてはいけません」と言うのではなく、どんな場面なら許され、どんな場面なら許されないのかという〝文脈〟を明確にしました。私の常同行動についてもそうでした。幼い頃は、昼食後の三〇分間と夕食後のしばらくの時間は、家の中で好きなだけ常同行動にふけってもよいことになっていました。でも食卓や人前でするのは許されませんでした。母の教え方は大変に具体的だったので、まだ硬直していた当時の私の思考にも、時と場所にはある種のカテゴリーやサブカテゴリーが存在するという概念が染み込みました。これは大変に有益でした。

母は将来を見越して、私が一〇代となり大人になっても社会で通用するように訓練してくれました。行動は常に状況と関連づけながら教え、他人の存在や他人のニーズを意識させせました（それが他者の視点をもつことでした）。だから、さほど苦労せずに公的な場とプライベートな場の違いを見分け、受け入れられるようになりました。どんな社会にもルールはありますが、とくに一九五〇～六〇年代の社会のルールはかなり厳格でした。誰もがそれに従っていたし、従わなくてはいけないことは私にもすぐにわかりました。行動には必ず結果がともない、一部のルールは問答無用で受け入れなければならなかったのです。

ルール⑦の範疇に入る多くの行動は、問答無用のものです。「裸で人前を歩かない」「会議の場で口汚くののしってはいけない」「トイレに入ったらドアを閉める」「公の場を退出するときには片づけていく」などは、大勢の人が互いに快適に生活するための暗黙のルールです。これは、一つの社会の中で共存し、協力するための指針であり、適切な行動と不適切な行動をはっきりと分けるルールです。ただし、ひとりきりでいるときなら、守らなくてもかまいません。

「どんなことにもふさわしい時と場所がある」ということわざは、このルールの根底にある価値観です。子どもには、「いつ、どこで」なら許されるのか、その場面ではどのようなことばや行動が許されるのかを理解させる必要があります。また公の場面にふさわしい社交的な言語と行動、マナーを教え、心の内を外に出してはいけない場面があることをわからせなくてはなりません。自閉症のある人の多くは生来、ものごとを白か黒かでとらえる傾向があるので、状況をよく見るようにと、何度でもことばに出して教える必要があります。社会理解を向上させるのは柔軟な思考、そしてたくさんの練習の機会です。人前での行動と私的な場面での行動の区別は、体系的で機械的な指導でも覚えさせることができますが、「ルール」をもちだすときには注意が必要です。本当に「私的」な場面で**だけ**許される行動はわずかしかありません。何が許容されるかは、集団の親密度にも左右されます。大人はつい、この行動は公の場面、こちらは私的な場面と二分して教えがちですが、それでは二者択一的な思考を助長するだけで、柔軟な思考や状況を読み取る力は養われません。たとえ幼い子どもであっても、状況やカテゴリーの重要性を軽視すべきではないのです。一般に、絶対的なルールをもちだすのは、個人の安全にかかわるような、ごくまれな状況に限るべきです。

人はみな人生という大きな芝居の中で役を演じています。私もさまざまな場面を演じ分けています。役を楽しめるときもあれば、否応なく演じなくてはならないときもあります。ほかの人でも同じです。演技のたとえは、人前での行動と私的な場面での行動についてもあてはまります。虫唾《むしず》が走るような相手に対しても、礼儀正しくふるまわなければならない場面があります。私が自分に課しているルールは、人と接するときはいつでも感じよくふるまうよう心がけることです。これが私の全般的な「公的場面の行動」のルールです。自宅での私的な時間なら、好きなだけわめき散らし、悪態をつき、腕を振り回し、足を踏み鳴らしてもかまいません。「私的な行動」だからです。もし人前で同じことをすれば当然の報いを受けるでしょう。私は講演や会議で発表をするときには、それなりの服装をします。それが私の「公的イメージ」を作るからです。といってもオーソドックスで地味な服装でなければ社会に受け入れられないわけではなく、目立っていても受け入れられる場合もあります。私が講演でよく着るウェスタン風シャツは、オーソドックスとはいえませんが容認されています。自宅では古いくたびれた服を着て、外出の予定がなければ洗面や歯磨きをしないまま一日過ごすこともありますが、これは「私的な行動」なので、自分以外の誰も影響をこうむりません。私はこう理解しています。「**社会集団が小さく親密であるほど、私的なものに属することばや行動が容認される。集団が大きくなるほど、公的なことばや行動が必要になる**」。

自閉症スペクトラム障害のある子どもや大人に教えるべき、公的な場面と私的な場面での身だしなみやしぐさ、ことば、話題、行動についての暗黙のルールは無数にあります。こうしたルールを項目化し、教え方を紹介する本や教材も多数出版されています。この章でもっとも言いたいことは、ソーシャルスキルを教えるときに、柔軟な精神とカテゴリー的思考が第二の天性になるように、常に文脈を強調すべきだということです。

ショーンが他人の人間関係を観察して、ことさら不可解に思ったのは、表面に見える行動が必ずしも内心を反映していないことでした。前章で彼は、人が内心とは裏腹の行動をとることや、一度に複数の感情を抱くことを理解するのに大変に苦労したと語っていましたが、以下の文章にもその傾向が表れています。

ショーンは語る――

年頃になると、僕はガールフレンドがほしくなり、絶対に彼女を作ろうと決めた。だが、人間関係を理解する努力を重ねるうちに、僕はそれがいかにとらえどころのないものかがわかってきた。自分の居場所を探し、確かな答えを得ようとすればするほど、すべてが砂のように指からこぼれ落ちていくように感じた。見えないインクで書かれた暗黙のルールがいたるところに潜んでいた。それを見えるようにする魔法の薬があればどんなによかったことか。

ある日、近くのショッピングモールに出かけた僕は、沈んだ表情で帰宅した。ちょうど母が訪ねてきて、僕のささくれだった様子に気づき、どうしたのとたずねた。モールは手をつないだカップルだらけだったと、僕は答えた。

「ほかの人は、みんな恋人がいるんだ」と声に怒りがこもった。

「そうとは限らないわ」と母は穏やかに言った。「本当のところはわからないものよ」

「はっきり見たさ。みんな手をつないで、幸せそうに。証拠もないのに言ってるわけじゃない」

「ショーン、他人の生活なんてわからないものよ。人前では取り繕うこともあるのよ」

僕が表面だけで人間関係を判断し、間違った憶測をしていると、母は折にふれて指摘した。人前でのふるまいには、必ずしも家庭など私的な生活が反映されているわけではないと聞かされても、自閉症と硬直した思考パターンから抜けきっていなかった僕には、まだ人間関係の表面しか見えなかったし、人間関係には簡単には割り切れない感情がともなうことを理解できずに、絶対的な結論を引き出していたのだった。

❖

定型発達の人の行動は、公の場でも感情に操られています。公的か私的かの境目が明白なときでさえ、感情が論理的思考を吹き飛ばしてしまうことがあります。これはルールにこだわる自閉症のある人よりも、定型発達の人にありがちなことです。こう言うのは、そのせいで自閉症スペクトラム障害のある人が、公的な言動と私的な言動の区別を習得しにくくなることがあるからです。

テンプルは語る――

父は感情の起伏の激しい人でした。レストランで注文した牡蠣《かき》が小さいというような、ごくささいなことで激昂するので、私は父を恐れていました。いつ爆発するか予測ができず、まるでニトログリセリンの瓶のそばにいるようでした。けれど、何でもないことで爆発するといっても、それはことばに表れるだけでした。父の受けたしつけや教育が、物を投げたり人に手をあげたりするのを防いでいたのです。私は人前でしてよいことよくないことの区別を身につけようとしていた時期だったので、大人である父が人前で許容されない行為をするのを見て混乱してしまいました。当時の私の思考には柔軟性がなく、こうした矛盾にさらされると、頭が混乱して思考が止まってしまうのでした。

「人はつじつまの合わない行動をすることがある」ということは、子どもには理解しにくいのではないかと親や教師から言われることがあります。だが「**分別のありそうな人でも、ことばや行動がいつも一貫しているとはかぎらない**」ことも暗黙のルールの一つではないでしょうか。あなたが子どもに教え、期待する行動のルールを周囲の人が破っていると、子どもは混乱を覚えます。私の思うに、たとえ子どもがそれを理解できるかどうかわからなくても、人はつじつまの合わない行動をすることがあり、感情に振り回されて間違いを犯すことがあるという事実を教えたほうがよいでしょう。他人の行動の中にある矛盾を知ることは、他者の視点を育む土台にもなるからです。

✣

テンプルはさらに進んで、感情という要素は、公の場で容認される行動の範囲を判断するときにも、ある役割を果たしていると指摘します。定型発達の人は、ほぼ無意識のうちに感情の揺れを大目に見ており、他人の行動を杓子定規には解釈しません。

テンプルの話の続き――

人は周囲とうまくつきあうために「よそいきの顔」をしますが、そのマスクすら感情の支配を免れないことがよくあります。たとえば、職業にはそれぞれ期待される態度や物腰があり、ウェイトレスやスーパーのレジ係は客に愛想よくふるまうことが期待されます。それも仕事のうちです。ところが、仕事上の「公の行動」として求められていたとしても、実際に愛想よくできるかどうかは、本人の気分に左右されることがあります。一般の人は、「人前の行動」と「私的な場面の行動」の区別をわきまえながらも、とっさに酌量を加えることができます。感情の揺れは、自分にも身に覚えがあることだからです。

たとえば、あなたがある日出会った人が無愛想で、それ以降一度も会っていないとすれば、たぶん彼は無愛想な人間として記憶されるでしょう。一般の人はとりあえずの事実としてそう認識しますが、自閉症のある人は**不変の真実**だと思ってしまいます。そしてここが肝心なのですが、一般の人の場合、頭の中に「第二の思考」の声がして、その人をそのとき無愛想にさせた状況や事情に目を向けさせるのです。一般の人はごく自然にこの二つの回路から状況を判断しています。つまり理性的知性と感情的知性を使っているのです［Goleman 1995］。その場の結論は出すにしろ、それは真実とはかぎらず、いつどこで彼と会っても変わらない絶対的真理ではないことを理解しています。「とりあえず」の結論なのです。

自閉症のある人には、理性的知性と感情的知性との橋渡しをする第二の回路がないように思えます。私と同様、理性的知性だけで情報を処理する人もいれば、おそらくショーンがそうなのでしょうが、おもに感情的知性によって処理する人もいます。自閉症スペクトラム障害のある大半の人は、片方の回路しか働いていないように見えます。問題は、この両方の知性をもっているのかどうか、もしもっているとしたら、どうしたら両方の回路を活性化し、両方向から世界を理解することができるようになるかです。

私的な場でのみ許されるはずの行動が公の場で許容されていると、自閉症の人は矛盾だけを感じ取ります。彼の思考は画一性を求めるので、目の前の情報が矛盾していると、ちょうどコンピュータが誤作動したときのように、その情報を廃棄してリセットしてしまうのです。

人は誰でも——親も家族も教師も、スーパーのレジ係も教会の牧師も——日によって、また状況によって気分にむらが出るもので、人の感情は非論理的で予測不可能なものであるという事実を、子どもに教えることは大切です。たしかに人は公的な場と私的な場では違う行動をとりますし、他人と一緒にいるときはそのグループの行動の期待に従うべきですが、それに従いきれないことは少なくないのです。

自閉症スペクトラム障害のある人は、人との交流がうまくいかないのを自分のせいにする傾向があります。そしてますます自尊感情が低下してしまいます。相手に原因がある場合もあるということを理解できないのです。いわゆる「感情の重荷」、つまり肯定的あるいは否定的な認識が社会的場面の行動に影響することがあるのを十分理解していないのです。「**人は誰でも感情の重荷を抱えて人間関係にのぞむ**」というのは公然の暗黙のルールですが、自閉症スペクトラム障害のある子どもには、それがあまり教えられていません。

人は誰でも非合理的で感情的な行動をとることがあり、そのために人間関係を損なうことがあるのを、よく説明してやるとよいでしょう。社会的場面がうまくいかないのは自閉症のせいとはかぎらず、相手に原因があるときもあります。しかし親や教師は、適切な行動や反応を教えることに力を注ぐあまり、「**社会的場面がうまくいくかどうかは、そこに参加するすべての人が関係する**」という大切なルールを教え損なっています。定型発達の人の公の場面での行動は、いつも適切とはかぎりません。この事実を折にふれて指摘すると、対人的な視点が広がり、人間関係ではそれぞれが責任をもって行動すべきだということが理解しやすくなります。

❖

人は社会が規定する公の場面や私的な場面での行動のルールに、必ずしも従っているわけではないし、ルールをはっきり口に出したり、自分や他人の行動の理由を説明するともかぎりません。社会的言語には独自のヒエラルキーがあり、口頭か書面かによっても微妙にニュアンスが異なります。作家が使う文学的表現は、何ごとも字義通りに解釈する自閉症のある人にはさっぱり通じないことがあります。公的言語には、政治家の演説のような非常に公共性の高いものから、友人どうしの気のおけない会話までいろいろな段階があります。人前で言ったことと私的場面での行動が矛盾することも往々にしてあります。上司の前では率先して同僚を手伝うのに、同僚から個人的に頼まれたときには「今、手がはなせないから」と断るような人はごろごろいます。実に、人は公の場と私的な場では言うことが違うものなのです。ショーンの二つの体験とこの章の最後となるテンプルの話は、こうした矛盾が自閉症のある人を大いに混乱させることを物語っています。

まずショーンから――

高校への進学にはプラスとマイナスの両面があった。大きな規模の学校では、ストレスが軽くなる面がある。理由は以前と同じで、決まった時間割や数学や科学のような具体性のある教科があり、無秩序になりがちな家庭生活とはちがって次に何が起きるか予測しやすい環境だからだ。一方、対人面ではますます辛くなった。一五〇〇名の生徒の中で生活するということは、それだけ多くの人が僕に関する否定的な情報を耳にし、噂話に加わるということでもあった。

それに加えて、授業が始まってまもなく、予想外の関門に直面した。何の心の準備もなく初日の英語の授業に出た僕は、それまで慣れ親しんできた授業とは何光年もかけ離れたレベルであることを思い知らされた。それまで英語の時間といえば、文の要素とか動詞の正しい使い方とか、新しいパラグラフの始め方や動名詞の意味とか、ことばの基本の学習が中心だった。ごく具体的な内容だったので、僕はまあまあの成績をとっていた。

ところが高校では、抽象的な思考、意味や意図の理解、多様な観点の比較などという、気が遠くなるような難しい学習が要求された。たとえば短編小説を読んで、登場人物の性格形成やものの見方、小説の基調や雰囲気、作家の思想について批評するといった課題が出るのだ。遠まわしで抽象的な比喩や行間に込められた意味は、僕にとっておよそ理解不可能な世界だった。まるで知らない外国語の授業に出ているようだった。

強烈な挫折感と敗北感の中で、もともともろい自尊感情はほどなく崩壊してしまった。それまでは対人関係に難はあったものの、少なくとも勉強にはついていけた。成績はほぼBかCで、どんなに難しい科目でも単位を落としたことはなかった。ところが英語の授業で直面した大きな壁は、僕の敗北が新しいステージに入ったことを告げたのだ。

父は僕が英語の授業のことでひどく不安定になっているのを見て、助け舟を出そうとしたが、僕は「何ではっきりわかるように言わないで、わざわざまわりくどい表現をするんだ」と皮肉を込めてくってかかった。父は長年、問題の核心をつかんで正しく解決するためには「はっきりわかるように言う」ことが大切だと僕に言い続けてきたのだ。

僕にはまだ何もわかっていなかった。人の行動やことばは、人間関係や社会的場面という枠組みで規定されるということが理解できていなかった。こうした社会的境界線はフェンスのように中と外を区切り、そこではどんなことばや行動が適切かを規定する。文学を学ぶにも人間関係を学ぶにも、さまざまな複雑さの段階が無限に続いているということを悟るまでには、想像を絶する努力が必要で、それまでは怒りで教科書を投げつけ続ける日々が続いた。

✣

人間関係のルールの習得は、生涯続く作業です。「フェンスの中」に入ることができてもなお混乱や失敗があります。ショーンは判断を誤ったために「フェンスの外」に締め出されてしまいました。

ショーンの話――

成長するにつれ、お決まりのシリアルやプレーンハンバーガーだけではなく、いろいろな食べ物を口にするようになった。だがどんなに食生活が広がっても、自分の足を口に入れるのだけは*こりごりだ。プライベートな悩みを相談されたあとで、その人の信頼を裏切るのは、最大のドジだ。口外してはいけないことを口外すると、大きな報いを受けることになる。

二〇代の頃、レベッカという友人がいた。彼女にはラリーという数年来のボーイフレンドがい

＊英語でドジを踏むことを意味する

て、僕は彼とも友人だった。ある日、レベッカが動揺した様子でやってきた。別にあなたのせいじゃないのよ、と僕を安心させてから、彼女はわけを話し始めた。

「実はね、今月、生理が来ないの。夜中に何度も目が覚めるのよ」

「どうしたんだろうね」と僕がたずねると、

「妊娠したみたいなの。ラリーはまだ知らない。彼、父親になるなんて全然考えてないから、怖くて言えないのよ」と涙をこらえながら言った。「いつか子どもがほしいって話したことはあるけど、それはずっと先のことで……今すぐじゃないの」

僕は複雑な気持ちに揺れていた。レベッカを気の毒に思いながらも、ボーイフレンドにさえ話していない悩みを、僕を信じて打ち明けてくれたことはうれしかった。しばらく話したあと、彼女は自分で何とかするわと言って去っていった。僕はこんなに深く信頼されたことに天にも昇るような心地だった。

一週間後、ラリーとボウリングに行った。レベッカの信頼に気をよくしていた僕は、ラリーに例の話をしてもいいのではないかと思った。しかし、自分のガールフレンドが妊娠しているかもしれないと他人の口から知らされたラリーが、いい気持ちになるわけがない。この失敗は、その日の第三フレームと第四フレームのガーターよりもはるかに深刻な結果を招いた。

案の定、ボウリング場で僕がラリーに言ったことはレベッカの耳に入った。彼女がうれしいはずがない。だが、僕は彼女の怒りの激しさを予想していなかったし理解することもできなかった。

「裏切り者！　これは私の問題なのよ。告げ口するなんて最低」と翌日、レベッカは電話をかけてきた。

「僕、何かまずいことした？　そんなつもりじゃなかったんだよ。だって、ラリーに話すななんて言っていなかったじゃないか」僕はすっかり気がめいってしまった。

「まったく何考えてるのよ！」とレベッカは叫び、電話はガチャンと切れた。

たしかにレベッカは、ここだけの話にしてほしいと明言はしなかった。しかし、ボディランゲージや口調で、口外無用だと伝えていたのだ。そのうえ、別れ際に「**自分で**」何とかする、つまり秘密を守ってほしいと言っていたのである。

ひとかけらの悪意もなくても、「**秘密にすべき情報は、決して他人にもらしてはいけない**」という重大なルールを破った僕の行動は、友情を破綻させた。僕が心から祝福するつもりでラリーに話をしたとしても、それはレベッカには関係ない。肝心なのは、彼女が僕を信じて勇気をふるって打ち明け、あとは自分で解決すると表明したということだ。よけいなおせっかいで彼女の信頼に背いたため、僕の信用は地に落ちた。「**一度失った信頼を取り戻すことは、最初に信頼を築くよりもはるかに難しい**」というのも、人間関係のルールの一つなのだ。

それは壊れたグラスを修復するのに似ているかもしれない。一度壊れてしまえば、そっくり元通りにはならないし、少しずつ時間をかけて直すしかない。信頼を取り戻すには、最初の信頼を維持するよりも、ずっと努力がいる。そしてよく聞いてほしいのは、もう一度信頼を取り戻すチャンスがあるとはかぎらないということだ。口につっこむなら足よりも、断然ハンバーガーだ。

❖

テンプルの見解——

思考に柔軟性が乏しく、まわりの世界を杓子定規に解釈する子どもがなかなか人間関係に入り込めない理由の一つは、ことばを字義通りに解釈してしまうことにあります。型にはまった世界理解は、リスクを負うことや推量にまつわるストレスを軽減し、自閉症スペクトラム障害のある子どもにとって魅力的な、秩序や予測可能性の基盤を提供します。そんな彼らに柔軟に思考することを教え、社会的言語や人との交流の機微を理解させることは容易ではありません。それは彼らにとって滑りやすい斜面を歩くようなもので、常に激しい不安がつきまといます。

多くの人は、自閉症スペクトラム障害のある子どもが常日頃どれだけのストレスを感じているか、おわかりにならないでしょう。たとえば、一度もスキーをしたことがないのに、いきなり超上級者コース「ブラックダイアモンド」のてっぺんに立たされたらどんな気持ちがするか、想像してみてください。コースは狭く、こぶだらけで、ほとんど垂直の急斜面もあって、そのうえ、スキーブーツの履きごこちは悪く、スキーウェアはかさばり、日差しで目がくらみ、雪もまぶしい。今にもバランスが崩れそう。それでもこの丘を下っていくしかないとしたら、強烈なパニックに見舞われるでしょう。でも、このまま立ち尽くしているわけにはいきません。滑り出さなくてはいけないのです。自閉症スペクトラム障害のある子どもは、毎日そんな気持ちで人と接触しています。パニック状態のうえに、スキルもないのです。

ことばとコミュニケーションという要素が入ると、さらに不安は増大します。人のことばやコミュニケーションはしばしば一貫性に欠けています。また、人は行動よりもことばによって自分の個性を表現し、創造性や頭のよさを立証し、他人との違いを示そうとし、あるいは逆に他人に同調したり共感を示したりしようとします。ことばの意味は声の調子や抑揚、ボディランゲージなどで変化するので、決して字義通りには解釈できません。おまけに現代文化ではスラングが多用されます。一九五〇～六〇年代の社会的言語は、もっと紋切り型で一貫性もありました。一〇代の若者の間では、今日「流行《はや》り」のことばが来週には「流行おくれ」になります。なんと頭を混乱させることでしょうか。

成長期の私は、スラングの意味がわからず、顔の表情やボディランゲージを読み取ることも苦手でした。母はいつもことばと声の調子を一致させて話したので、声の表情だけは理解できるようになりました。声の調子から母の怒りを読み取って、行動を改めました。しかし微妙なものになると印象に残りませんでした。母は著書の中で当時の父との関係の危機を述べていますが、私はそんなこととはつゆ知らずに過ごしていました。彼らは人前と二人だけのときでは違う行動をし、子どもたちの前では夫婦だけのときのような会話はしなかったのです。当時はそれが普通で、夫婦はたとえ家庭の中でも、ほかの誰かのいる前で夫婦関係を話題にしたりしませんでした。両親は物を投げたり、大声をあげたり、暴力をふるったりしなかったので、夫婦の危機を匂わせるのはすべて微妙なものばかりでした。妹はそれに感づいていましたが、私にはわからなかったのです。

前章でも書きましたが、私は八、九歳になるまで、目によるコミュニケーションが存在することすら知りませんでした。身のまわりで展開する、一つの公的行動の言語をまるごと聞き逃していたわけです。でも、慣用句や比喩については、画像的思考のおかげでさほど字義通りの解釈はせずにすみました。たとえば「猫と犬のけんかのように雨が降っている」*と聞けば、最初はこと

*英語でどしゃ降りの意 (rain cats and dogs)

ば通りのイメージが脳裏に浮かびますが、実際に外を見れば、それとは一致していないのがわかります。そこで論理的に考えて、この表現は現実をそのまま表しているのではなく、視覚的なたとえなのだという結論に至ります。脳裏に浮かぶイメージはそうとう荒唐無稽ですが、ことば通りの意味ではないことは理解できました。

これとルール⑦がどう関係するのかというと、柔軟に思考し、その場の文脈によって理解するという点では、対人的な行動も同じだということです。人は人前とそうでないときとでは違う行動をとることを、私は知性によって察知します。また人間関係に暗黙のルールが存在することを知的に理解します。私は社会学者のような視点から、自分や他人のこの二つの場面での行動の違いを分析しています。ことばだけではなくボディランゲージや声の調子もコミュニケーションの一つであることを、直感的には理解できませんが、観察によってそうしたサインを発見し、人間関係の参考資料として脳内のハードディスクでカテゴリー化するのです。

たとえば、私は人の身ぶりやしぐさをよく観察します。活力があるか黙りこくっているか、身を乗り出して話を聴いているか、腕組みして椅子にもたれかかっているか。そうした手がかりをその人のことばと照らし合わせ、彼の笑顔が礼儀上の「よそいきの顔」なのかどうか推測します。自分自身の行動についても同じです。ボディランゲージはことばを補足するものであって打ち消すものではないということは理解しています。私のボディランゲージはたいてい中立的ですが、自分のことばと矛盾しないよう気をつけています。これにも分析的な観察と機械的な処理が必要です。私にとって、ボディランゲージは感情からおのずと出てくるものではありません。一般の人のように思考と感情がつながっていないからです。

子どもの頃は、ことばやコミュニケーションについて細かなカテゴリーを形成できるだけの十分な経験データがなかったので、人のことばや行動を正しく解釈できず、自分のことばや行動もチェックできませんでした。公の場での行動と私的な場での行動の違いは、ほかのソーシャルスキルと同様、丸暗記的にたたきこまれて覚えました。やがて経験や観察、読書で得た知識などによってハードディスクの情報量が増えるにつれ、人が**いつ、どうして**人前とは違う行動をとるのかを理解できるようになりました。

自閉症スペクトラム障害のある人の一部には、社会的言語や社会的行動を直感的に理解するようにはならない人がいることを知っておくとよいでしょう。彼らは「常識」によって、公の場での行動と私的な場での行動の違いを、判断できるようにはならないかもしれません。感情的つながりをもちやすい子どもの場合は、訓練によってそうした直感的な理解が「第二の天性」になる可能性があります。もともと感情と思考が結びついているからです。しかし、私のようなタイプにとっては、直接的な感情との結びつきなしに理解する論理的なパズルの域を越えないでしょう。だからといって、私たちが感情をもたないわけではありません。感情はコミュニケーションから一歩退いたところに存在する独立した要素なのです。

私のようなタイプの人間にとっては、公の場と私的な場での行動を識別することも、人の感情と行動は必ずしも一〇〇％一致しないのを理解することも、ハードディスクのデータを増やして、よりうまく社会で機能できるようにするための、壮大な社会実験にすぎないのかもしれません。しかし、それは別に悪いことではありません。ただ人間関係やその中でうまくやる方法を理解するアプローチが違うというだけのことです。社会性の豊かな人は本能的にこうしたやり方を低く評価しますが、願わくは、自閉症スペクトラム障害のある人の思考法への認識と理解が進んで、そのような偏見からは解放されてほしいものです。

ルール 7

留意すべきポイント

- 人のことばと行動の「裏側を見る」ことを教え、表面にあらわれる以外の意味を考えさせましょう。
- 自閉症スペクトラム障害のある人は、論理によって手がかりを探し、自分が見たことに基づいて結論を出します。物理的で明白な手がかりには気づくことができても、漠然とした無形の手がかりは見逃すことがよくあります。実はそうした無形の手がかりは、その場の文脈を十分に把握するために大切なものです。起こっていないことは、起こっていることと同じくらい重要なことも少なくありません。状況から何が欠けているかを考えさせることが必要です。
- 私的な場では許されても、公の場では一般に許されない行動
  - 排泄にまつわる話題
  - 体から出る音の話
  - ドアを開けたままトイレで用をたす

- 人前で鼻をほじる
- 人前で陰部をかく
- げっぷをする
- 陰部にかかわる病気について話す。足の骨折の話なら差し支えない。

8 何が人の気分を害するかをわきまえる。

人が人と一緒にいれば、日常的に起きることでしょう。誰かを気まずくさせるようなことを言ったり、してしまったり。誰かが大のお気に入りの映画の話をしているときに「あれは駄作だね」と言う、あるいは、昼メロにまったく興味のない友人に昨日のドラマのあらすじを延々と語り聞かせる、など。その手の失策は、さらに大きな災いを招くこともあります。たとえば就職の面接で、未来の上司になるかもしれない男性に向かって、女性のほうが管理職として有能だと主張するとか、会議で同僚の提案に下品なことばをちりばめて反論するなど。

うっかり相手の神経を逆なでするようなことを言ってしまう人は「空気が読めない」とか「ドジだ」と笑われます。定型発達の人には、こういうときに第六感が働きます。失言をしないように気を配り、全体の状況から相対的な判断をします。少しでも空気の読める人なら、非言語的サインから気まずい雰囲気を読み取ることができます。ボディランゲージや声の調子の変化、一瞬の沈黙などによって、自分が何かまずいことをしており、すぐに事態を修復したほうがよいと察知するのです。

他人の視点でものごとを見る能力が低く、思考の柔軟性に乏しい自閉症スペクトラム障害のある子どもや大人は、非言語的コミュニケーションの世界をまるごと見落としています。周囲の人は、彼らが人とかかわろうと努力しているのがわかるので、失敗しても温かく見守ってくれることが少なくありません。でも「一見」普通だけれど、同様の困難をかかえる高機能タイプの子どもや青少年や大人に対してはそうしてはくれません。「場を乱した」ら、たちまちひんしゅくを買います。その一方で自閉症が、対人的な情報を処理し、適切に対応する能力をどれほど制限しているかは、なかなか理解されません。彼らの「人の気分を害する」行動は悪印象としていつまでも尾を引き、その後の人間関係に影を落とします。

「**よくないことをすればたちまち目をひくが、よいことをしてもなかなか認められない**」のが人間関係の暗黙のルールです。そうなる理由としては、ちっぽけな嫉妬や低い自尊感情、ほかの対処の仕方を教えられていないなど、さまざまな心理学的要因があります。私たちは一〇〇回のうち九五回は適切な行動をとれますが、周囲の人が注目するのは失敗した五回です。そして自分に直接かかわることとなると、なおさら厳しい見方をします。それは私的な関係にも仕事上の関係にもあてはまり、あらゆる人と言わないまでもたいていの人に言えることです。

「**何が人の気分を害するかをわきまえる**」をルール⑧に選んだ理由は二つあります。

①「スリーストライクでアウト」（三度目の失敗は許されない）という、必ずしも建設的ではないが人類の大半に共通する習性に気づかせるため。

②年齢が上がるにつれ、適切な行動をしたくらいではほめられなくなるという事実に気づかせるため。

私たちは「**よいことをしなさい**」という無意識の普遍的な社会的ルールのもとで一生を過ごします。このルールが人とのかかわり方や、言うべきことと言うべきでないこと、自分や家族についての決断などを大なり小なり方向づけます。「よいこと」とは何かを学ぶことは、人生のプロセスの一つですが、それはプロセスではあってても目的そのものではありません。

子どもの頃、私たちの努力はたくさんの賞賛で報われます。ほめことば、新しいおもちゃ、アイスクリームやクッキー、好きな場所に連れていってもらえるなど、有形無形の「ごほうび」があります。母親や父親、祖父母やそのほかの家族、教師や近所の人がごほうびを与えてくれます。ところが成長するにつれ、よいことをしても、ごほうびはもらえなくなります。そして、人間関係を支配するもう一つの暗黙のルール「**大人になれば『できるのが当然』**。**大人は、集団の力学を支配する社会的ルールを当然身につけていることが期待されている**」を学ぶのです。もはや適切な行動をしたからといって、注目されたり賞賛されたりしません。できてあたりまえだからです。かえって、失敗が衆目を集めるのです。

人の気分を害する行為は目立ちます。それは一時のできごとですが、その場面が終わっても尾を引き、事態を修復したあとも消えないことが多々あります。人を不快にさせるものとしては、外見、ことば、声の調子やボディランゲージ、奇行、意見、相手のしたことに対する反応、そのほか、適度な距離を保たないこと、会話を独占すること、不潔な習慣、間の悪い発言など、いろいろあります。はなはだしく不適切な行為は、文化や状況を問わず、悪い意味で注目の的になります。ことわざにもあるように「**第一印象は一度で決まる**」のです（ことわざは暗黙の社会的ルールを反映しているから、時代を超えて残るのでしょう）。

自閉症スペクトラム障害のある人には、何が人の気分を害するかを幼い頃から教えるべきです。まず明々白々なものから始め、だんだん微妙なニュアンスを教えていきます。人の気分を害したときのサインは、たいていどの社会集団にも共通します。これは自閉症スペクトラム障害のある人にとって幸いなことで、サインを見分けることは達成不可能な目標ではありません。

テンプルは語る――

母は幼い私やきょうだいたちに、軽い雑談もエチケットの一つで、人づきあいのきっかけになることを教えました。来客があると私たちは階下に呼ばれ、自己紹介をしたり、「こんにちは、ごきげんいかがですか」と挨拶したりしました。客からきかれそうな質問の答え方も教え込まれました。それはマナーの訓練の一環でした。人づきあいは会話から始まるという概念をごく自然に受け入れることができていたのは、そのおかげです。友だちにしろ、親の友人にしろ、おつかいを頼まれた先の金物店にしろ、職場の同僚にしろ、会話が交流の糸口になったのです。

私は好奇心の強い子どもだったので、会話が必要なさまざまな場面に首を突っ込みました。たとえば近所に誰かが引っ越してくると、さっそく訪ねていって自己紹介しました。やり方は知っていたし、そもそも内気ではありませんでした。子どもの頃の私は頭の回転が速くいろいろな特技があったので、同年代の子どもとの話題にはことかきませんでした。工作をすれば、作り方や色の塗り方、遊び方などについて自然に会話がはずみました。だから自閉症スペクトラム障害のある子どもにとって、共通の興味は人づきあいの強力な基盤となるのです。

一方で、私は人の邪魔にならない努力もしました。「**人の邪魔になってはいけない**」というのも人間関係の暗黙のルールの一つです。それは人の気分を害する行為です。私は近所の家に始終遊びに行きたがりましたが、家庭教師は「歓迎されるうちが花ですよ」とたしなめました。ほどが過ぎると歓迎されなくなるものです。そうならないようにと、家庭教師と母は訪問の回数を制限しました。おかげで人の邪魔にならない方法を学ぶことができましたが、母たちの意図を理解できたのは後々のことでした。

もう一つ、母にたたき込まれたルールがあります。「プライバシーに関わる問題を質問するのは失礼にあたる」。母の教育のおかげで、その過ちを犯して人にいやな思いをさせたりせずにすみました。八歳のときだったと思いますが、ニューヨークに行く途中、電車で向かいに座った修道女たちとおしゃべりをしたことがあります。こうした社交的会話はよいもので励みになりました。しかし、ベールの下に髪の毛はあるのかというような質問はしませんでした。人には立ち入ってはいけない領域があるのを教えられていたからです。

私の最大の難点は、順番を守ることでも人と物を共有することでも、不適切な質問をしてしまうことでもありませんでした。私が人の気分を害したのは、次の二つのルールを破ったせいでした。(1)「**会話を独占してはいけない**」、(2)「**相手が興味のない話題で延々と話し続けてはいけない**」。ときどき、私は我を忘れておしゃべりに没頭しました。あるときは選挙ポスターについて延々とまくしたてましたが、そんなものに興味をもつ子どもは私だけで、ほかの子にとっては退屈以外の何ものでもなかったのです。またあるときは、チェシャー地区のお祭りのお化け屋敷の話ばかりを何度も何度もくり返し、みなを閉口させました。話すことが楽しくてしかたがなく、話し始めると止まらなくなったのです。しかし、人とつきあうには、相手の興味を意識することが求められます。両方にとって楽しいつきあいにするためには、天秤の左右を釣り合わせて、バランスをとる必要があるのです。

今ふり返って私のためになったと思うことの一つは、私が間違いを犯したとき、多くの人が**と**

ても率直に反応してくれたことです。子どもの頃、私があることについてしゃべりすぎると、母や家庭教師はきっぱりと「テンプル、もうその話はたくさんよ」と言ってくれたし、友だちも「もうポスターの話はこりごり」などと言いました。ほかのクラスメートも悪口を浴びせるという冷たいやり方でしたが、ストレートに反応しました。三年生から四年生にかけて、私は実によくしゃべり、たくさん質問をしました。多少不快な話題であろうと、手当たりしだい、質問をしまくったのです。おかげで「おしゃべり箱」というあだなを頂戴しました。同級生にはどんなゲームが好きかを何度も質問しました。それが会話を続ける手段だったのです。ただ、当時の私の思考はまだ柔軟性に乏しく、ハードディスクのデータも少なかったので、まったく同じ質問をくり返していました。それでみなを――私自身と祖父を除いて――不愉快にさせてしまいました。祖父は物静かで内気なエンジニアで、私の質問を喜びました。なぜ空は青いか、なぜ潮は満ち引きするかなどを忍耐強く説明してくれました。祖父はこうした事物に関する話題が好きでした。

子どもはもともと質問するのが好きですが、自閉症やアスペルガー症候群のある子どもは、強迫的・身体的衝動にかられて質問をくり返すことがよくあります。周囲を不愉快にすることを減らすには、子どもにいろいろな経験をさせて話題の幅を広げてやるのが一つの方法です。会話のルールを作るのも一手です。自閉症があるとルールにこだわる傾向があるので、それを利用して「同じ人に同じ話をするのは、一回か二回まで」というようなルールを作るとよいでしょう。しかし、もともと情報量の引き出しの小さい子どもには、かえって不安をあおりかねません。お気に入りの話題を封印されると、何を話せばよいのかわからなくなってしまうからです。だからルールを設定する前に、まず話題を豊富にしてやることが大切です。

高校の恩師たちも、私が一つの話題に執着していると率直に指摘してくれました。お祭りのお化け屋敷のことをしつこく話していると、校長先生がやってきて「テンプル、みんな飽き飽きしているよ。二、三回ならともかく、一〇回も一五回もくり返していると誰も聞かなくなるよ」と言ってくれました。私にはそうしたフィードバックが必要でした。単刀直入に注意してもらえたのはありがたいことでした。

自分にとって面白い話題だけで会話を独占してはいけないという、先ほど述べた二つのルールには、微妙な意味合いが含まれていて、それ自体が一つの社会的ルールでもあります。「**会話の大部分のメンバーにとって面白い話題なら、好きなだけ続けてもかまわない**」というものです。これは日常的によくあることで、一〇代の少女のグループなら、ヘアスタイルや化粧やクラスの男子のことで何時間でも盛り上がれるでしょうし、少年たちなら（すでに大人となった少年でも）スポーツの話題がいくらでも続くでしょう。一対一の会話なら、相手が興味を失っていないかどうか確かめる必要がありますが、三、四人のグループとなると、必ずしも全員が興味をもっていなくても会話は成立します。以前、製薬会社のセールスマン数人と一緒に夕食に行きましたが、丸々三時間スポーツをめぐるよもやま話が続きました。試合を分析するわけでも選手の技術やコーチの作戦を論評するわけでもなく、とりたてて中身のある話とは思えませんでした。そこでスポーツにまったく疎い私は、社会学者のように彼らの行動を観察することにしました。**私には**面白くも何ともない話題でしたが、残り全員は楽しんでいたのだから、それはそれでよいのです。**『多数決の原理』は人づきあい、とくに社交上の会話において有効**」なのです。

無難な話題

成長とともに会話のカテゴリーが増えると、そのカテゴリーの中にルールを作り、適切な話題とそうでない話題、一般に人が関心を示す話題と人を不快にさせる話題を分類するようになりました。ルールは状況や相手によって変化します。まったくの初対面か、ときどき顔を合わせる人か、親しい友人かでも変わります。たとえば、飛行機で隣席の初対面の人と会話をするなら、最初は天気の話あたりから入るでしょう。とくにそのせいで飛行機の出発が遅れた場合にはぴったりです。その後、これから自分が畜牛関係の会議に向かうところだと話したり、相手の目的地や用向きをたずねたりするかもしれません。**「誰もが安心して話せるような一般的な話題から始める」**のが会話の一般的なルールであることを、私は試行錯誤しながら学びました。もしいきなり、私の研究テーマである雄牛の毛の渦巻きのパターンについて話し始めたら、相手はたちまち面食らい、会話は途絶えるでしょう。だが、ある程度話がはずんできたときに、自分の研究について話すことはあるかもしれませんし、その前にまず自分の職業を紹介するかもしれません。

「無難な話題」としては、天気、まわりの状況、最近の映画、ペット、趣味などがあげられます。自閉症関係の会合での雑談なら、さまざまなセラピーや学校でのプログラム、あるいは自閉症やアスペルガー症候群に関する本などを話題にできるでしょう。一般に社会で受け入れられているルールの一つが、**「初対面の人やとくに親しくない人と話すときは、セックス、政治、宗教の三つは避けたほうがよい」**です。こうしたテーマは感情移入しやすいので、激しい反応に対処しきれなくなることがあります。私は親しい友人とはこうしたテーマで話し合いますが、よく知らない人とは話しません。二〇代の頃、私はとりつかれたように人生の意味について語り合いたがったものです。当時の私は、普通はこうした深遠なテーマで何時間も議論したりしないということをわかっていませんでした。今では数人の非常に親しい友人とだけ、こうしたテーマで語り合います。

自閉症スペクトラム障害のある人には、自分の頭のよさを他人に見せたいという願望があります。また、人との交流を切望するあまり、自分の博識を示せば、人が関心をもってくれて、つきあいが深まると錯覚しがちです。だが現実は甘くありません。そういう人は「おしゃべりの垂れ流し」と言われるのが落ちです。下品なたとえですが、肝に銘じておくとよいでしょう（とくに視覚的思考の人にはピンとくるでしょう）。自分にしか面白くない話を延々と続ける人が、いかに他人を不快にさせるかということです。

ほかのソーシャルスキルもそうですが、社交的な会話のギブ・アンド・テイクの要領を習得するのには時間がかかります。これは成長と社会意識の発達につれて、徐々に身についてくるものです。またそのためには、常日頃から対人関係を探偵のようによく観察する必要があります。場面の文脈を吟味し、ほかの人が言うこと（や言わないこと）や自分の何が人を不快にさせるかに注意を払いましょう。そしてそこから学びましょう。

失敗を埋め合わせる

私はこれまで多くの失敗をしましたが、自分の発言や行動にまずい点があったと気づいたら、すぐに謝ることにしています。人の気持ちを害したときは、それを修復する責任があるのです。**「失敗をしたときに直ちに謝罪すれば、過ちを取り繕ったり否定したりするよりも早く事態を修復できる」**というのも人間関係の暗黙のルールです。とくにエチケットやマナーに関する失敗の場合は、過ちを認めて謝り、切り替えるのが一番です。こうした類の失敗は誰にもときどきあることなので、たいていは寛大に許してもらえます。

私の場合、人との交流や会話に自信がつき、人を不快にする発言や行動を抑えられるようになるまでには、何年もの訓練を要しました。今なおその途上にいます。私の知っているほかのアスペルガー症候群のある人々も同様です。最近、エレクトロニクス関係の事業を営む友人にばったり出会いましたが、人とどうつきあうかや、何が人を不快にさせるのかについては、常に勉強中だと彼も言っていました。自閉症スペクトラム障害のある人の中には、人間関係のコツが一度でわかる魔法の薬をほしがる人もいますが、そんな薬は存在しません。学習を積み重ねるしかないのです。

❖

テンプルが言うように、自閉症スペクトラム障害のある人は、ある特定の話題についての知識や専門的情報を披露したがるきらいがあります。身体的な衝動や内的な欲求にかられてそうする人もいますし、会話に入る方法をそれしか知らない人もいます。また感情的つながりの豊かな人の場合、常に自分を否定し、他人から否定されているため、人からほめられることによって低い自尊感情から一時的に解放されようとすることがあります。

ショーンは語る――

知は力なりといわれる。なるほど僕にも心あたりがある。子どもからティーンエイジャーになり、大人へと成長する過程で、僕は人のことばと実際の意図や動機が矛盾したり、不釣り合いだったりすることに混乱していた。そして極度のストレスと怒りのかわりに安心感とコントロール感を手に入れようとして、さまざまな工夫をした。それでもなお周囲の世界を理解できないときは（たいていいつもそうだったが）、それを超越する方法を探した。

その一つが知識を追求することだった。しかし、何でもよいわけではない。僕の興味はとても狭く、その事柄なり人なりが複雑で難解であるほど好ましかった。とくに凝ったのがジャズ、それも昔の無名のジャズミュージシャンについてのうんちくだった。

一五歳のとき、ジョン・コルトレーンを初めてラジオで聴いた。カリフォルニアに引っ越してからは、ジャズへの愛に、うんちく好きのバイブル『ワールド年鑑（*The World Almanac*）』が合体した。年鑑のページをちょっとめくれば、有名ミュージシャンからほとんど無名のミュージシャンまで、生年月日と死亡年月日、演奏楽器が一目でわかる。一八歳の頃には、年鑑でしかお目にかかれないようなミュージシャンのレコードを集めることが趣味になり、絶版になったアルバムやドーナツ盤を扱う中古ショップをのぞいて気晴らしをしていた。たくさんのミュージシャンの名前を覚え、いつか誰かとの会話で自分の博識を披露する日を夢見ていた。

ある晩、僕たち家族は両親の友人数人と夕食に出かけた。僕はこういう場がきらいだった。両親は音楽ビジネスに携わっていたので、話題といえばそればかりで、僕が会話に参加する余地はなく、自分が取るに足りないちっぽけな存在であることを思い知らされるからだ。僕が彼らの話につけ加えることは何もなかった。

ところがその夜、僕は話に割り込み、バディ・ボールデン、フレディ・ケパード、そのほか数名の前世紀のミュージシャンの名をあげて、同席の人々に知っているかどうかたずねてみた。全員が知らないと言うので、僕は今がチャンスとばかり、誰が何年生まれで何年に死んだかをとうとうと語り始めた。このとき僕は無力感から解放され、力があふれてくるのを感じた。音楽ビジネスを生業としている人を前にして、彼らが耳にしたこともないミュージシャンについて語っているのだ。それぞれが演奏していた楽器や代表的なレパートリーも一、二あげた。彼らの困惑顔にもかかわらず、きっと僕に感心しているのだろうと決めつけた。僕ぐらいの歳で、ほとんど忘れ去られた昔のミュージシャンについて、これほど詳しいやつが何人いるだろうか。

この手のパターンは、天文学に凝っていた数年前から始まっていた。土星の輪を望遠鏡で見た子どもが僕以外に何人いるか、と。ジャズのスターにしろ天上の星にしろ、動機は同じだった。周囲を感心させ、取るに足りない存在から何がしかの存在に生まれ変わる気分に浸りたかったのだ。

当時の僕は心の隙間を埋めるのに必死で、相手の「興味がない」というサインに気づかず、**「同意もしていないのに面白くないことにつきあわされるのは迷惑」**というあたりまえのルールもわかっていなかった。僕のことばや行動が、人の気分を害していることさえ気づかなかった。僕の話を聞いているように見え、ときどき目が合いさえすれば関心をもってくれているものと思い込んでいた。今では、彼らは単に礼儀を守っていただけだとわかる。無名のミュージシャンについてとうとう聞かされるのが不愉快でも、レストランという人目のある場所では黙って聞く以外に選択肢がなかったのだ。もしそれ以外の行動をとったら失礼だったり社会的に容認されなかったりするからだ。

「すべての人が同じ話題に興味を示すとはかぎらない。ある人は夢中になれても別の人には退屈きわまりないことがある」という、定型発達の人なら幼い頃に習得する暗黙のルールを僕が理解したのは、それから何年もたってからだった。ディナーに同席した人々が無名のジャズミュージシャンについて知らなかったのは、知識が足りなかったからではない。どうでもよいことだから知らなかったまでなのだ。そのほか僕がよく話題にしたラジオ局やテレビ局のコールサイン、郵便番号やそのほかの羅列的な情報についても同じことが言える。聞く人に知性がなかったのではなく、関心がなかったのだ。

人を不快にさせていないかどうかを判断できることは、人とうまくつきあうために必要不可欠だ。どんなによく準備し練習しても、何が人づきあいをだめにするのかという基本的な指標を知らないと、浜辺に打ち上げられて海に帰れなくなったクジラのようにジタバタあがくことになる。人を遠ざるのではなくひきつけたい人のために、いくつかアドバイスをしよう。

- 幅広い関心をもつ。興味が広いほど、共通の話題のある人が見つかりやすくなる。あいにく、フレディ・ケパードの略歴を説教されて面白いと感じる一〇代の人（あるいは九五歳未満の人）は、めったにいない。

● 質問をする。たいていの場合、人は機会を与えられれば、自分のことを話すのが好きだ。「**質問することによって、相手や相手の言うことに関心があるというメッセージが伝わる**」というのも、人間関係のルールの一つだ。ただし**質問攻めにしない**こと。質問は会話を促し、もっとかかわりを深めたいという気持ちを伝えることができるが、度を越すとかえって逆効果だ。

● 話を引き出す。会話が続くような切り出し方をしたりあいづちを打ったりする。たとえば「それは面白い。それでどうなったんですか？」など。また、相手の言ったことを自分のことばにして返す（一語一語オウム返しにするのではない）。たとえば、母親を亡くして寂しい人に「それはお気の毒に。それはお寂しいでしょうね。どんなお母様だったのですか？」とか、あるいはテストでAをとってうれしい人に「それはすごい。よい成績がとれてうれしいですね」というふうに。

● さらにもう一つ、長い時間をかけてやっとわかった人間関係の暗黙のルールがある。「**人に関心をもつことができるのは、人をひきつける資質である**」。自分や自分の興味のあることばかりに集中していてはだめだ。他人と他人の興味にも時間を割き、関心をもとう。ちょうどシーソーと同じで、代わりばんこに上下しないと楽しくないのと同じだ。人に関心をもつ人は、関心をもたれる人になる。

❖

ルール⑧は会話だけではなく、外見や行動にもあてはまります。不潔は一瞬にして人を不快にさせます。

脂でべとついた髪、汗臭い服、体臭。人は小さなマナー違反なら見逃してくれるかもしれませんし、コミュニケーションに難があってもつきあってくれるかもしれません。しかし、不潔でだらしない人に対して寛大な人はめったにいません。

テンプルは語る――

身だしなみや清潔の難点ほど、瞬時に人を不快にするものはありません。「**どれほど賢く貴重な貢献ができる人であろうと、異臭の漂う人のそばにはいたくない**」というのが暗黙のルールです。息が臭かったり、何日もシャワーを浴びていないために体が臭ったりすれば、間違いなくきらわれます。グループから即座にはじき出され、自分でどうにかしないかぎり評価は変わりません。自閉症は不潔や悪臭の言い訳にはなりません。感覚過敏の問題があるとしても、最近はドライシャンプーやウェットティッシュ、いろいろな香りや感触の歯磨き粉など、さまざまな美容衛生用品が出回っています。いつも同じ三着の服しか着ない人でも、洗剤と水と少しの努力があれば清潔を保てます。人前で鼻をほじる、陰部をかく、口の中に食べ物を入れたまましゃべる、癖で人をたたく、そのほかルール⑦であげた私的な場での行為を人前でやることなども、多くの人の気分を害します。

人を不快にさせる行動をすべてリストアップすることは、とうてい不可能です。相手にもよるし、集団の規模、年齢層、場面、宗教的・経済的・政治的背景などによっても異なります。そうはいっても、自分の行動を意識し、人を不快にさせていないかどうかを判断するための、包括的なルールがあります。「**人間関係を維持する努力をし、互いが快適に過ごすために相手との関係**

の中で自分のことばや行動に気を配る責任は、一人ひとりにある」。また同じくらい大切なのが、「**たいていの人は気分を害しても、つまりあなたのことばや行動によって不愉快になっても、直接、口にすることはない**」です。むしろ非言語的サインによって不快を表現することが多いでしょう。人の気分を害したかどうかは、表情やボディランゲージをある程度読めないと判断できません。このスキルを、私は自分の内に形成しなければなりませんでした。私にとって自然に身につくことではありませんでしたし、自閉症スペクトラム障害のあるほとんどの人にとってもそうでしょう。表情やボディランゲージは貴重な情報源であり、状況を読み解く鍵になります。非言語的サインを読み取るスキルは、教えることが可能なものです。このスキルを具体的に面白く教える良書や教材は、今ではたくさん市販されています。

❖

ショーンもまた、コミュニケーションに組み込まれた非言語的サインを読み取るのが苦手でした。そのため他人、とくに異性のことばや行動を解釈するときに大なり小なりつまずきました。

ショーンの話——

一九七八年の初めにオハイオからカリフォルニアに移り住んだ頃、僕は先に書いたように天文学に熱中していた。両親に買ってもらった二インチの望遠鏡で、肉眼では見えないような惑星や天体まで観測していた。新生活になじんだ頃、両親の仕事関係やそのほかいろいろな交友関係の人々と知り合いになった。彼らは快く僕を受け入れてくれ、その中の一人で二〇代後半の二児の母である既婚女性に、僕はたちまちなついてしまった。

彼女はもともと一本向こうの通りに住んでいたが、やがて向かいに引っ越してきたので、彼女の家を訪問しやすくなった。僕は自分が天体や太陽系について膨大な専門知識をもっているのを、彼女に知らせたくてしかたがなかった。その頃は学校の昼休みも、同級生としゃべるより、母から借りた大学レベルの天文学の本を読みふけっていたほどの熱中ぶりだった。僕にとって天文学は面白くてしかたがないものなので、彼女にとってもそうにちがいないと決め込んだ——だって友だちなのだから。

しかし、時がたつにつれ、僕の話に対する彼女の反応は冷めてきた。前の晩に見た天体や月の話をすると「そう、よかったわね」「ふーん、そうなの」と気のない返事をする。訪ねていくたびに、彼女がうわの空のときが多くなるように思えた。

傷ついた気分で彼女の家から帰る日が増えた。にもかかわらず、次に遊びに行ったときはまた天文学用語で話し、そのたびに彼女がよそよそしくなるような感じがした。彼女から天文学について質問してくることはめったになかった。

傷心はやがて怒りへと変わった。友だちだと言っていたくせに、どうして僕が大事にしていることに無関心でいられるのだろう。僕は彼女から距離をとるようになり、「期待に応えてくれない人は無視する」というおなじみのパターンにはまった。当然ながら友情にヒビが入ったが、自分が彼女をうんざりさせていることにはうすうす気づいていた。僕は非言語的な手がかりをまったく理解できないというわけではなかった。頭の片隅でどこかおかしいと思ってはいたが、僕が興味のある話（別の惑星の話とか）をもっとすれば、彼女は面白がり関心を示すはずだとひとり決めしていた。ところが現実はいつもその逆だった。話の途中で何度か彼女が席を立ったことを思い出す。それを僕自身に対する無関心と受け取り、関心を呼び戻そうと必死になっていた。

「あなたは興味がありますか？」と相手にたずねることを、長い間、僕は考えつきもしなかった。白か黒か式の思考のせいで、自分のニーズを超える範囲にまで思いが及ばなかったのだ。それに、もし意に染まない答えが返ってきたらパニックを起こしたことだろう。

「お前なんかに興味はない。消え失せろ」と露骨に言われなくても、人の気分を害したかどうか見きわめる方法はいろいろある。たいていの人はうんざりしたり気を悪くしたりしても、それをあからさまに表現して相手の気持ちを傷つけたくないと思うので、不快感は非言語的サインとなって表れる。たとえばこんな身体的サインだ。

- 手近なものをいじる
- 気が散っている様子で、たまにしか目が合わない
- 声の調子に変化がなく、感情表現が平板
- しょっちゅう立ち上がったり、重心を左右に移動させたりする
- あくびをする、表情の変化に乏しい
- 怒り、いらだち、困惑している様子
- 気のない態度をとる、あるいはイエスかノー以上の答えを求める自由回答型の質問をしない
- 時計を見る

●沈黙する、もしくは会話にほとんど参加しない。あなただけがんばっても、相手がまったく、あるいはほとんど関心をもたないならもう潮時だ。

❖

高機能自閉症やアスペルガー症候群のある多くの人は、知的レベルや対人的レベルでは、人を不快にしていることを認識できるのですが、身体的問題のために、その行動をやめようとしてもコントロールできないことがあります。彼らは人から疎まれるような言動をしては、その後始末に追われるという悪循環から抜けられません。そんなことをくり返していたら、そのうちどんな寛大な相手でも愛想をつかし、人間関係は壊れてしまうでしょう。テンプルは成長期に頻発したパニック発作のせいで、適切な行動をとることができませんでした。

テンプルは語る――

自閉症スペクトラム障害のある子どもや大人は「わかっているはず」なのに、人の気分を害してしまうことがあります。実際的あるいは論理的な観点から、周囲に「とけ込む」ことを切に願っているかもしれないのに、あるいは人と豊かな感情的つながりがあるかもしれないのに、精神的枠組みとは別の要因によって、人から疎まれる言動をしてしまうのです。たとえば、環境の刺激に耐え切れずにパニックを起こすことがあります。前にも述べましたが、感覚過敏の問題に対処し、折り合いをつけないと（本人が合わせるか周囲の環境を合わせるか）社会的能力は伸びなくなります。どんなに訓練を受けても、感覚が混乱しているときには、適切な行動を選択することに集中するのは無理なことです。

あるいは、犯人は思春期という時期かもしれません。人は思春期になると、自分らしさを定義しようとして他人との共通点や違いに目を向けるようになります。また親から離れて同年齢集団にとけ込もうとします。集団所属の欲求が強くなり、社会的集団や小さな仲間集団がこれまでになく重要な色彩を帯びてきます。この発達段階では、同年齢の子どもはだんだん非寛容になり、少し変わった子や集団にとけ込まない子を疎外するようになるので、自閉症スペクトラム障害のある子どもの対人面の溝は広がる一方です。身体的変化にホルモンの変化も加わり、集団にとけ込むことを難しくするばかりか不可能にさえする場合があります。そして、自分ではどうにもならない原因で人を不快にさせ続けてしまうのです。子どもによっては、心理学よりも薬理学のほうが解決を与えてくれるかもしれません。

私の場合、思春期はパニック発作を連れてきました。それは毎日のようにつきまとう発作でした。朝のスタートは快調でも、昼食と夕食の間のどこかで必ず発作が起きます。当時はこれがどういうことなのかがわからず、また知るすべもありませんでした。今では、発作の原因が体内のコルチゾールのリズムにあることがわかっています。でも当時の私は、まるで覚めない悪夢の中にいるかのようでした。自分がもっとも恐れているものと一分ごとに対面しなければならないような感覚といえばよいでしょうか。夏時間になるとパニック発作はひどくなり、何か変化があるたびに悪化しました。不合理ですが、どうしようもなかったのです。幼いときに、ランプの精から願いを三つかなえてやろうと言われたら、まず空を飛びたいと願ったでしょうが、思春期の私の最大の願いは、パニック発作から逃れることでした。それほど過酷だったのです。

混乱に苦しみながらも、私は原因を究明しようとしました。生来、問題解決志向でしたし、何よりもパニック発作を止めたかったのです。でも、一九六〇年代初期には手ごろな図書館がなかったし、言うまでもなくインターネットも存在しませんでした。手に入るセルフヘルプの本といえば、すべての原因を心理的な傷に帰するフロイト学派の本だけでした。私は何年も心理学的に自己分析し、心の傷さえ解明できればパニック発作もなくなると自分に言い聞かせました。しかしそんな傷は見つかるわけがなかったのです。ホルモンの影響で悪化する生理学的な欠陥だったのですから。

パニック発作に苦しんだことが、むさぼるように心理学関係の本を読み、勉強する強い動機になりました。実際に役立つ知識もいろいろありました。三〇歳を過ぎた頃、抗うつ剤というパニック発作を抑える魔法の薬に出会いました。それ以前はいつも、対人的な場面では極度に緊張していたのですが、抗うつ剤を飲むと緊張がほぐれ、全体を見渡す余裕ができ、それぞれの場面のルールや手がかりを読み取ることができるようになりました。薬を飲んで、たちどころに社交じょうずになったわけではありませんが、何か不適切な点があればよく気がつくようになりました。とりついていた不安と恐怖から解放されると、人との交流に集中できるようになりました。集団に「とけ込む」能力は向上し、人間関係を損なうのではなく豊かにするような行動がとれるようになったのです。

自閉症スペクトラム障害のある子どもが一〇代に入ったときに、行動の変化（激しく興奮したり、常にせっぱつまったような雰囲気があるなど）が見られたら、薬物投与を治療プログラムに加えることを検討してもよいかもしれません。「加える」といったのは、食事療法や行動療法などで同じ効果が得られるのなら、安易に薬に頼るべきではないと思うからです。このことについては『自閉症の才能開発——自閉症と天才をつなぐ環』［Grandin 1995］で詳しく述べました。私の場合、二〇代の頃に激しい不安に悩まされましたが、自閉症スペクトラム障害のある人の中には情緒が安定していて薬が必要ではない人もいます。自閉症は個人差が大きく、薬物治療の必要性も人によって違います。プロザック（フルオキセチン）やゾロフト（セルトラリン）などの抗うつ剤は、高機能自閉症のある多くの人に利用されていますが、一般の人よりも投与量を（多くではなく）少なくする必要があります。一般的な初期投与量の三分の一から四分の一で足りる人もいます。量が多すぎると不眠や興奮を招くことがあります。私は食肉加工業界でも自閉症スペクトラム障害のある人に出会いましたが、その中でも視覚的思考の人はしばしば深刻な不安障害を抱えていました。彼らにとっては、抗うつ剤は文字通り人生を変える魔法の薬です。

一〇代の子どもに薬物療法を施すのに抵抗がある人は、まずグルテン・カゼイン（麦類・乳製品類）除去食を試すという手もあります。不安を緩和するには、運動プログラムも効果があります。食事療法だけで改善する人もいるし、食事、運動、薬物のすべてが必要な人もいます。かつて私はパニック発作が起こると、体がほてってひどい汗をかき、発作がおさまるまで背を丸めてずっと手をこすりあわせていました。この様子が、集団に「とけ込む」のにプラスになるはずはなく、私を避ける人すらいました。しかし幸いなことに、少量の抗うつ剤と規則的な運動が功を奏しました。運動をすると、抗うつ剤の量を減らすことができました。自閉症スペクトラム障害のある人の中で社会にうまく適応して集団にとけ込めているのは、自分の体質が社会的能力に与える影響を把握し、もっとも自分にふさわしい科学的方法と心理学的方法をじょうずに組み合わせている人たちです。この点は、ティーンエイジャーや大人のどんな治療プログラムでも配慮されるべきです。

❖

最後になりますが、自閉症スペクトラム障害のある人は自尊感情が低く、思考の柔軟性に乏しいため、「悪いのはいつも自分」と思い込んでいることがしばしばあります。もちろん、「興味がない」というサインを読み取れることや、自分のことばや行動が誰かの気を悪くさせていることがわかるのは大切です。でも大人になってからふり返ったとき、子どもの頃の硬直した自己認識は周囲の人の心の中にある現実よりも点が辛かったことに気づくことも少なくありません。

ショーンは語る――

ここ数年の間に、多くの高校時代のクラスメートと顔を合わせる機会があった。当時は、自分の行動は人を不快にさせるのでほぼ全員からきらわれていると思っていた。だが最近、僕の認識はまったく正しくなかったことがわかった。多くのクラスメートの記憶の中の僕は、物静かで内向的な少年であって、気色が悪いとか欠陥品だと思われていたわけではなかったのだ。

二〇〇一年に卒業二〇周年の同窓会に出席したとき、僕に対して悪い印象や思い出のあるクラスメートは誰ひとりいないことを知って驚いた。屈辱感や疎外感の原因は、自分は軽蔑され批判されているにちがいないという思い込みにあったのだ。「**他人からの評価よりも、自己評価のほうがずっと厳しいことが、ままある**」という暗黙のルールは、受け入れにくいけれど事実だ。クラスメートとの再会で、苦々しい記憶は洗い流された。今はもう、あの頃の辛く苦しい思い出にさいなまれることはない。

❖

ルール8

留意すべきポイント

- 悪い点は注目されやすく、よい点は見落とされやすいものです。子どもが一〇回中九回は適切な行動をしていても、注目は失敗した一回に集まります。子どものよい点に目を注ぎましょう。
- 身だしなみや清潔の次に人を不快にさせるのは、おそらく「パーソナルスペース」（対人的距離感）のルール違反です。子どもの理解の段階に合わせて、具体的に教えることが大切です。「人と話すときは、腕を伸ばした長さの分だけ離れたところに立つ」など。
- 自閉症スペクトラム障害のある子どもや大人は、自分自身の非言語的行動やそのメッセージに無自覚なことがよくあります。たとえば、声が大きすぎたり、単調だったり、小さくて聞こえないということがわかりません。実際に自分がどんな非言語的行動をしているか、ビデオに録って見せるとよいでしょう。
- アスペルガー症候群があって大人になって社会的成功を収めた人や、それなりに安定した人間関係を保っている人の多くは、大人としての社会的スキルを個人的に教えてくれるコーチのような存在に助けられたと言います。アスペルガー症候群や高機能自閉症のある成人初期の若者や成人のためには、言語療法士や家庭教師を探すのと同じように、そうした人を探すとよいでしょう。

■「知ったかぶり」はきらわれます。自閉症スペクトラム障害のある子どもや大人の中には、抜群の記憶力をもつ人がいます。「まるごと思い出す」能力は長所ではありますが、人の過去の失敗をもちだす、確かでない根拠に基づいて人の誤りをただす、プライベートな情報を人前で話してしまうなど、使い方を間違えるとしっぺ返しをくらいます。たいていは悪意からではなく、ただ自分の知的能力を示したいためにそうしてしまうことが多いようです。その場合、否定的な反応をしたり批判したりしないこと。ただその場の文脈やなぜその行動がよくないのかを説明しましょう。

■状況の修復のやり方を教えたり、本人の行動が人に与える影響を指摘したりするときは、単刀直入にするのがよいでしょう。たとえば、自分の好きな話題を終わりにして相手の番にするタイミングがわからない子どもには、「話題を変えなさい」とはっきりと（あからさまなくらいに）言う必要があります。「私の番」というカードをやりとりするなど、目に見える道具を使うのもよいでしょう。

■他人の立場からものごとを見る能力の低い子どもや大人は、自分から何もしなくても、ただそこにいるだけで、会話や交わりに参加したいという気持ちが伝わると思っていることがあります。それだけでは足りないことを理解させましょう。

■自分の特別な興味を会話のきっかけにするよう励ますのはよいのですが、「そろそろ話題を変える？」ときくなどして、ときどき相手の関心を確かめる必要があることを教えましょう。

9 「とけ込む」とは、おおよそとけ込んでいるように見えること。

「あいつはうちのグループにはなじまない。どうも感じが悪い」
「あの人、仕事はできるけどいつもひとりね。朝、コーヒーを飲みながらおしゃべりしているところなんて見たことがないわ」
「数学のクラスの新入りを見た？　あのダサい服、どこで仕入れたんだ」

社会の型にはまることは、集団での交流への入場券です。自閉症スペクトラム障害のある人に自分を偽らせるつもりはありませんが、彼らは「**見かけと中身は同じぐらい大切**」という暗黙のルールを学ぶ必要があります（大人ならば受け入れる必要があります）。人はことばを交わす以前に、外見からある評価を下します。前章で人を不快にさせることについて扱いましたが、その多くは服装やマナー、全体的な雰囲気など見かけにかかわることでした。

ただでさえ、自閉症のある人が人と交流することは簡単ではありません。とくに、つきあいを深めるために会話が必要になり、何かを言わなければならない段階になると難しくなります。すでにツーストライクをとられた状態で、バッターボックスに立つようなものです。そしてたいていは三振してしまいます。これを何百回もくり返したら、どこのチームにも受け入れてもらえなくなります。

服装面で周囲に同化できるかどうかは、思春期には絶大な影響力があり、やがて社会に出ると、明確な社会的色彩を帯びてきます。それはよいことです。困った面といえば、周囲に同化することは中学・高校時代には絶対条件であり、同年代の「服装警察」が始終目を光らせているということです。自閉症スペクトラム障害のある青少年にかかわる親や教師は、この現実を決して軽く見てはいけません。社会的観点からいえば、「個人教育プログラム」の目標に組み込んでよいくらいです。また感覚過敏の問題も調整できます。最近はさまざまな種類の衣料品を選べるし、流行も次々と変わるので、周囲から浮かず、しかも自分にとって快適なスタイルを見つけることは難しくありません。

テンプルは言う――

ルール⑨の要点の一つは、TPOに合った清潔な服装をしてまわりにとけ込むことです。みながクローン人間のように同じ姿になるべきだという意味ではありません。重要度の高い二、三の暗黙のルールをわきまえるべきということです。

- 服装は人の印象を決めます。
- 人間関係に敏感になる中学・高校時代に、周囲から浮いた服装をしていると、からかいやいじめの対象になることは、火を見るより明らかです。
- 社交的な場では、正式あるいは略式の「服装規定」を守ることが期待されます。幼いときには親が配慮しますが、一〇代になり大人になるにつれ、こうした常識を自分で身につけることが求められます。

一番目のルールは不当に思えるかもしれません。着ているものが、その人の人格や知性と同じくらいに、ときにはそれ以上に重要だというのですから。けれどそれが現実であるし、受け入れるしかありません。世間とはそういうものです。しかし、適切な服装を選ぶスキルを習得することはさほど難しいことではなく、アドバイスしてくれる人や参考になる資料はたくさんあります。雑誌を見れば、同じ年頃の人がどんな格好をしているのかはわかるし、仕事を成功させるための服装を指南する本も出ています。職場の仲間にどんな服を揃えればいいのか相談するのもよいし、洋服店の店員はたいてい喜んでコーディネートを手伝ってくれます。そのほかにも、同級生や職場の同僚の服装、行事や儀式など、観察のチャンスはいくらでもあります。

私は大人になってから、ウェスタン風のシャツブラウスとズボンを定番のスタイルにしています。感覚刺激の面でも楽だし、仕事に合っているし、好きだからです。少し風変わりかもしれませんが、社会的に許容される範囲で着こなしています。正式な場に出るときには、改まった感じのする高級なシャツブラウスとズボン、建設現場に出るときはそれに合ったシャツとジーンズというふうに使い分けています。ドレスはもっていません。私は、感覚過敏に対処するために、新品のジーンズはすべて数回洗濯機にかけ、高級なブラウスの下には洗いざらしの柔らかいTシャツを着ます。もう一つ、アスペルガー症候群のある天文学者の知人の例をあげましょう。彼は長髪ですがいつも清潔にし、きっちりポニーテールにしています。教壇に立つときは、上質のブルージーンズと天文学の絵柄の小粋なTシャツを身につけています。これはこれでよいのです。彼は科学オタクであることを誇りにし、その分野では秀逸な研究者です。彼の服装は大学という場所にふさわしく、一風変わっていても、だらしなくはありません。大人として社会に通用する格好かどうかの違いがここに出ます。

私は新しいクライアントに会うとき、ベストの状態の自分を見せるように心がけています。「**第一印象はいつまでも続く**」のが人間関係の暗黙のルールだからです。最初の出会いをぶち壊しにしたら——ふさわしくない格好で現れるとか、最初の数分間のおしゃべりでとんでもないことを言うとか、見るからに奇妙なふるまいをするとか——、相手の中のあなたのイメージを修復するのは至難の業です。不当に思えるかもしれませんが、これが現実です。だから初めて人と会うときは、慎重に服を選び、言うべきことを頭の中でリハーサルし、奇妙な癖が出ないようにとくに気をつけています。大切なのは全体的な印象です。人づきあいを順調に発展させるには、ある部分だけがよくてもだめです。きちんと挨拶ができなかったり、自分の行動をコントロールできなければ悪い印象を与えます。しかし、とけ込んでいるように見えることの威力を過小評価してはいけません。

自閉症スペクトラム障害のある人は、服装を選ぶにも感覚過敏の問題を配慮しなければなりませんが、今はいろいろなタイプの衣料品が出回っているので、刺激が少なく場面にふさわしい服装をするのはそう難しいことではありません。問題となるのは、アスペルガー症候群のある人が他人の服装や外見に無頓着であるように、自分の清潔にも気を配らず、見苦しい格好をしたり、似合わない服やサイズの合わない服を着たりすることです。私はそういうアスペルガー症候群のある人を見かけるたびに、引き止めて注意しています。私もかつて人からそうしてもらったからです。そのときにはいやだったし心も傷つきましたが、あとからふり返ると自分のためになったと思います。社会の期待に納得がいかず、従いたくないと思うかもしれません。しかし、そのままでは人を不快にさせ続けることになります。結局は個人の選択の問題ですが、どんな場面でもよい人間関係を築きたいと思っているなら、葛藤を乗り越え、外見を整えることも周囲にとけ込むための手段であるという事実を受け入れることです。奇抜で個性的でもかまいませんが、だらしないのはよくありません。

外見については、つい数年前に学んだルールがあります。**「きちんとした服装をしていると、扱いが変わる――それもよい方向に」**というものです。たとえば、きちんとした服装をしているときのほうが、飛行機の座席をアップグレードしてもらえる確率は高くなります。以前、私はかなりルーズな格好で旅行していましたが、今では慎んでいます。上品に感じよく見えれば扱いが違うし、目に見えて利点があります。また『動物感覚――アニマル・マインドを読み解く』[Grandin & Johnson 2005] の出版や、テレビ番組『プライム・タイム・ライブ』への出演以来、顔を知られるようになったことも一つの理由です。飛行機で出かけるたびに、たいてい誰かが私に気づいて話しかけてくるのです。だから、だらしない格好で空港に行くことができません。悪い印象を与えないようにするためです。社会での地位、たとえば自閉症のある人たちの社会の中での役割が大きくなったり、業界で名が売れてきたりすると、ある種の社会的責任が生じ、人に与える印象がそれまで以上に重要な意味をもつようになります。自分の言動や外見にいっそう注意を払わなければならないし、周囲もそれを期待します。これもまた人間関係の暗黙のルールなのです。**「世間に認められるようになればなるほど、それらしく見え、ふるまうように、よりいっそう注意すべきである」**。それには自己管理が不可欠です。

中学生の頃は、没個性的なほど型にはまり「それらしく見える」ことが大切です。それはこの時期が定型発達の子どもにとって社会的・感情的に発達する時期であり、親から自立して自分のアイデンティティを確立するために、同世代に自分を合わせようとする時期だからです。同年代の仲間がその年（その季節）の流行とみなす格好からあまりにかけ離れていると、たちまちいじめやいやがらせの標的になります。この年頃を過ぎて青年期に入ると、そのようなプレッシャーは大幅に減ります。思春期以降は、だんだん多様性が尊重され、容認されるようになり、個性的なスタイルは（もちろん一般的な社会規範の範囲内で）好意的に見られるようになります。

❖

テンプルの服装に対する考えは、彼女の論理的で目標設定型の思考パターンからきていますが、身だしなみにまつわるショーンの葛藤は、彼の心の奥底に渦巻く低い自尊感情に端を発しています。

ショーンは語る――

中学・高校の頃には、ファッションについて語ろうとは思いもしなかった。もし僕がそんな野望をひそかに抱いていたとしたら、校門から引き返す以前に自宅謹慎しなくてはならなかっただろう。だいたい僕は、着替えるときや家を出る前に鏡で自分の姿をチェックするという「身だしなみ」の最初のステップでつまずいていたのだ。

エチケットにまったく無知だったわけではない。わざとやらなかったのだ。理由は単純にして複雑だ。僕は人をじろじろ見る人がきらいで、そういう人と目を合わせるのがいやだった。だから鏡も苦手だったのである。だから、まるで目の見えない人が誰の手も借りずに格好よく服を着こなそうとするのと似たようなもので、朝、家を出るときの僕の格好が見苦しくないかどうかは、努力よりも運にかかっていた。

僕は鏡を激しく嫌悪し、長い間、鏡の前を通るときはいつも顔をそむけていた。鏡の前に立つ必要のあるときには（服を着るときなど）、なるべく自分の姿の上方とか、わきとか、下半身を見るようにし、直接に顔を見るのを避けた。一〇代の半ば頃、自分に鞭《むち》打って、鏡の中の自分を直視したことが数回あったが、困惑のあまり赤面するばかりだった。自分の顔にも、背が高いことにも（のっぽという点でも、みなから浮いていた）、そして鏡をのぞくたびにあることを思い知らされるのにも耐えられなかった。これまでにも何度かふれたように、僕は自分が生まれつきダメな人間だと思っていた。鏡で自分の顔を見ると、その苦々しい気持ちがまた込み上げてくるのだった。

自尊感情が低いうえに鏡ぎらいだった僕が、最善の身だしなみで家を出られるわけがない。僕は長い間さまざまな理由でいじめられ続けたが、毎朝起きると同時にいじめを招き入れるようなレールを自分で敷いていたことが、今にしてわかる。母は「自分の行動に気をつけなさい」「人は外見を見るのよ」「友だちがほしければ、見苦しくない格好をしなさい」と注意して、僕がその日の最初のいじめっ子に出会う前に、服装をチェックさせようとした。だが僕には馬耳東風で、シャツの襟は上を向いたまま、自尊感情は下を向いたままで、僕は玄関から出て行くのだった。

母のおかげで見苦しくない格好で家を出た日でさえも、たいてい帰りにはひどい風体になっていた。というのは、ほぼ毎日、体育の授業があって、そのたびに着替えをしたりシャワーを浴びたりするからだ。そのときにはあれこれ言ってくれる母はいないし、次の授業までに短時間で着替えなくてはいけない。あわただしくて、鏡をのぞく暇などなかった。僕はボタンの多いシャツが苦手で、とくに小さなボタンや袖口のボタンをはめるのにひどく難渋した。ボタンをかけ違えたうえに、背中をよく拭かずにシャツを着たりして、僕をからかって楽しむ連中に格好の材料を提供した。

笑い者にされて悶々としても、仕返しをしようとか、行動を改めてきちんと身だしなみを整えようという考えは、ほとんど浮かんでこなかった。その代わり、こんな目にあう原因を作るシャツやズボンに、うっ積した怒りをぶちまけた。

ボタンをはめるのに苦労するくらいだから、はずすのも一苦労で、僕は帰宅すると、いちいちボタンをはずさずにTシャツのように頭から脱いだ。そのほうが着替えの時間が節約できるという理屈だった。シャツがうまく脱げないと、頭にきてボタンをひきちぎり、シャツやズボンを脱ぎ捨てた。あとで気が静まってから、破れた服をごみ箱の底に入れて、その「憎々しい」布切れにゴミをかぶせて隠した。必ずあとで誰かに発見されるのがおちだったが。

問題はそれだけではなかった。僕はロゴや数字の入った服が大きらいで、数着あったロゴ入りの服は、どれもクローゼットの奥でほこりをかぶっていた。だから、いつも同じ無地かほぼ単色の四、五枚のシャツをとっかえひっかえ着ていた。穴が開いていようがズボンやジャケットと合わなかろうが、おかまいなしだった。

八年生の半ばのある朝、ついに母の堪忍袋の緒が切れた。着古してよれよれになった、赤い縦じま模様の入った青いプルオーバーを六日連続で着て、階下へ降りようとしたとたん、

「それ、脱いでちょうだい！」

と母が階下からどなってよこした。

僕は無言で部屋に引き返すと、同じくらいよれよれの別のシャツに着替えたのだった。

あの頃の僕は、自分の格好が人の目にどう映るのかがわからなかっただけではなく、他人がどうしてあるきまった色やスタイルの服を着るのかも理解していなかった。ある行動が場面によってふさわしかったりふさわしくなかったりするように、多くの服はある場面にはふさわしいが別の場面にはふさわしくないといった概念がすっぽり抜けていた。

一四歳のとき祖母が亡くなったが、葬儀に参列した男性は黒のスーツとネクタイに革靴、女性も黒ずくめだったのを覚えている。しかし当時の僕は、それが悲しみの儀式にふさわしい服装であることを理解していなかった。もし母が事前に服を選んでおいてくれなかったら、二月の寒さにもかかわらず、家でゴロゴロしているときのルーズな格好で参列していただろう。

就職の面接や初めてのデートの服選びに共通するのは、第一印象をよくするということだ。自閉症を克服しようとしながらもまだ服装面では失敗をくり返していた頃、身だしなみを整える時間をとらない言い訳として、真の友人なら僕がどんな格好をしても受け入れてくれるはずだからと言い張ったことがある。だが、人が僕を無条件で受け入れてくれることと、僕がひどい格好でいても不快にならないかどうかは、まったく別問題であることをやがて知った。いくらその人の

よさがわかっていても、ボサボサ頭でシャツの襟がめくれたままなら、魅力は半減するのだ。

「服装がその人を作る」ということわざに諸手をあげて賛成するかどうかはともかくとして、服装が人の印象を決めることは認めざるをえない。身なりでよい印象を与えたいなら、次のことをお勧めする。

①服装のコーディネートに迷うときは、誰かに手伝ってもらう。僕はときどき、シャツとズボンの色の組み合わせがおかしくないかをガールフレンドに見てもらう。人に教えてもらうのは、頭が悪いからでも常識知らずだからでもない。人の意見を聞くことによって、それまで気づかなかったことに目が開けるからだ。

②最高の自分を見せたいなら、時間を節約するより時間をかけるほうがよい。

③清潔に気をつかう。毎日シャワーを浴び、必要なら洗髪もし、デオドラント化粧品を忘れずに。

❖

僕は毎朝、プライドをもって服を選んで着替え、その日どんなことがあろうと、最高の自分を見せられるように心がける。「**よい身だしなみは、人との交流によい雰囲気を作り出し、その日出会う人々にとけ込む準備になる**」というのも暗黙のルールの一つだ。

テンプルは、周囲にとけ込んでいるようにふるまうための、またそう見えるための暗黙のルールをいくつかあげます。

テンプルは語る――

他人とつきあい、社会や特定の集団にとけ込むために、人はいろいろな日常的ソーシャルスキルを活用しています。私が自分の経験から学んだ「とけ込む」ための暗黙のルールをいくつかあげてみましょう。

- **明るく礼儀正しい人のほうが、世間とうまくつきあえる。** 不公平に思うかもしれませんが、一般に幸福感のある人のほうが人に好かれるものです。
- **よいマナーは必需品。** 何度も述べてきたことですが、人との交流の扉を開くことだから強調するのです。基本的な社会生活能力を子どもに教え込むことの大切さはいくら強調してもしすぎることはありません。ナイキの広告ではないですが、「ジャスト・ドゥ・イット（とにかく、やれ）」です。
- **人と人の交流は、一方通行ではなく双方向的である。** あなたのほうからも一歩踏み出さなくてはいけません。仲間に入れてもらうためには、ときには自分のほうからアプローチすべきです。
- 学校や職場では、**最低でも一日に一度は仲間に挨拶をすること。** 簡単なジェスチャーでもよいし、相手の目を見て（難しければ、相手の眉間のあたりを見て）、「おはよう、調子はどう？」とか、ただ「おはよう」と言うだけでもよいのです。

●**毎日のように交流のある人とは、積極的に雑談をする**（科学の実験グループのメンバー、クラスメート、職場の同僚など）。全員と友だちになる必要はありませんが、グループから浮いていると思われたくなければ、何らかのコミュニケーションをとる必要があります。

●**自分にしてほしいように、相手に接する**。友だちになってほしいなら、親しみをこめて接しましょう。協力してほしいなら、自分も協力的になりましょう。憂うつそうにしていると、幸せな人は近づいてきません。

これまでにも何度か人生を芝居に、人を俳優にたとえてきましたが、「**社会は、人生という舞台の監督の一人である**」ということをぜひ覚えてほしいと思います。社会は舞台監督と同じように、あなたがある場面でどの役を演じ、どう演じるべきかを指図することがあります。いつもあなたが演じたいように演じられるとはかぎりません。社会のほうが、こう演技しなさいと要求してくるときもあります。人生はそういうものです。たとえ納得がいかなくても、一〇〇％理解できないとしても、私たちは自分に割り当てられた役を練習し、鑑賞に堪えるものにしなければなりません。「**好むと好まざるとにかかわらず、集団に調和するための行動をしなければならないときがある**」というルールは、口をすっぱくして言う価値があります。これはアスペルガー症候群のある多くの人々にとって厄介なことです。彼らは自分以外の監督など認めたくないのです。しかし社会の中で生き、人と交わりたいのなら、そういうわけにはいきません。集団の演技なのだから、集団のルールに従わなくてはなりません。

ショーンはテンプルの話を受け、人間関係にとけ込むための次のステップとして、以下に雑談や世間話の効用をあげています。彼によると、これらはコミュニケーションの潤滑油なのです。

❖

ショーンは語る――

メジャーリーグの試合を観戦したことがある人ならおわかりだろうが、名声、実力ともに最高の選手たちの熱い戦いを目の前で見ていると本当に胸がおどる。多くのトッププレーヤーは難しいプレーを涼しい顔でやってのける。時速一五〇キロかそれ以上で飛んでくる球を打つバッター、弾丸のようなライナーをキャッチする野手。もしそんなボールが僕のほうに飛んできたら、亀のように首を引っ込め、ちゃんと保険料を支払っていたかどうか思い巡らすだけだ。だが、彼らは何万人もの観衆の前で毎日、堂々たるプレーを披露しているのだ。

しかし、試合開始一時間前の球場には、まったく別の光景がある。試合中は華麗なプレーをくり広げる選手たちが、バッティング練習やストレッチ、柔軟体操、そのほかリトルリーグで教わるような基本練習をくり返している。プロの野球選手は、何の準備もせずにポジションについたりバッターボックスに立ったりするわけではない。一ヵ月以上にわたる春季トレーニングを行い、その後もシーズンの開幕に向けて、ひたすら練習を重ね、技を磨くのである。メジャーリーグでの成功の秘訣は、「調整」の一語に尽きる。勝つための法則はどこでも同じだ。一つひとつの試合で柔軟性のあるプレーをすれば、チームの勝利に貢献できるのだ。

こんな話を引き合いに出したのは、野球とソーシャルスキルには似た面があるからだ。人とよい関係を結べるようになるまで、僕は何年も試行錯誤し、胸が張り裂けるような痛みと困難を味わった。**「自閉症があろうとなかろうと、社会にとけ込むには、社会の枠組みを形成するルールにのっとってプレーしなければならない」**のが暗黙のルールだ。その枠の中で、各自が技術と才能を発揮し、チームの個性を作り上げていくのである。自閉症スペクトラム障害のある人にとって理解しづらい、もう一つの重要なルールは、**「社会に調和するためには、自分の置かれた状況の文脈に合わせて、常に行動を調整しなければならない」**である。つまり、状況が自分に合わせてくれるのを期待するのではなく、自分が状況に合わせるということだ。

試合前にバッティング練習をする選手のように、僕はいろいろな社会的場面に適応するため「ウォーミングアップ」をする。いきなり全力投球で自分の思惑通りに試合を動かそうとは思わない。僕はいろいろなソーシャルスキルを理解するのが普通よりも遅かった。家族の友人の一人が「潤滑油」と呼ぶスキル、つまり周囲をリラックスさせ、コミュニケーションを円滑にし、促進するような会話についてもそうだった。

雑談や世間話は潤滑油になる。といっても、それは単なる無意味な冗談や実のないやりとりを指すのではない。スーパーのレジの列で、すぐ前の人と天気のことやら最近のヒット映画のことやら話して時間をつぶす（それはそれでけっこうだが）以上のことを指している。雑談は人間関係のツールとして重宝する。早い段階であなたの印象をよくし、ホームランを飛ばすチャンスを作ってくれる。友情などの健全な人間関係の土台を築くこともできる。僕のいくつかの個人的体験から説明しよう。

サム・バルジロ

七年生のはじめに、僕は勇気をふりしぼって柄にもないことに挑戦した。新学期が始まって一週間もたたないうちに、すぐ後ろの席の男子生徒に自分から話しかけたのだ。それは僕にしては上出来だった。座席は名前のアルファベット順で、ちょうど声をかけやすい位置にいたのが、サム・バルジロだった。後ろの席の子に声をかけるという、たったそれだけのことが、僕にとっては空前の大展開だった。それまで学校で安心できるのは先生やそのほかの大人と一緒にいるときだけで、同級生の中にいて楽しいと思うことはめったになかった。こちらから同級生とかかわろうとするのは、強迫衝動の延長かバリエーションとしてちょっかいを出すときくらいで、友情とはまったく趣を異にしていた。

だがこのとき、僕はなけなしの勇気をかき集めて、ホームルームの時間に後ろをふり向き、サムに話しかけた。とはいっても、狭い安全地帯から踏み出せたわけではない。もし相手が境界線を踏み越えて僕の安全地帯を脅かしたら、ストレスのあまり典型的な自閉症の症状を起こすという段階から、ほんの一、二歩踏み出した程度のことだった。

残念ながら、すぐに案の定の展開になった。サムは、僕が友情を求めているのに気づいて親しみを示してくれたが、僕のほうがすぐさま未知の迷路に入り込んでしまった。初対面の緊張を溶かすには、ごく一般的な話題で軽口をたたくのがよいということをわかっていなかったのだ。僕のコミュニケーションの引き出しには、「君とお近づきになりたい」という意志を示すための、たいていの子どもなら何の苦もなくできる会話が入っていなかった。雑談というもの自体、僕にとってまったく勝手のわからない世界だった。口を開くたびにサムに大演説をぶちかまし、結局、安全地帯を脅かされることになったのだ。

やがて僕はサムと距離をとり、無視するようになった。サムのほうでも、僕は友だちにするような相手ではなく、友だちづきあいのイロハも知らない変なやつと確信したにちがいない。当然のなりゆきとして、友だち候補者は新たないじめっ子となり、その後二年間いじめとからかいが続いた。友情のゲームに参加するためには、少なくとも多少の基本的なスキルを身につけてバッターボックスに立たなければいけないと、当時から気づいていれば、サムとチームメートになれたかもしれない。そのスキルのなかった僕は、ひとりぼっちのチームでプレーを続けるしかなかった。

他人への期待

カリフォルニアに住んでいた一七歳の頃、両親に連れられてロサンゼルスのビクトリー・シアターに芝居を見に行ったことがある。両親の顔見知りの舞台監督からの招待だった。幕が下り、最後の拍手が鳴りやんだあと、僕たち家族は監督にお礼を言い、彼女の夫にも挨拶するためにしばらく残っていた。その晩、もう一つの奇妙なドラマが始まろうとは、監督は想像だにしていなかっただろう。

「こちらが息子のショーンです」

と、母は監督と彼女の夫に僕を紹介した。

普通なら、「はじめまして」や「よろしくお願いします」などと続くのだろうが、そうはならなかった。僕は大きく一歩後ろに下がると、黙りこくった。笑顔も作らなければ、お近づきになりたいというそぶりさえ見せなかった。それは僕が一目で彼らをきらいになったからか、わざと意地悪をしたのか、それとも、ただで芝居を見せてくれた親切な二人に何か恨みでもあったのか。答えは三つともノーだ。僕の態度は、嫌悪や無関心というより冷淡な雰囲気をかもしだしていた。この子はどこか調子が悪いのだろうかと、彼らは思ったにちがいない。

僕とて最初から無愛想にふるまうつもりではなかった。また彼らとて僕のおかしな反応の背景を知るよしもないし、確かめなくてはならない義理もない。この頃の僕の自尊感情は薄手の陶磁器よりももろく、ほんの小さな失敗や否定的な反応（事実でも単なる思い込みでも）だけでこなごなに砕けた。その埋め合わせとして、僕はある種の仮面をかぶるようになった。自分が特別な人間であると**証明**したいがために、初対面の人が向こうから声をかけてくれるのを待った。このままの僕を肯定してほしかったのだ。そして彼らが僕にどう挨拶し、反応し、注目するだろうかと、勝手な妄想にふけった。もし彼らが僕が特別な人間であることを「証明」するのを「怠った」場合は、冷淡にあしらった。僕が必死に守ろうとしているものを「壊した」からだ。もちろんそんなことを、彼らは知るよしもない。

ごくありきたりの挨拶の場面なのに、僕のふるまいは負の連鎖を招いた。彼らは僕がどこかおかしいと感じ、不思議な反応に意表をつかれ、とまどい、遠ざかっていった。僕はそれを僕への無関心のしるしと解釈して、いよいよ憤慨し、ますますかたくなになったのだ。

雑談の効用

高校三年生のとき、生まれて初めて同年代のグループとのつきあいを経験した。僕と妹と僕のクラスメート三人で、放課後、夕食に出かけることになった。それまで一度も同じ年頃の友だちと出かけたことがなかったので、最初はたまらなく不安だった。だが、未知の領域に踏み出すことに、心のどこかでときめきを覚えていた。

三人のクラスメートは親切で、僕が会話に入れるように気をつかってくれた。話の糸口がつかめない僕はほとんど黙ったままで、彼らの質問に適切に答えようとするだけで精一杯だった。僕は友だちを切に求めていたので愛想よくふるまった。ときおり、間の悪い場面もあったが、彼らは動じる様子もなく、僕を仲間はずれにしたりはしなかった。たぶん僕に自閉症があることを知っていたのだと思う。

出かける前には全身の細胞が拒否反応を示していたにもかかわらず、不安を乗り越えて楽しい一晩が過ごせたことに、僕はすっかり気をよくしていた。しかし今ふりかえると、そのときの自分にはまだ何かが欠けていた。それは人づきあいの扉を開く、雑談のテクニックと会話の糸口だ。雑談や世間話がそんなに大事なことか、前置きは省略してさっさと本題に入ればよいものを、と思うかもしれない。だが知り合ってからの時間が二年であろうと二分であろうと、人間関係の「潤滑油」には次のような効用がある。

- あなたの初期の印象が決まる。人と会ったとき、視線を合わせ、微笑みかけ、「お元気ですか」「その服、すてきですね」「よく似合ってますよ」など、ちょっとしたことばかけをするだけで、あなたがオープンで近づきやすい人であることをアピールできる。僕の現在の安定した友人関係の多くは、そんなおしゃべりから始まった。友情はみな、ここから出発する。

●コミュニケーションの促進剤になる。たとえば「そのネクタイ、よく似合いますね」と一言ほめてみよう。「**たいていの人はほめられるのが好きだ**」というのも人間関係の暗黙のルールの一つだ。小さなほめことばが糸口となって、会話はいろいろな方向に発展する。自分も似たようなネクタイをもっているとか、ネクタイの好ききらいとか。そこからいろいろな話題につながる。あるとき同僚が職場にド派手なチェックのネクタイをしてきた。僕は思わず彼に言った。「いかしてるじゃないですか。僕にはとうていそういうネクタイはできないな」。彼は声を立てて笑い、二人とも楽しい気分になった。ちょっとした一言がきっかけで、会話はいろいろな方向に発展する。それがなければ、赤信号で止まるたびにエンストを起こすポンコツ車のように、会話は滞るだろう。

●自然でよどみなくテンポのよいコミュニケーションができる。軽いおしゃべりでリラックスしてから本題（デートに誘う、頼みごとをする、そのほかもろもろ）に入れば、押しつけがましさは薄らぐ。

●関心を表す。自分に関心をもってもらおうと必死になるより、こちらから関心を示すほうが、人をひきつけ、よい印象として長く残る。

長い間、僕は気まずい場面に直面すると黙り込んでいた。沈黙は空白と同じようなもので、何の意味もない中立的存在だと勘違いしていたのだ。だが自分の殻にこもり、居心地の悪い場面から逃れたつもりでいても、そのとき僕が発している負の雰囲気は周囲に伝わっていた。ここにも暗黙のルールが働いている。すなわち「**沈黙それ自体が、コミュニケーションの一つの形である**」。沈黙がよいものかそうでないかは、時と場合による。不適切な沈黙は実は多くを語り、「沈黙は金なり」ということわざは、いつも通用するとはかぎらないのだ。

僕に冷淡にあしらわれて遠ざかっていった人は、心が冷たいわけでも情が薄いわけでもなかった。そうとしか、しようがなかったのである。彼らは僕の頭の中がどうなっているか知らなかったにしろ、何かがおかしいとうすうす感じていたことだろう。

「**いつも負のエネルギーを振りまいている人のそばにいたいと思う人はいない**」というのは人間関係の揺るぎないルールだ。こういう態度でバッターボックスに立つたびに、僕は三振していたのである。

❖

雑談の社会的ルールには、とらえどころのない部分もあります。

テンプルは語る――

ショーンは、人づきあいでの雑談の効用について大切なことを語っています。また彼の体験は、雑談が人間関係をどのように築き、また壊すかを証明しています。私の経験からも、雑談についての大切な暗黙のルールをいくつかあげたいと思います。まず「**雑談は社会的場面の礼儀という**

側面をもつ。その場合、必ずしも突っ込んだ質問や一〇〇%正直な答えが期待されているわけではない」。このルールの適用には個人差があるし、相手がどの程度の知り合いかにもよります。たとえば初対面の人から「お元気ですか」ときかれたとき、昨日までインフルエンザで三日間嘔吐《おうと》が続き、医者に注射をしてもらったことまで話すことは期待されていません。簡単に「ええ、おかげさまで」とか「ちょっと調子が悪かったんですが、今はもうだいじょうぶです」という程度の答えをすればよいのです。一〇〇%正直に病状をこと細かに語りだせば、かえって相手を不快にするかもしれません。

もう一つの暗黙のルールは「**よく知らない相手に対しては、それだけ会話の内容や質問が短く一般的なものになる**」です。社交的な会話は、互いに対する知識をもとに、太陽の光をあびて花びらが開くように自然なペースで展開するものです。初対面であれば、短く一般的な質問や会話から始まります。そしてことばのキャッチボールをしながら、互いの関心を読み取り、共通点を推し量ります。ルール⑧で登場した、飛行機の中で知り合った人に対してなら、まず自己紹介して行き先をたずねたりします。そのあとで、旅先でひどい目にあった体験談を話し、相手が興味をもつかどうか試してみるかもしれません。旅行経験の多い人なら、何かしらその手のエピソードがあります。私は相手が話にのってくるまでは、長々と話しません。相手が「そうですか」「ほう」など短いあいづちを打つばかりで、質問もせず自分の似たような経験も話さないなら、それは興味がないという意味なのです。もし会話を続けたいなら、別の話題を探すでしょう。私の話が終わらないうちに、その人が雑誌やパソコンを開き始めたら、もうおしゃべりはやめたいという明らかなサインです。でもそうなったとしても、何かまずいことをしたとか私個人に向けられた行動であるとは思わないようにしています。私と直接関係のない理由はいくらでもあるからです。

あまりよく知らない人に対しては、礼儀をふまえた軽い雑談が会話の始まりになります。軽くことばを交わすうちに、共通の話題が見つかって有意義な会話に発展することもあるでしょうし、ただのおしゃべりに終わることもあるでしょう。いずれにしても、雑談のテクニックをマスターすれば、環境や文化の異なるさまざまな人々とつきあうことができます。これは人間関係の普遍的な暗黙のルールなのです。

✣

人とうちとける手段として、雑談の次にあげられるのがユーモアです。しかしユーモアは、もっとも習得しにくいソーシャルスキルの一つです。ユーモアは状況に大きく左右され、その場の空気や人の反応（言語的なものも非言語的なものも）を読み取る力を必要とします。タイミングをはずすと失敗します。ショーンはユーモアを発揮しようとしてつまずいてしまいましたが、やがてユーモアが集団にとけ込む手段として大きな力をもつことを実感しました。

ショーンは語る――

一九七〇年代の半ば頃、僕は人気テレビドラマ『ギリガン君ＳＯＳ』にはまっていた。毎日午後四時になると、ボブ・デンバーやそのほかの登場人物のおバカぶりに笑い転げて、自分の不幸をしばし忘れた。ドラマの会話を丸暗記して「面白いヤツ」になろうとして、僕は長時間、白黒テレビの前にかじりついていた。

僕にとって、空気と食べ物と水の次に必要なものはユーモアセンスだった。それを手に入れるためならどんな手段もいとわないつもりだった。不満、低い自尊感情、自殺願望、むなしい幻想、そしてクラスのきらわれ者であるという重荷から解放してくれるものは、それ以外にない。人を笑わせる能力をもてば、僕の評判は地の底から天上へと舞い上がり、いじめはなくなり心の傷も癒えるにちがいない。ユーモアこそが同級生にとけ込むためのフリーパスになると思った。

僕の計画はきわめて単純だった。聴衆がどっと笑うセリフを暗記し、学校や家で誰かと会話するときに使うのだ。自閉症という霧の中に閉じ込められていても、**「面白い人は人をひきつける」**という暗黙のルールは知っていた。もしクラスメートをたっぷり笑わせることができれば、きっと絶望と自殺願望で塗り込められたこれまでの人生を逆転できるにちがいないと思ったのだ。

当時は、このドラマの設定が非現実的なことに少しも気づかなかった。遭難して無人島に流れ着くという最大級の不幸の中で、七人の登場人物が錯乱もせずにユーモアとウィットを保っていることも、最低限の生活必需品もないのに女性たちが美しく身ぎれいで、洗濯機も電力もないのに、いつもさっぱりとした服を着ていることにも、何の不思議も感じなかったのだ。どうして彼らがいつまでも島から脱出しようとしないのかという疑問は脳裏をかすめもしなかった。これは現実の話で、南太平洋のど真ん中のどこかに、食糧や生活必需品に全然困らない幸せの島が存在すると信じていたのだ——実際、地球儀で探したくらいだ。

また、面白いコマーシャルのおいしい部分を拝借して、クラスメートに自分をアピールしようと試みた。粉ジュースのクールエイドや、シリアルのシュガー・クリスプのコマーシャルに出てくるキャラクターの身ぶりや口調をそっくり真似して、大きな（そして時には痛みを伴う）一歩を踏み出したのだ。僕はピッチャーの着ぐるみ姿のクールエイドマンが壁をぶちこわして登場するシーンが大好きで、家でも学校でもそれを真似て、教室の壁に等身大の穴を開ける以外のことは何でもやった。ギリガン君とクールエイドマンという二つの武器があれば、みんなの間にとけ込めるにちがいない。そうならないはずがあろうか——。

ところが、結果は惨敗だった。投げた矢は命中するどころか、ブーメランのように戻ってきた。やればやるほど面白いはずなのに、周囲は腹を立て、僕に背を向けた。まもなく妹のメグは、クールエイドのコマーシャルが聞こえてくるだけでも耐えられなくなったし、最初から芳しくなかった両親の「ギリガン君」への評価は地に落ちた。家族の誰も笑ってくれず、ますます怒るだけだった。たとえ自分にとっては面白くてたまらないことでも、他の人にはそうとはかぎらないということを僕は理解していなかったのだ。

同じように、人が僕の悪ふざけを見て笑うとき、それは僕と同じ気持ちで笑っているのか、それとも僕を笑っているのか、まったく見分けられなかった。笑いは笑いだし、顔が笑っているのだからどちらにしてもよいことなのだと思った。笑った人はみな、僕のユーモアを楽しんでいるのだと信じて疑わなかったのだ。ときにはその笑いが「君はユーモアのある面白い人だ」ではなく「お前は変なヤツだ」というメッセージのような気がするときもあったが、決定的なサインや手がかりをつかむはできなかった。

悲しいことに、僕のユーモアセンスの評価が下がるにつれ、二つのことが明白になった。一つ目は、家の中に笑い声ではなく、僕と家族の口論が大音量で響くようになったこと。二つ目は、ただでさえ少数だった僕を好いてくれる子が、ますます減ったことだ。クラスでの僕の評判はどんどん落ちていった。クラスメートは先手を打って、僕のお得意のコマーシャルの文句やドラマのセリフを真似して僕をからかった。僕は受身の立場になると、どうユーモアを発揮すればよいのか皆目わからなかった。自分から始め、自分の作った綿密な台本通りに展開するのでなければ何もできなかったのだ。僕は顔を真っ赤にしてとり乱し、ますます彼らを調子に乗らせた。ユーモアを見せるつもりが、また一ついじめの原因を増やすことになったのだ。

当時は気づかなかったが、コメディを惨劇に変えた犯人は、僕の才覚不足でも大げさなしぐさでもない。それは、ものごとを全体の中でとらえることができない、杓子定規で型にはまった思考だった。テレビでウケているものを真似しさえすれば、みなの心をとらえられると、僕は勘違いしていた。そっくり同じセリフを言えば人を笑わせられると思っていたのだ。「**ユーモアは文脈の中でだけ効果を発揮する**」という人間関係の暗黙のルールは、僕の理解の範疇の外にあった。ある場面では抱腹絶倒のセリフでも、別の場面で使えば人を侮辱したり傷つけたりすることがある。お笑い番組として見ている分には、人を罵倒する文句も笑えるかもしれないが、実際の場面で使えばウケるどころか殴られることになる。また、同じジョークとかコマーシャルやドラマのセリフを同じ人の前で何度もくり返していると、どんどん面白味は薄れていく――それを理解するにも長い時間が必要だった。

周囲にとけ込むために人の真似をしても（テレビドラマの主人公にしろ現実の人にしろ）、僕が本当に求めているものは手に入らなかった。かえって実現不可能で非合理的な期待にそった行動をしなくてはならなくなり、失望と怒りと悲嘆と自己嫌悪に陥るばかりだった。僕が学んだルール⑨についてのただし書きは、それ自体が人間関係の暗黙のルールの一つだ。すなわち「**人と同じように装い、しゃべり、ふるまうことは、周囲にとけ込むためにある程度必要だが、関係を長続きさせるためには、自分を好きになり、自分にしかない個性を輝かせることだ。それでこそ本当にとけ込むことができる**」。

　ユーモアの生命はさりげなさにあるということに気づくまでにも、多くの年月を要した。成長し、自閉症の殻から抜け出すにつれて、ユーモアセンスも花開いたが、それでもしばらくは、人と会うときにはあらかじめ相手を笑わせるための文句を考え、頭の中でリハーサルをしていた。帰宅してから、言い忘れたことに気づいてがっかりしたり、茫然としたりもした。またせっかく言っても、誰も笑ってくれず、冷たく気のない反応が返ってきたために、落ち込んだり気恥ずかしくなったりした。期待通りにいかないと自分への攻撃のように受け取った。ユーモアはさりげなさが肝心で、あらかじめ「計画」できる類のものではないことを悟るまでに大きな遠回りをしたのだ。

　ユーモアセンスを磨く過程で、対人関係でユーモアを使うときの大切な教訓を学んだ。「**人を故意に傷つけたり、だしにしたりするような皮肉やユーモアは禁物である**」。それを破ると何ひとつ愉快なことは起こらず、またたく間に人間関係に終止符が打たれるだろう。

　自閉症を克服するにつれて、わかってきたルールがもう一つある。「**自分のへまやミス、失敗や欠点を笑うことによって、人間関係を保ち、ときには修復することもできる**」。おそらくこれは、僕にとってもっとも理解しにくいことだった。今でもときどき自分に言い聞かせなくてはならなくなる。だがそうすることで、気まずくなりそうな場面を回避し、デートやディナーをぶち壊しにせずにすんでいる。

こうしたさまざまな社会感情的生活の教訓は、決してやすやすと身につけられたわけではなかった。失敗をくり返しながら、人づきあいの基本中の基本を学んだのである。他人の挨拶を観察することから始まって、微笑むこと、不自然に見えないようにすること、笑うべきときに笑うことなどを学んだのだ。人を笑わせ、楽しい雰囲気を作るスキルは、周囲にとけ込むのに貴重な能力だ。しかし、ユーモアそれ自体が最終目的ではない。前向きで生き生きとした、健全で長続きする人間関係をさまざまなレベルで築くことこそ、真の目標なのである。

❖

ルール 9

留意すべきポイント

- 定型発達の人は、本当に答えが聞きたいわけではなく、「社交上の雑談」の一環として質問をすることがあります。社交的会話を教えるときは、そのことも必ず教えましょう。
- 感覚過敏の問題があると、外見や身だしなみを整える妨げになります。感覚過敏に対処しながら、周囲と調和し、年齢にふさわしい格好ができるような方法を探しましょう。
- 年齢にふさわしいことばを教えるには、スラングや若者ことばも教えなくてはなりません。親や教師がそうしたことばを「よい」と感じようと感じまいと。
- まわりにとけ込むためには社会のしきたりに従うことが必要です。自閉症スペクトラム障害のある人にとってはくだらなく、つまらないルールだとしても、集団生活や人との交流に加わるためには、「役」を演じなくてはならないこともあると教えましょう。

- 自閉症スペクトラム障害のある人の個性を尊重し、社会的に受容される範囲で個性を表現させましょう。自閉症スペクトラム障害のある人を、定型発達の人の「クローン」にすることが介入の目的ではありません。
- 何をユーモアと受け取るかは、文化や集団、教師によって違いがあります。また状況によって大きく左右されるので、杓子定規な思考をする自閉症スペクトラム障害のある子どもには理解しづらいでしょう（たとえば、建設現場の作業員の間なら笑いの種になることが、看護師の間では不謹慎なことがあるなど）。

10 自分の行動には責任をとらなければならない。

人と人との交流が、そこに参加する一人ひとりにとって実りあるものとなるためには、個人が一定の責任を果たすことが必要です。定型発達の人にとっては、これはわかりきったことで、一対一の場面でも大きな集団でも、会話（話す、聞く、黙る）や相互作用（行動、反応／無反応）のキャッチボールが自然に展開します。その集団にふさわしいペースでコミュニケーションを展開し、逸脱があれば元のレールに戻すことを、一人ひとりが自分の責任として受け入れています。

人はみな、人との交流の中でのそうした責任を、一般論としては認めていますが、実際にはどの人も責任を引き受け、それにふさわしい行動をとっているわけではありません。感情が足をひっぱることもあるし、どの程度まで関与すべきかについては、人によって考えが違います。なかにはほかの人より自発的に責任を果たそうとする人もいます。またたえず入れ替わりがあり、同じ場面は二度とくり返されません。あるときには一人がリーダーとなって集団をよい方向に導くかもしれませんが、別の場面ではほかの人、あるいは複数の人がその役目を負うかもしれません。

社会的場面にどれだけ積極的に関与するかは、個人の選択に委ねられています。人と人の交流には一つとして同じものはないので、一律に厳格に適用されるようなルールはありません。とはいうものの、どんなふうにどの程度のかかわり方をするかによって、その人にはレッテルが貼られます。社交家、一匹狼、野心家、世捨て人、八方美人、親分、働きバチ。これらはすべて、人間関係におけるいろいろなかかわり方を表しています。こうしたレッテルは、個人の倫理観や道徳観に従って肯定的にも否定的にも解釈されます。

心理学上の真理ととるか、ただのうたい文句ととるかはともかくとして、耳にタコができるほどよく聞く人間関係のマントラは「**あなたが変えることのできる人は、あなた自身だけ**」です。社会的集団にどれだけとけ込めるかは自分しだいであるということを受け入れるなら、自分の願望に釣り合うだけのスキルがない場合は自ら努力しなくてはなりません。前章の最後でふれたように、社会意識は一生かけて育むものです。終わりのない舞台のために、日々、練習を重ねて完成に近づくのです。このことが自閉症スペクトラム障害のある人の世界でどう理解されているかについて、テンプルは興味深いコメントをしています。

テンプルは語る――

自閉症スペクトラム障害のある人が周囲の世界にどの程度順応すべきか、そして周囲がどれだけ自閉症スペクトラム障害のある人に順応すべきかについては、自閉症とかかわる人々の間では議論が絶えません。ルール⑩は、個人の責任や感情のコントロールにまつわるほかの多くのルールと同じく、この議論に深くかかわっています。

自閉症の特徴である白か黒か式の二者択一的思考の反映でもあるのですが、アスペルガー症候群のある人の中には、順応して変わるべきなのは「自分以外のすべての人」であり、自分は少しも変わる必要がない、変化の必要もなければ介入や治療の必要もないと思っている人がいます。

私に言わせれば、これは自閉症スペクトラム障害のある人全体、とくに低機能の自閉症のある人を無視した極論です。

これまでにも随所で述べてきたことですが、もう一度くり返します。あらゆる介入プログラムの目的は、本人がこの世界で充実した人生を送るための知識と、具体的な手段を提供することです。自閉症のある人を「普通の」あるいは「健常な」人に変えることが目的ではありません。もしそんなことをすれば、世の中は面白味のない人間であふれることになるでしょう。大切なのは、長所を伸ばし、問題を回避する方法を教えることです。本章の中心テーマである人間関係の暗黙のルールを声を大にして言いましょう。**「人は誰でも人間関係において、自分の行動に責任をとらなければならない」**。もし山の中の洞穴で隠遁生活を送るつもりなら、自閉症的性格を全開にして生きればよいでしょう。けれど、普通の住宅に住み、スーパーや店で食料や服を買う生活をするつもりなら、多かれ少なかれ社会的集団と接触することになります。そしてそこには社会的責任が生じます。

高機能自閉症のある人の中には、人間関係の成否の責任をすべて背負い込もうとする人がいます。しかしそれは、もともと背負いきれない重荷です。彼らの絶対的思考も手伝って、この重荷は途方もないものに見え、かえって人とかかわる意欲がそがれることがあります。ショーンも何度もそのことについてふれています。彼のように感情的なつながりが豊かな人は、とくに子どもの頃は、感情から生まれる濃い霧の向こうを見通すことができません。私の場合はそうではありませんでした。視覚的で論理的な思考のために、ショーンのように感情に支配されることはなかったのです。それが私たちの二つの道をそれぞれ面白いものにしています。私たちは異なる道を歩んできましたが、最終的には二人とも幸福で自立した、社会に通用する大人になれたのです。

自閉症スペクトラム障害のある青少年や大人には、人間関係のトラブルのどれもこれもがあなたのせいなのではない、とくり返し教える必要があります。あなたは私の発言や行動に対する責任を負う必要はないし、ましてやスーパーのレジ係や教師や議員の発言や行動の責任をとる必要もありません。しかし、自分自身が言ったことやしたことについては責任を問われます。このルールの中には、人間関係において同じくらい大切なルールがいくつか隠れています。

- 自分の失敗を他人のせいにしてはいけない。
- 人の感情はときに（たいていは）ひどく理不尽である。
- 自分の感情をコントロールすることはできないが、感情をどう表現するかをコントロールすることは習得できる。

一九四三年に初めて自閉症を学会で報告したレオ・カナー博士は、「**社会にもっともよく適応している人は、社会にとけ込むためには自分の行動をいくらか変える必要があることを自覚している人である**」と述べています。これは私にあてはまるし、自閉症がありながら充実感のある自立した生活を営んでいるすべての人にあてはまると思います。もちろん、だからといってもう苦しい努力をする必要はなくなったとか、日常の問題がなくなったとか、もうこれ以上学ばなくても自分の役割にはすっかり熟達したというわけではありません。ただ、現実の世界を生き抜くすべを身につける責任は自分自身にあることを受け入れたのです。自分の人生は、それがどんなものであれ自分が作るものであるし、人によっては平凡な生活を送るだけでも膨大な努力をしなければならないのです。

それは不公平に見えるかもしれません。たしかに、公平ではありません。でもこれも人生の暗黙のルールなのです。「**人生は公平ではないし、いつも自分の思うようにことが運ぶわけではない**」。社会にとけ込むすべを身につけるか、それとも職を転々としたり、友人を失ったり、一日中アパートにこもってコンピュータの前で過ごしたりするかは、あなたの選択しだいです。必死に努力して失敗してもあきらめない人もいれば、努力はするがやがてあきらめてしまう人もいます。最初から何の努力もしない人もいます。自閉症のあるなしにかかわらず、その人の基本的性格は大きく影響します。どんなに「完璧な介入プログラム」があっても、もし本人が「怠慢な遺伝子」の持ち主なら、それ以上のことはできないのです。

自閉症を理解してくれないと周囲の人を責めたり、自分は普通の人とは違うのだから大目にみてほしいと周囲に期待したりするのは、努力をしたくないがための言い逃れであることが少なくありません。自閉症スペクトラム障害のない人は始終、こうした言い逃れをしています。もし人がいつでも適切に行動し、他人とうまくつきあえるなら、『ジェリー・スプリンガー・ショー』*のような番組にあれだけ人気が集まるでしょうか。「**誰にとっても、人生は勉強の連続**」なのです。もし自分の状況を変えたいなら、自分を変えることです。次々と仕事をクビになってしまうのなら、あなたの行動を変え、必要なら他人の助けを借り、心理カウンセラーや職業カウンセラーに相談しましょう。もしあなたが世界を敵視しているなら、その認識はあなたの思考や行動、発言、ひいてはあなたに対する人の反応にまで影響を与えます。自分でまいた種は自分で刈り取

＊多少過激な、身の上相談のトークショー

ることになるのです。

自閉症スペクトラム障害のある人の中には、警察官や職場の上司など権威を帯びた人に従えない人がいます。従うことが不当に思えるのかもしれませんが、ある状況では、ただ従うしかないのです。警察官に対しては、**どんなときでも**礼を失せずに従わなくてはいけません。上司はどうかというと、仕事をする以上、ときには「よくない上司」のもとでも働かなくてはならないのが人生の現実です。よくない上司には二種類あって、(1)ほぼすべての部下にきらわれる上司、(2)健常な人にはあたりがよいが、アスペルガー症候群のある人にはつらくあたる上司、がいます。どちらにしても、そういう人のもとで働くのは耐えがたいでしょうが、最初から投げ出してはいけません。自閉症スペクトラム障害のある人は、彼らの能力をよくわかっている理解ある上司とはうまくいくことが多いようです。けれど最高の上司のもとでさえ、気乗りのしない仕事やきらいな仕事をしなければならないことがあります。それは誰もが直面する現実なのです。ただ、やる気がしない仕事と、感覚過敏や実行機能の問題からできない仕事とを区別することは大切です。後者の場合は、なぜできないのかを上司によく説明しましょう。たとえば、複数の作業を同時進行で行うことは、脳の構造上、一般にアスペルガー症候群のある人には難しいことです。上司に相談して、互いに満足のいく解決法を探しましょう。

「公平」の問題は、私の論理的思考回路では、コンピュータの「IF－THEN」型コマンド（もし～なら、……しなければならない）で処理する問題です。このような情報処理をするおかげで、私は感情が思考に深く関与するタイプの人よりも、状況に適応しやすいのかもしれません。たとえばもし仕事を続けたい**なら**、自分のある行動を変え**なければなりません**。要求が高く強引なクライアントでも、もしつなぎとめておきたい**なら**、気難しさやかんしゃくに対処するすべを身につけ**なければなりません**。あるいは、もし仕事でチームプレーをしたい**なら**、同僚の嫉妬をうまくかわさ**なければなりません**。もし自閉症について面白い講演をしたい**なら**、人前で話すテクニックを身につけ**なければなりません**。そしてもし友人がほしい**なら**、友情のスキルを身につけ**なければならない**のです。

すべての人が従うべき「IF－THEN」型コマンドがあります。それはもっとも基本的なコマンドと言えるかもしれません。すなわち「**もしこの世界という舞台に参加したいなら、自分の役を習得しなければならない**」というものです。簡単そうに聞こえますが、実はこのルールには何層もの微妙な意味合いがあり、それらも含めてすべて習得することは不可能といってよいほどです。もう一つ、個人生活にも職業生活にもあてはまる人間関係の暗黙のルールがあります。「**この世界に適応しながら生きる方法は、一生かけて学ぶものである。人生はプロセスであり、人間関係もプロセスである。『これで完成』というゴールはない。また、一度飲めば混乱が解消して悟りが開けるような魔法の薬もない**」というルールです。自閉症スペクトラム障害のある人はこの点を見落としています、というより認識していない、あるいは単に誰からも教えられたことがないようです。不完全でかまわないのだということ――「完成のゴールはない」ということを教えられていないのです。

自閉症があることは、どんな場面でも気の向くままにふるまってよいという「フリーパス」ではありません。それは前にも述べた通りです。「**人生は妥協の連続で、したくないことをしなければならないときが誰にでもある**」。自閉症があろうとなかろうと、人はみな妥協をしなくてはならないのです。個人的なつきあいにしろ仕事上のつきあいにしろ、妥協はつきものです。おそらく人は毎日、何かしら、本当は好きではなく楽しくもないことを妥協しながらやっているのです。仮にあなたが数学の天才的才能をもつ、駆け出しの大学の助手だとしましょう。学生の答案を採点する仕事は退屈かもしれませんが、あなたの名声が広がって助手がつく立場になるまでは、それを続けなければなりません。また、もしあなたが、コンピュータのプログラミングができるのに、ソーシャルスキルが乏しいばかりに郵便整理係として配属されたとします。もし、それに腹を立てて不適切な行動をすれば解雇されるでしょう。しかし、たとえつまらない仕事でもがまんし、感情のコントロールを身につけ、もっと責任のある仕事ができることを証明すれば、あなたの希望の仕事に配属される日が来るかもしれないのです。

私たちは自分の行動とその結果に、良きにつけ悪しきにつけ、責任をとらなければなりません。だから、親は子どもが幼い頃から行動の責任をとらせ、家庭で健全なしつけを行うことが肝要です。社会的に受け入れられる行動と受け入れられない行動があること、何より行動には結果が伴うことを教えるのに早すぎるということはありません。もちろん、子どもの問題行動が、過剰な感覚刺激とか、不安や社会理解の歪みなどの自閉症特有の困難に由来するものでないかどうかを見きわめたうえでのことです。自閉症特有の問題については、治療介入によって対処しなくてはなりません。

❖

以上のテンプルのメッセージは、本書を読んでいるかもしれない自閉症スペクトラム障害のある青少年や大人にとって非常に大切なことを伝えています。ショーンもテンプルの意見に賛成して、自分のことばで語ります。

ショーンは語る――

一九九〇年代にテレビで全盛を誇ったくだらないトークショーには、一瞬たりとも嫌悪をこらえることができなかった。わざわざ車にひかれなくても交通事故にあえば痛い目にあうし死ぬこともあるとわかっているのと同じように、あのようなショーはわざわざ見るまでもなく唾棄すべきものだとわかる。椅子投げとか罵言とか、人に対する不快な態度といった一連のバカ騒ぎを助長したことを抜きにしても、ジェリー・スプリンガーをはじめとするこうしたトークショーのホストたちが強調し、賛美さえしている、ある露骨なメッセージにはがまんならなかった。つまり、自分の人生の失敗の原因を他人に押しつけるのは、粋でかっこいいことだというものだ。こうした番組の多くは、近年ますます隆盛をきわめている訴訟社会を作り上げる片棒を担いだと思う。

僕が一番嫌悪を覚えるのは、こうしたトークショーがどれも、僕が自閉症のせいで身につけるのにあれほど苦労した、大切な人間関係の暗黙のルールを土足で踏みにじっている点だ。すなわち「**自分の行動や満足、幸福についての最終的な責任は本人にある。人生でうまくいかないことがあるとき、それをどうにかする責任があるのは、ほかの誰でもなく自分自身である**」。

人は互いに迷惑をかけることはないのだとか、他人の不正をただしてはいけないと言っているわけではない。赤信号で停止しているときに、後ろの車が突っ込んできたら、僕はもちろん修理代を請求するし、けがをしていれば治療代を請求する権利がある。買った品物が欠陥品だったら、製造者は原因を説明する義務があるし、何らかの形で補償する責任がある。

だがこうしたできごとは、むしろ例外的なのだ。自分ではどうにもならないことだけが原因で不幸になることはほとんどない。多くは、起こりくることに自分がどう対処したかで決まる。先のルールにはもう一つ暗黙のルールが隠れている。「**人の満足や幸福は、その人の態度に大きく左右される**」のである。

このことは、いつのまにか自然に学んだわけではない。自分の行動や感情、そして感情の表現に責任を負うべきなのは自分自身にほかならないことを理解するまでに、長い長い年月がかかった。

自閉症を乗り越えようと努力していた二〇代の頃、自分の不機嫌は周囲に伝わるし、人に対する態度にもにじみ出るということがわからなくて、楽しいはずの場面を何度も台無しにした。その頃の僕は、自分の内面を見つめ、まわりにとけ込む方法を模索し、成長期に見失っていたものを見つけようとしていた。そして、失ってきたものに気づき、人に追いつくためにやるべきことがあまりに多いことや、自分の態度が人に何を与えてきたかを理解するにつれ、自分自身に対する途方もない怒りが込み上げてきた。自分はひどい欠陥品だと思った。そうした葛藤のために、僕はいつも不機嫌で、次の暗黙のルールには気づかなかった。「**いつも怒っている人や不機嫌な人、憂うつそうな人のそばには誰もいたくない**」のだ。

自分に対する怒りから、いつも暗澹としていた僕は、とても社交的にはなれなかった。この怒りが他人ではなく自分自身に対する怒りであることが、いっそう事態を複雑にした。他人が僕のこの思いに何らかの反応（同情か理解以外の）をしようとは思いも寄らないことだった。他人に対する怒りではないのだから、僕の不機嫌が人をいやな気持ちにさせるはずはないと思い込んでいたのだ。

不機嫌になるきっかけは、ほんのささいなことだった。たとえば、単語の発音を間違えただけで頭が熱くなり、重苦しい気分にとりつかれた。人間関係の中では「**否定的な感情をそのままにしておくと、時間とともに悪化する**」というルールがあてはまる。僕は怒りを棚上げにすることもくぐり抜けることもできず、何時間も不機嫌なままでいることがよくあった。そんなときは、たとえ誰かと一緒にいても、引き金となったできごとをひたすら頭の中で再現するばかりで、怒りを振り払うこともその場を楽しむこともできなかった。自分はダメな人間だという確信はいよいよ強まり、怒りはつのる一方で、まわりの人は僕が一緒にいて愉快な人間ではないことを察するだけだった。

悪循環にはまった理由の一つは、正しく状況を読めないことにあった。相手が居心地悪そうにしていると、僕はそれを僕の気持ちを無視していると解釈した。本当に僕のことを思ってくれているなら、救いの手を差し伸べてくれるはずと決め込んでいたのだ。しかし、そういうものではないことを、やがて思い知らされることになる。

ある日、学校の帰りに、両親の仕事場である録音スタジオに寄った。その日はテストでひどい成績を取ったので、僕はぶすっとしたままスタジオに入った。

母は、家族の友人でもある二人の仕事仲間と話をしていた。僕は三人と目が合ったが、挨拶もせずに通り過ぎ、ずんずんと部屋の奥に入っていった。すぐに母が追いかけてきた。

「ショーン、マルシアに挨拶しなかったでしょ」と母は小声で言った。

僕の非常識なふるまいに対する母の当然の反応は、ますます僕の怒りを激しくするだけだった。母の小さな一言は、誰からも注意されたくないという、当時の僕の不可侵のルールを破ったのだ。自閉症を乗り越える途上にあり、自分を完全にコントロールしたいという願望を抱いていた僕は、「そんなことわかってるよ!」とつっぱねた。

しばらくして、みなで夕食に出かけた。テストの結果への不満がまだくすぶっていたうえに、礼儀にはずれたふるまいをしてしょっぱなから注意されたことに、僕は動揺していた。テーブルについてからもしかめ面で、話しかけられてもそっぽを向き、押し黙っていた。とくにスタジオで叱られる原因を作ったマルシアが許せなかった。

だが内心では、外面とは正反対の激しい感情が渦巻いていた。まわりから注目されたくてしかたがなかったのだ。みなが僕に関心をもち、とくにマルシアが僕を心配して、何かいやなことがあったのとたずねてくれるのを期待していた。「気分はどう?」と人に言ってもらうことに満足を感じ、僕の気が晴れるよう気を配るのは**彼らの**責任であるかのように思い込んでいたのだ。食事の間ずっと、マルシアが声をかけてくれるのを待ち続けたが、次々と料理が運ばれてくるだけで、マルシアは何もきいてこなかった。

とはいえ、実際に「どうしたの?」「気分でも悪いの?」とたずねられたときでも、僕はほとんどまともに答えなかった。こんなことをくり返していれば、間違いなく「**スリーストライクでアウト**」だ。人はたいてい一度や二度の失敗は善意に解釈してくれるが、それ以上くり返されると、あなたが行動を変えたり場面を修復したりしないかぎり、もうあなたとはつきあいたくないと思うだろう。「あいつはだらしない」「努力しようとしない」「あれ以上変わりようがない」と見限るのだ。このときもそうだった。何も答えようとしない僕に誰も声をかけなくなり、僕は僕で誰も心配してくれないと決めつけた。このねじれたシナリオは断ち切りようがなかった。僕は人のサインが読めず、行動が理解できず、ましてや彼らの反応の意味などわからなかった。だから、解決の糸口は見えなかった。一〇代後半から二〇代にかけて、そんなことを何度くり返しただろう。それだけでも一冊の本が書けるくらいだ。

こうしたシナリオをくり返すうちに、僕はどう反応するようになったかというと、自分の感情を隠し、否定するという逆の極端に走ったのである。万事順調であるかのように装い、母のことばを借りると「とってつけたような表情」を浮かべ、ややうわずった声でしゃべった。本当はうまくいっていないのにうまくいっているようなふりをすることは、親身になって僕を助けようとする人をいらだたせるだけで、それによってさらに僕は怒りに燃えた。何も解決しなかった。

どんなものであれ自分の感情を認め、感情と行動の責任を引き受け、そこから出発することの大切さを、両親は何年もかけて僕に教えようとした。僕が自分の本当の感情を認めることができなかったのは、もし認めてしまえば、隠れていたものがすべてあらわになり、そのことに耐えられそうになかったからだった。

両親が教えたかったことの大切さは、今ならよくわかる。「**欠点を正直に認めれば、人は受け入れてくれるものだ。不正直は事態を悪くすることはあってもよくすることはない**」という人間関係の暗黙のルールと同じことなのだ。自分の気持ちに正直になり不愉快なものも認めてしまうと、現実に対処しやすくなり、よい方向に向かっていく。気分は楽になり、前へと進むことができる。それは両親、友人、彼女、そのほかどんな人との関係にも言えることだ。不快な感情を白状してしまうことには、以下のようなたくさんのメリットがある。

- それまで考えつかなかったような見方に立てる。怒りや不健全な対応で精神的エネルギーを消耗してしまうと、広い心で明快に思考することができなくなる。
- 動揺したり傷ついたり怒りを感じたりしてもよい、問題はどう表現するかなのだとわかる。
- 問題の根本にあるものを変えるために（変えることが可能なものなら）、前向きに取り組む気持ちになる。
- 悪い状態から早く抜け出せる。
- とてつもなく大きな問題に思えたことが、実はささいで取るに足りない問題であることがわかってくる。

ただし、これらは盗難にあったときなどに自然にわいてくる状況的な怒りや、臨床的な抑うつにはあてはまらない。

だがほとんどの場合、自分の感情にどう対処するかが、周りの人をひきつけるか遠ざけるかを決める。僕は痛い目にあいながら、そのことを学んだ。

❖

子どもが自分の行動に責任をとることを、最初に学ぶ環境を作るのは大人です。本書では随所で、明確で具体的な行動の原則を貫き、行動と結果を結びつけて指導し、間違った行動に注目するよりもそれに代わる適切な行動を根気よく教えることを、親や教師に勧めてきました。幼いうちに基礎を築けば、成長につれて役立つような行動パターンを植えつけることができます。

テンプルは語る――

私を育てるにあたって、母がいかに優れた「行動療法のスペシャリスト」だったか、おそらく母自身は自覚していないでしょう。母があたりまえのようにしてくれたことの数々が、専門用語でいえば積極的行動支援の重要要素であったことが、今にしてよくわかります。母は、私がその場にふさわしい行動をとる責任があることをはっきりと教える一方で、私が過剰な感覚刺激に耐えきれないことも熟知していました。私は音の刺激に弱かったので、聴覚刺激が過剰な場面では、母は何も問いたださず、私の行動に何も期待せずに、私をその場から引き離しました。たとえば、サーカスを観ているときに私が騒ぎ出したら、そこで限界と判断して家に連れて帰りました。しかし、普通の子どもと同じように、怒られるかどうかを試したり、そのほかの理由で暴れたりしているときは、決して容赦しませんでした。

母の期待は高かったのですが、長い目で見ると、それが私のさまざまな面の発達と進歩を促しました。私を施設に入れたくなかった母は、私が適切に行動できることを証明しようとしていました。集中的な応用行動分析のセラピーを、それとは知らずに幼い私に施していたのです。同じことを何度も反復し、具体的な例をあげ、試行錯誤のチャンスを与え、明快で一貫性のあるごほうびと罰で報いました。私が教会の礼拝でおとなしくしていられたのも、ベラ叔母や祖母とのフォーマルなディナーで行儀よくふるまうことができたのも、そのおかげです。一方、私が心のバランスを保てるよう、ディナーのあとには小さなお楽しみが許されました。ベラ叔母のアパートの長い廊下の端には大きな鏡がありましたが、食事がすむと私は鏡に向かって走り、鏡の中の自分がだんだん大きくなるのを見て楽しみました。廊下だけなら、気のすむまで走り回ってよいことになっていたのです。許容されるようなかたちでの行動のはけ口があったおかげで、私は自制心を保つことができました。

体を動かすことがストレスの軽減に貢献することを、最近の親や教師はあまり意識していません。ごほうびや励ましの手段を、コンピュータやおもちゃに頼りすぎているように思えます。子どもを走り回らせておくほうが、長い目で見れば自己調整に貢献します。私は、祖母のアパートに遊びに行くとき、階段を駆け上がって「エレベーターと競争」することを許されていました。遅いエレベーターだったので、私のほうが早く五階に着くことができました。「競争」は、祖母の家に着いたときと帰るときに一度ずつしてよいことになっていました。これは祖母の家で行儀よくふるまう動機づけになっただけではなく、身体的エネルギーの発散にもなりました。

❖

子どもはやがて成長して一〇代を迎え、いずれは青年になります。その頃には、親はしつけを通して子の行動に「動機づけ」を与えることができなくなり、青年は悪戦苦闘しながら自分の力で行動をコントロールしようとします。ショーンは、随所で述べているように、低い自尊感情と無用感から人間関係で失敗するたびに、失敗は自分のせいだととらえ、自分に対して怒り憤りました。自閉症スペクトラム障害のある多くの青少年や大人は、非合理的な思考や非現実的な期待、そして感情の混乱によって、いっそう怒りをつのらせます。ショーンはしばしば激しい怒りのあまり思考が停止しましたが、それを回避するすべを知りませんでした。一方、テンプルは怒りという障害物を、分析と問題解決の対象ととらえることによって克服しました。

テンプルは語る——

現代社会で、自閉症スペクトラム障害のある成人の問題行動が増えている一因は、この世界があまりに制御しがたいことに対する怒りにあると思います。彼らの怒りは自分自身に向かいやすく、抑うつやひきこもりを引き起こしがちです。一方、社会のルールに従うことを頑なに拒み、怒りが他人に向かう場合もあります。自分たちと違う人間を受け入れようとしない親や教師や社会を非難するのです。

人づきあいをしている人なら誰でも「**怒りという感情は、人間関係のあらゆる場面をひどく破壊することがある**」という暗黙のルールを知っています。おそらく怒りは、アスペルガー症候群のある人にとって、もっとも御しがたい感情の一つでしょう。成長期の私にも怒りの問題がありましたが、あることへの熱烈な興味が、怒りのコントロールを身につける動機づけになりました。怒りに負けてしまうと、興味を満たすためのいろいろな特権を失うことになるからです。また、私が幼い頃や学生時代には、機械的な方法ではあったけれど行動の制御の仕方を教えてくれる人がいました。それで怒りを抑えられたこともありましたし、抑えきれずに同級生に本を投げつけて退学になったこともありました。

職場では、感情をコントロールする手段として、怒る代わりに泣くことにしました。それが私なりの解決策だったのです。怒りが込み上げてくることが多々あり、家畜飼育場の隅に行ってよく大声で泣きわめいたものです。女性にはその手がありますが、一般に男性は泣くことを好まないので、怒りのコントロールに苦労するようです。自閉症スペクトラム障害のある人に限らず、怒りは現代社会の深刻な問題です。最近聞いた話によると、ある一流コンピュータ・テクノロジー企業では、軍隊出身者の中からプログラマーを採用するそうです。軍隊出身者は労働倫理が高く、命令系統を理解でき、怒りへの対処法が身についているからだといいます。知的能力が高くても、ただの頭でっかちではよい仕事に就き、続けることはできません。怒りを制御できることは、職業の世界では望ましい資質として高く評価されます。また社会感情的な人間関係においても怒りを制御することは肝要です。誰でも、相手の感情がいつ爆発するかとヒヤヒヤしながら過ごすのはごめん被りたいからです。

❖

アスペルガー症候群のある大人は、非常に独創的な方法で怒りを制御していることがあります。多くの人は、怒りを爆発させずに紛らわすテクニックを編み出しています。頭の中で怒りを何かユーモラスなものに変換させる人もいるし、怒りに対処するテクニックを勉強する人もいます。自閉症のある大人にとって怒りのマネージメントは重要なテーマなので、怒りと怒りのマネージメントについて数人にインタビューをしてみました。以下は、自閉症スペクトラム障害のある人が語る怒りの対処法です。

テンプルの怒りのマネージメント――

高燃費のSUV車*を運転している人を見ると、本当に腹が立ちます。フロントガラスのワイパーに「ガソリン食いのブタ車です。ブヒ、ブヒ」という看板をぶらさげてやりたくなります。ブタの鼻をボンネットに飾ってやろうか、それともナンバープレートの特製フレームを作ってやろうか。フレームの上の部分に「ガソリン食いのブタ車です。ブヒ、ブヒ」というロゴを入れ、下の部分はブタのしっぽの形にする。そしてナンバープレートの裏に環境団体の名前と電話番号、石油と省エネに関する統計を書く。そんな空想をしているうちに怒りはユーモアへと変わります。シナリオを一つひとつ頭の中で展開するだけでもよいのです。けれど私は、一度たりとも実際のSUV車に手を出したことはありません。それは私の行動原理と道徳に背くからです。

*スポーツ用多目的車。四輪駆動でワゴンタイプのものが一般的。

そのほか、怒りに対処する方法としては、

- 抗うつ剤を服用する。怒りの制御の妨げになる不安や神経過敏を抑えてくれます。私は昔ながらのノルプラミン（デシプラミン）を服用しています。プロザックが怒りを制御するのに役立つという人も少なくありません。ただし量は控えめに。
- 別の感情に切り替える。怒りをユーモアへ、あるいは怒る代わりに泣き叫ぶなど（ひとりになれる場所で）。私は高校時代に同級生にからかわれたとき、そうすることで殴り合いになるのを防ぎました。コンピュータや携帯電話やそのほかの機器に腹が立ったときは、壁に機械を投げつける代わりに泣き叫びます。激しい感情をやわらげるのはとても難しいので、別のかたちで表現するしかありません。かつてプロジェクトが失敗したとき、私は二日間泣きわめきました。

●煮えたぎる怒りは内にため込まない。あまりに御しがたいときは、とにかく怒りのスイッチをオフにしなければなりませんでした。感情の置き換えが非常に重要なのは、そのためです。私は抗うつ剤を服用するまで不安が止まらなかったのですが、薬のおかげで大幅に緩和されました。
●規則正しい運動をすると、よく眠れるし情緒も安定する。
●人がわざと私を怒らせようとするような場面を回避する。感情的な対立はできるだけ避け、挑発されたらその場から立ち去ります。
●不愉快な手紙やEメールをもらったら、怒りにまかせて返事を書かない。まず冷静になり、論理と社交辞令を使って応答します。Eメールは、全世界が読んでいるというつもりで書きます。
●クライアントに腹が立ったときは、自分ひとりでか仲のよい友人と「悪口大会」をする。その人を描写する最高に独創的な悪態をひねりだすのです。最後は大笑いになります。
●仕事では「プロジェクト第一」が私のモットー。企画したプロジェクトを完成させ、成功させることが、私の仕事です。かつて支配欲の強いクライアントに、二つの大きなプロジェクトの完成前に仕事をはずされたことがあります。しかし、私はクライアントの部下とひそかに電話で連絡をとり、ミーティングを開いてプロジェクトを続行しました。クライアントにばれないよう、ことを進めるのは、なかなかのスリルでした。技術の世界には「技術屋」と「頭の固い背広組」がいます。技術屋にとって世界で一番面白いものはプロジェクトであって、それさえうまくいけば幸せなのです。
●私にとって最高の怒りのマネージメントは、面白い人々と面白いことをたくさんやることです。

私の自尊感情は、真の改善につながるようなプロジェクトやその他の活動をすることで築かれてきました。プロジェクトが成功したり、世界をよりよくするようなプログラムを実施したりしたときには、心から喜びを感じます。

❖

ロバート・S・サンダース・ジュニアの怒りのマネージメント――

アスペルガー症候群のせいで私が普通の人よりも怒りっぽいかというと、必ずしもそうではないと思います。一般の人にも私よりはるかに怒りっぽい人たちがいます。たいていの人は、肝心なときには怒りをなんとか抑えています。たとえば、交通警官に車を停止させられ、どなられたり罵られたりしたとしても、公務執行妨害で拘置所入りしたくなければ、怒りを丸ごとぶつけてやりたいでしょうが、抑えたほうが賢明です。このような場合に怒りを抑えるのは、大変ですが必要なことです。私は、もっとリスクの少ない場面でしたが、怒りや不満をあらわにしたために乱闘騒ぎに巻き込まれたことがあります。誰もがきれいな空気を吸いたいはずの公共の場でタバコを吸っている人がいたので、不満を表明したためです。

もっと創意工夫のある方法で怒りを表現したこともあります。以前、メキシコの小さな町に住む一人の女性にあてて、トタン屋根の上に手紙をしたためました。破ったり捨てたりできないようにするためです。というのも、彼女が無実の私を窃盗罪で訴えたため、警察でひどい目にあわされたからです。彼女は、私が嫌疑を晴らすチャンスさえ与えようとしませんでした。たぶん実行には移さないでしょうが、州外の公衆電話から彼女の家に無言電話をかけ、ロックバンドELOの「イーブル・ウーマン（悪い女）」を流してやりたい。名誉毀損の損害賠償として、彼女と夫が売春業に手を染めているという怪文書をこしらえたこともあります。もしいつかまた彼女から重大な損害を被ることがあったら、それを町中にまき散らしてずらかってやる、と思っています。ロシアやアメリカに核兵器があるように、私にも最終兵器があるのです。

以上のように、アスペルガー症候群のある人はときに、とてもスマートなやり方で仕返しをします。もちろん、私を陥れた人に対する負の思考パターンから抜け出せなくなることもありますし、怒りがおさまらないときもあります。これがいわゆる恨みというやつで、一生、誰かを恨み続ける人もいます。私はといえば、怒りや憤りを笑い飛ばすいろいろな手段を身につけたおかげで、以前ほど恨みに縛られることはなくなりました。私の怒りのマネージメントの手段を一つ紹介しましょう。四年制大学の仮想の専攻コースのカリキュラムを作成し、講座名や単位数、実習やゼミを設定するのです。たとえばこんな講座を設けます。

スピーチ講座（レベルⅠ）――冗長な会話のテクニック
スピーチ講座（レベルⅡ）――知ったかぶりのテクニック
スピーチ講座（レベルⅢ）――一方的なおしゃべりのテクニック
傲慢講座（レベルⅠ）――無視する
傲慢講座（レベルⅡ）――侮辱する

傲慢講座（レベルIII）――けなす
傲慢講座（レベルIV）――横柄な返答をする
ゼ　ミ――こきおろす
裏科学入門（レベルI）――無関心
裏科学入門（レベルII）――傲慢
裏科学入門（レベルIII）――自己中心
実　習――冷笑のテクニック

こうしたシラバス作りは、なかなかよい発散になっています。気のきいた講座名が浮かぶたびに、笑っている自分がいます。

このように怒りのマネージメントの手段はいろいろあります。アスペルガー症候群のある人が、いつもいつも社会の行動規範に従う必要はないと思いますが、あまりに長く怒りにとりつかれるのは、誰にとっても無益なことです。

ロバート・S・サンダース・ジュニアはアスペルガー症候群のある三〇代後半の独身男性である。電子工学の学位を取得し、SF小説作家および自然写真家として生計を立てている。テネシー州中部に在住。子どもの頃の自閉症の顕著な特徴としては、反復行動、感覚過敏、決まったおもちゃへの執着があり、七、八歳まで人とコミュニケーションをとれず、発達段階にふさわしいソーシャルスキルが欠けていた。

ロバートは旅行が好きで、冬はメキシコで過ごし、スペイン語が堪能である。趣味は探検、ハイキング、キャンプ、サイクリング。ＳＦ小説のほかに自閉症関連の著書が二冊ある。『アスペルガー症候群の克服――個人的経験と洞察（*Overcoming Asperger's: Personal Experience & Insight*）』[Sanders 2002]、『思うがままに――アスペルガーを道連れにして（*On My Own Terms: My Journey with Asperger's*）』[Sanders 2004]。後者は彼自身がスペイン語にも翻訳している（*En Mis Propios Terminos: Mi Jornada con Asperger's*）。

❖

ジェニファー・マキルウィー・マイヤーズの怒りのマネージメント――

私が怒りに対処できるのは、おもに認知行動療法と人間行動を学んだおかげです。私はそれらを通して、自分の怒りを信用しないことを学びました。怒りという感情には偽りの顔があり、必ずしも現実を正しく反映しているとはかぎりません。さんざん苦労した末に、怒りは偽りのある**非機能的な**感情であることを知ってから、私は、(1)怒りを表現する頻度を減らす（可能なら怒りを催すような場面から遠ざかる、あるいはあとでひとりになったときに泣きわめく機会をもうける）、(2)自分の怒りを他人のせいにしない、ことにしています。たとえ相手に法的に非があるケースでも、怒りにまかせた行動は正当化されません。私は相手のしたことについてはふれずに、謝罪すべきことは謝罪し、償うべきことは償うようにしています。

人間関係や状況に本当の問題がある場合は、償いとは完全に切り離してその問題を解決します。そうすることによって、謝罪が新たな怒りを生むという悪循環を防ぐことができるからです。

ちなみに、女性が怒ったときに泣くことは、一般にかなり許容されていますが、私自身は人前で泣くのは**大きらい**です。だから、どうしても泣かずにいられない場合をのぞいては、泣かないようにしています。そのために、怒りの予防と応急処置のテクニックをいくつか編み出しました。

予防法

●私と同様、怒りの感情だけではなく、抑うつ、不安、パニック発作に長期的な問題を抱える人は、ぜひ抗うつ剤の適量の服用を検討することをお勧めします。私が服用しているイミプラミン（トフラニール）は不眠症にも効果があります（服用後すぐに本当に眠くなります）。

●身体に大きなストレスがかかると怒りっぽくなります。栄養のあるものを食べ、ジャンクフードを減らし、適量の水分を常に補給することによって、情緒が安定し、感情が爆発しにくくなります。

●身体的ストレスが大きいときには、可能ならば感情的対立を避けるか、または先延ばしにします。睡眠不足のときに不愉快なEメールをもらったら、しばらく保留にして（可能ならば）翌日に返事します。

また、定期的に運動をすると、感情の爆発はぐっと減るようです。

応急処置のテクニック

●長い年月がかかりましたが、私はだんだん自分を客観的に認識するのがうまくなってきました。自分の怒りがこみ上げてくるときがわかるようになりました。できればその時点でその場面から離れ、早足で散歩するようにしています。

●その場をはずすことができない場合は、口数を少なくします。しゃべればしゃべるほど、後で後悔するようなことを言いがちだからです。

- 絶対にキレないと自分に約束することは無理なので、小さな取引をします。あと二分だけがまんすると自分に言い聞かせ、それができたらもう二分続けます。時間が少し延びるくらいなら、たいていたい対処できます。
- ゆっくりと深呼吸します。人目をひかずにすむなら、大きく深呼吸をします。
- ハリー・ポッターやディズニーのグッズをポケットに入れておき、気を静めたいときに触ります。また、あまり目立たないハリー・ポッターの公式腕時計をして、気を落ち着ける必要のあるときに見るようにしています。
- 人に腹が立ったり、世の中全般に怒りを感じたりするときは、それに対して自分が何をすべきか、誰が**悪い**のかをあらいざらい紙に書いてみます。一晩よく寝てもう一度見直すということにして、しばらく忘れます。紙に残しておけば、それらの「すばらしい」対策をあとで利用することができるのですから。でも、あとになってみると、そのときの考えはどれも非現実的で、あまりに感情的なことにしばしば気づきます。
- 怒っているときに自分の考えていることを書いておき、怒りが消えた頃に見直すという作業をくり返すうちに、頭に血がのぼっているときに浮かぶ考えは、たいていばかばかしいものであることがわかってきました。おかげで怒りに対処しやすくなりました。思春期の頃のように、自分の怒りは正義の怒りだと思い込んだりはしません。

アスペルガー症候群のある人は（少なくともアスペルガー症候群のある**私には**あてはまるのですが）、怒りはあなたの味方ではないことをよく知ってほしいと思います。インターネットで交流のあるアスペルガー症候群のある仲間の中には、自分には世の中に対して怒る「権利」があると主張する人がいます。けれど残念ながら、怒る権利に固執すれば自分が傷つくばかりで、その痛みに見合うようなメリットは何もありません。あなたがどう思っていようと、**「怒りは、怒りの相手ではなく、あなた自身を傷つける」**のが人間関係の暗黙のルールなのです。

人からどなられたからといって、心を入れ替える人はいません。相手の心を変えたいときに、口論したりわめいたりするのは最低の方法です。何の効果もありません。あなたがどなり散らせば、相手が非を認めて深く反省するとはかぎらないのです。むしろ反感を買うのが関の山かもしれません。

怒りに支配されるとき、あなたはあなた自身の敵になります。そればかりか、あなたがもっとも嫌悪を感じる相手と同じレベルに落ちることになります。怒りにまかせて相手にかみつくことは、相手があなたに対してした行為と同じくらい卑劣で不愉快なことなのです。

また心理学でいう「基本的な帰属の誤り」を理解することも大事です。人はみな、ある人がある行動をとる原因を、その人の基本的性格などの内的要因に帰属させやすく、外的な状況による影響を過小評価する傾向があるのです。

たとえば、私が車を運転していて、うっかりほかの人の車の前に割り込んでしまい、「ばかやろう」とどなられたとします。私は「いやなヤツだな」と思います。けれども逆の立場だったら、割り込んだ人をやはり「いやなヤツ」だと思うでしょう。でも実は危険な運転の原因は、とても急いでいたからとか、ちょうど死角に入って見えなかったからかもしれないし、その運転手の人格に問題があるとはかぎりません。逆に運転のマナーがよいからといって人格者とはかぎらないのです。割り込みをしたら「いやなヤツ」だと思われるのは当然ですが、もしかしたら次のサービスエリアでトイレに入りたくて、ひどくあせっていただけなのかもしれません。

人が失敗したり、あなたの思う「もっともよい」方法を知らないからといって、その人の頭が悪いとはかぎりません。あなたとは違う目で状況を見ているのかもしれません。また状況に関する情報量があなたよりも多いかもしれないし少ないかもしれません。つまり失敗の原因は、その人の内面にではなく（本当に頭が悪い場合もありますが）、外的状況（どんな情報をもっているか）に関連しているかもしれないのです。

同じように、誰かがあなたを怒らせるようなことをしたからといって、一概にその人が悪人や愚か者であるとは言えないし、また、あなたの正義の怒りを受けるに値するとはかぎりません。怒るときは、慎重すぎるくらいでちょうどよいのです。私は人間の行動について学ぶうちに、人間は人間にすぎないという事実を受け入れられるようになりました。

怒りと独善に振り回されていると、つまらない人生を送ることになります。アスペルガー症候群のある人の中にはそれをわかっていない人が多いように思えますが、やさしく丁寧に、責めないようにして、よく教えることが必要です。けれども、どんなにじょうずに説明しても通じないことがあります。私自身、独善と幸せのどちらを愛するか決断しなければならなかったときがあります。両立はできないのです。

長年の経験による結論として、一般の人がアスペルガー症候群のある人をわかってくれないと責めるのは、犬が人の股間の臭いをかごうとするのを責めるのと大して変わらないと思います。

もともとその程度の理解しかできないのだと達観したほうがよいでしょう。

ジェニファー・マキルウィー・マイヤーズがアスペルガー症候群と診断されたのは、二〇〇二年、三六歳のとき。子どもの頃は、ほかの子どもと遊ぶことができず、参考書や俳優のフレッド・アステア、文士の社交場として知られる「アルゴンキンの円卓」にのめり込んだ。

コンピュータ科学の理学士で著作や講演も多く、ソフトウェアのマニュアルは誰よりもスラスラ書ける。好きなものはディズニーランドでのピンバッジの交換（お化け屋敷のもの）、一九七〇年代以前のホラー映画、ハリー・ポッター、本の整理。

ＳＦ・ファンタジー小説の同好会で知り合ったゲイリー・マイヤーズ氏と結婚して一一年になる。同好会でのホラー映画と二〇世紀初期のファンタジー文学に関するゲイリーの博学が、ジェニファーをうならせた。

ジェニファーは、環境による感覚刺激を調整しやすいように、自宅で仕事をしている。また、慢性的な不眠症に合わせて仕事の時間を変則的にしている。

❖

キャシー・グラントの怒りのマネージメント――

高機能自閉症を抱えて四〇年間生きてきた私は、場面に応じて二種類の方法で怒りを処理します。自宅でひとりでいるときなら、物にあたって怒りを発散します。自宅は安全だしプライバシーが守られるので、安心して怒りを解き放つことができます。一番頭にくるのは、必要なものが見つからないときです。ロシアの歴史年表はそっくり暗記できても、めがねや鍵やバスの定期券をどこに置いたかを、しばしば思い出せなくなります。昨年の暮れ、バスの定期券とクレジットカードが一週間行方不明になったときには、あまりに腹が立って、何度も電話機を机に叩きつける日が二、三日続きました。二〇〇一年には、約束の時間に遅れそうになったいらだちで、壁を蹴って穴を開けました。私は遅刻が大きらいなのです。その穴はまだ窓の下の壁に残っています。そうして発散したあとはたいてい、気分が悪くなってぐったりしますが、もう怒りは感じません。

しかし、人前に出たときには、怒りを感じても何かを壊したりしません。子どもの頃、父の怒りにいつもびくびくしていたので、他人を同じ目にはあわせたくないのです。だから人前では自制をきかせます。腹が立ってわめき散らすことはありますが、物にあたって発散したりはしません。わめき散らすのも、たいていの場合、特定の人に対してではありません。もし誰かをどなりつけてしまったら、あとで気が静まったときに深々と謝るでしょう。もちろん腹が立っても大声を出すわけにはいかない場面もあります。そういうときは『スタートレック』のクリンゴン人さながらに、低くうなって怒りを逃がします。

数年前、私が薬を飲まないことをめぐって、私の介助者の態度に憤慨したことがあります。えらそうに命令しているように思えて、腹が立ったのです。彼女との人間関係を壊したくなかったので、どなる以上のことはしませんでした。すると怒りは受動攻撃性*を帯び、奇妙なかたちで表れました。私は彼女に十分な情報を与えずに、しかも彼女に十分な支援をするよう求めました。しかし結局、これによって傷ついたのは自分自身でした。

私の怒りの処理法は、その場の状況や、抑制すべきか発散しても差し支えないかの判断によっ

*さぼる、協力しないなどによって攻撃をあらわすこと

て決まります。

コロラド州デンバー在住のキャシー・グラントは、活動的で自立した女性である。二一歳のときに自閉症に気づいたが、正式な診断を受けたのは三六歳になってからだった。

子どもの頃は、数（二年生までに掛け算の九九を一二の段まで暗記）や外国のことなど、いろいろなことに強いこだわりがあった。現在もロシアに熱烈な関心を抱いている。また、感覚過敏の問題を抱えている。まず聴覚処理に困難があるが読唇術が少々できるのでそれを補い、奥行知覚がないので車の運転はしない。

この四年間は、慈善団体カトリック・チャリティーズ主催の、自閉症のある子どもをもつ家族のためのレスパイトケア*の仕事をパートタイムでしている。また、地域や教会でもボランティア活動にいそしんでいる。一度結婚したが離婚。可能なかぎり海外旅行に出かける。趣味は旗とイコン（宗教画）の収集、二匹の猫を飼い、『宇宙空母ギャラクティカ』の熱烈なファンである。

＊障害のある人の家族を一時的に介護から解放し、息抜きによって疲労を回復してもらう支援

❖

ジェリー・ニューポートの怒りのマネージメント――

自閉症スペクトラム障害のある人にとって、怒りはなじみ深い感情です。彼らが怒れるティーンエイジャーになり、やがては怒れる青年になるのには十分な理由があります。彼らの立場になってみてください。もしたえずいじめられ、誤解され、治療の名のもとに虐待され、そのためにたびたび頭が混乱し、打ちのめされていたら――それも二回や三回ではなく、何百回、何千回も。文字通り、怒りで感覚が麻痺した自閉症スペクトラム障害のある大人が少なくないのも無理もないことだと思います。

でも、それで人生を無駄にするのは、あまりにもったいないことです。高い能力がありながら一日中ネットサーフィンをして過ごし、外に出るのは生活保護手当を口座から降ろすときだけという人たちを、私は知っています。彼らはもっとすばらしい人生を送ることもできるはずなのに。世界と自分に対する怒りにとりつかれて、人生を閉ざしている姿をみると悲しくなるのです。

自閉症スペクトラム障害は、物理的あるいは精神的に破壊的な行動をしたり、誰もがなすべき「仕事」を免除されたりするフリーパスではありません。たしかに自閉症スペクトラム障害のために道は険しくなりますが、だからといって、自分の内面に引きこもり、自閉症に支配されるがままでよいわけがないのです。実際、何もかもが自閉症のせいとはかぎりません。たとえ自分から自閉症を取り去ったとしても、やはり怒りは残るかもしれません。自閉症は自分の一部にすぎないのです。もちろん私たちは怒りを感じることがありますが、それには結果が伴うことを知る必要があります。これを解説するために、私が自閉症界の「ドクター・フィル」*になれるなら、それ以上の天職はないでしょう。

責任は、自閉症スペクトラム障害のある人に教えるべきもっとも大切なことの一つです。私たちが社会的に容認されないようなことをしたときには、自閉症のない人の場合とは少し違うかもしれませんが、必ず報いがともないます。ネット上で出会う人にあまりに多いのですが、自閉症があることで自分の行為が正当化されると思うなら、行動の責任とか礼節といった概念は無用になるでしょう。

いうまでもないことですが、自閉症のある私たちが怒りの問題に対処するには、支援が必要です。怒りには、さまざまな理由があり、かたちがあります。建設的な怒りもありますが、多くは

*テレビの司会者としても有名なアメリカの心理学者

破壊的な怒りです。怒りのマネージメントは犯罪者の保護観察プログラムの一環としても扱われていますが、何も支援を得るために刑務所に入る必要はありません。

自閉症のある人自身も支援を提供できます。私自身、多くのピアサポート・グループの立ち上げにかかわってきました。ピアサポート・グループは、メンバーが互いに孤立しているネット上のグループよりも効果的です。同じく自閉症のある多くの人と実際に顔をつきあわせながら、「私には自閉症があるから」ということを怒りの言い訳にするのは難しいことです。最初のグループで、脅迫的な行動をやめないメンバーを除名する会議を開いたとき、役員の一人は肩をすくめてこう言ったものです。「私たちにだって、規範というものがあるのだから」。

怒りの原因を理解し、怒りをコントロールする方法を身につけるための、優れた情報リソースもいくつかあります。自閉症関係の著作のある友人のトニー・アトウッドは、認知行動療法（CBT）を推奨しています。認知行動療法では、私たちの感情や行動を決定づけるのは思考であるとされ、望ましくない感情や行動があるなら、その原因となっている思考を突き止め、もっと望ましい感情や行動に導くような思考に置きかえることが重視されています。CBTは感情に支配されず、かえって感情を支配するための助けとなります。私の関係するピアサポート・グループのいくつかは、このアプローチに依拠しています。アトウッドによる怒りのマネージメントについてのそのほかの情報は、http://www.tonyattwood.com.au を参照してください。

個人レベルで言えば、私は今なお怒りに悩まされています。この分野で多くの働きをしてきたにもかかわらず、いまだに自分の怒りを「自覚」し、折り合いをつけなくてはならないのです。私はまず、自分がなぜ怒っているかをよく考えます。私の怒りの原因のうち、変えようがなくあきらめて受容しなければならないものが、どの程度を占めるのか。非現実的な目標設定や他人に対する非現実的に高い期待が、どの程度を占めるのか。

怒りの衝動に簡単に屈しないことも学びました。私は「三秒ルール」と呼んでいるのですが、一瞬、不快感を覚えても、すぐには反応しないことによってストレスを回避しています。三秒が過ぎると、まだ平気である自分に気づきます。三秒の間に別の角度から見る余裕が生まれるのです。最初に思ったよりも、事態は悪くないかもしれないと思えるようになるのです。

怒りのマネージメントは、自閉症スペクトラム障害のある人にとってきわめて重要な個人的課題です。よい情報リソースもいろいろありますが、まず問題の存在を自覚することが第一歩です。私たちは怒りを認識し、理解し、怒りにコントロールされるのではなく、怒りをコントロールしなければなりません。何より、怒りから生じる行動の結果を受け止め、周囲に与える影響を認識する必要があります。このことは、自閉症のある多くのティーンエイジャーや大人にとって最優先すべき課題です。自分の可能性を最大限に発揮しながら生きたいなら、ぜひとも取り組まなければなりません。

ジェリー・ニューポートは現在、五六歳である。幼い頃から自分はどこか変わっていると感じていたが、それが何なのかわからなかった。「僕はただのジェリー。ちょっと風変わりで奇妙なところはあるが……だいたい普通」だったという。ミシガン大学を卒業したが、その後二〇年間にわたって職を転々とし、タクシー運転手、メッセンジャー、事務員、ウェイター、配達員として働いた。

映画『レインマン』を見て、主人公と自分にたくさんの共通の奇妙な特徴があることに気づき、四七歳のときにアスペルガー症候群と診断される。その後、自閉症およびアスペルガー症候群のある大人のためのサポートグループの立ち上げに取り組む。

現在も、ジェリーには自閉症に由来する困難がある。光、音、匂い、接触に対する過敏や、アイコンタクトができないことなどである。自閉症の問題について執筆や講演をするかたわら、「生活のために」地元トゥーソンでタクシー運転手をしている。映画『モーツァルトとクジラ』（二〇〇四年製作）は彼の体験をモデルとしている。趣味はペットの世話で、鳥を一〇羽以上とイグアナを一匹飼っている。

❖

以上の怒りのマネージメントに関する文章に共通しているのは、アスペルガー症候群のある彼らが、自分の怒りを認識し、責任をとり、怒りを発散する方法を編み出し、怒りの原因を理解している点です。テンプルはさらに発展させて、感情の問題を解決するスキルは、何であれ、人生の葛藤を解決するのにぜひ必要だと述べています。

テンプルは語る――

自分や他人の感情が深くかかわる問題を解決するスキルを私が身につけたのは、ここ一〇年くらいのことです。私にとっては、感情の問題でも部品の修理でも、問題解決という点で変わりはありません。どちらにしても私の思考回路と情報処理の方法にのっとった、同様のアプローチで取り組みます。とはいえ、感情にかかわる問題のほうが、はるかに解決が難しいものです。

たとえば、友人から人間関係について相談を受けたとき、まず、私は事情を詳しく聞くことから始めます。誰が、いつ、何と言ったか、そしてその背景にある情報について質問します。問題の状況についてのデータ収集が、最初のステップです。次にパターンを探します。本人か相手、あるいは双方の行動や態度にくり返し表れるパターンがないかどうか。それから、自分のデータバンクや本や雑誌の記事から、この問題の参考になるような人間関係や感情に関する資料を探します。感情の問題についても、感情的反応について理解を深めてくれるような人間の行動や意図や視点に関する、事実情報があるものです。私は『スタートレック』のミスター・スポックさながらに、まず感情や反応を分析し、これからどうなっていくかについて仮説を立て、意見を言い合いながら可能な解決策を引き出していきます。面白いことに、感情の渦から一歩退いて状況を分析的に理解するというこの方法は、非常に社交的なタイプの人にも、大変に役立つのです。

一つ具体例をあげましょう。ある友人がきょうだいを事故で亡くして、ひどいショックを受けていました。彼女はこの苦しみにとても耐えられないと感じていました。そんな彼女の支えとなったことの一つが、愛する人を亡くした悲しみは少なくとも半年続くけれど、そのあと傷はだんだん癒えていくと私が言ったことでした。これはある調査結果を読んで知ったことです。彼女のような状況におかれた人は、平均して半年は茫然自失の状態ですが、それを過ぎると徐々に回復するそうです。苦しみは永遠に続くわけではないのです。けれど嘆き悲しむことも必要だといいます。ある研究によると、悲嘆の感情を防ぐために薬物を投与するのは、かえって有害だそうです。こうした話を聞いたことで、彼女はいずれ時間が心の痛みを癒やしてくれると信じられるようになりました。理性は事実に反応するものです。認知行動療法については、前述のジェェリー・ニューポートがしばしばとり上げ、自閉症スペクトラム障害の専門家であるトニー・アトウッドも何冊か本を書いていますが、自閉症スペクトラム障害のある大人に有効であることがわかっています。認知行動療法では、思考と感情を関連づけ、事実を冷静に見つめて、そこから自分の認識や行動をとらえ直します。私の思考も同じです。常に社会科学者のように思考しているのです。

自分の行動に責任をとるとは、それぞれの社会的場面でいつ何を言い、どう行動するかを判断するための問題解決をすることです。毎日、私はさまざまな難易度の状況に直面します。もちろん子どもに個別的なソーシャルスキルを教えることは必要ですが、子どもは問題解決のプロセスを通じてそれらのスキルを、状況に即してさらに洗練したかたちで応用することを学ぶのです。

もし問題解決能力をもっていなければ、脳内のハードディスクにあるすべての情報は、論理的にアクセスするメカニズムを欠いた、てんでばらばらの無数のデータにすぎません。いわば検索エンジンのない、あるいはグーグルにアクセスできないインターネットのようなものです。検索エンジンはデータに意味を与え、キーワードによって関連づけ、問題解決の手段を提供します。これは自閉症スペクトラム障害のある子どもがぜひ習得すべきスキルであり、一生もののツールです。

❖

またテンプルは、自閉症スペクトラム障害のある人の中でも、とりわけ高機能自閉症の青少年や大人の多くには、怒りや抑うつなどの破壊的な感情のコントロールのために、従来の、あるいは代替的なセラピーが必要だと指摘します。

テンプルはこうも言う――

自閉症スペクトラム障害がある人の中には、自分の行動に責任をとるというルール⑩を実行するために、薬や代替的なセラピーの助けが不可欠な人もいます。ほかの章でも述べたように、自閉症スペクトラム障害のある人は、社会的に適切なふるまいができなくなるほどの感覚過敏とか、極度の不安や恐怖を抱えて生活していることがあります。ある人にはグルテン・カゼイン除去食のような特別食が劇的に効いて情緒が安定し、社会的場面のサインに注意を払えるようになることがあります。聴覚過敏のある人には聴覚訓練があるし、視覚に問題のある人にはアーレン・レンズが助けとなります。また、感覚の過剰な反応を抑えたり、倦怠感に刺激を与えたりするさまざまな触覚セラピーもあります。職場の環境や設備、たとえば照明の種類や電話の着信音を変えてもらうように頼むことも大切です。私が発見した人間関係の暗黙のルールの一つ「**助けが必要なときは、多くの場合、自分から助けを求めなければならない**」が、ここにあてはまります。ほとんどの人は手を貸したいという純粋な気持ちを持っていますが、あなたのほうから求めなければそれは生かされません。誰かが助けてくれるのをただ待っているだけなら、いつまでも待ち続けるしかないでしょう。ここでもやはり、責任をもって行動することが求められているのです。

自閉症のある人の中には、あまりに不安が強くてパニック発作を防ぐことが生活の主要事になっている人や、普段から怒りのために感情を制御しにくい人もいます。パニック発作を回避することや怒りを抑えることに日々の集中力を使い果たしていたり、極度の抑うつのためにベッドから出られないような人には、他人とつきあう努力をするためのエネルギーはほとんど残っていません。ほかのことに構っていられないし、構う気にもなれないのです。その真犯人は、往々にして心理学的なものよりも生理学的なものです。私の場合がそうでした。不安を抑えるために抗うつ剤を飲み始めてから、ソーシャルスキルは改善し、身のまわりの人間関係を理解する能力は飛躍的に向上しました。手をもむ、猫背で歩くなどの身体的な癖までも影をひそめ、周囲から浮かなくなったので、人々は私に好意的な態度をとるようになりました。怒りのマネージメントについてコメントしてくれた三人のうち二人は、薬の服用について言及しています。

薬を使うかどうかは個人の選択の問題ですし、私は最初の選択肢としてはお勧めしません。また子どもにも服用を勧めません。しかし、神経の興奮を抑えられれば、社会生活がめざましく改善するティーンエイジャーや大人もいます。特別食だけで十分な効果が上がる人もいるし、それだけでは足りない人もいます。特別食と薬の併用で、画期的な変化が起こる人も少なくありません。

その人に適した薬と適量を見きわめることは絶対に不可欠なので、薬の使用は必ず医師の指導のもとで行うべきです。また適切な薬の種類やその量を見きわめるには、しばしば時間がかかります。自閉症スペクトラム障害についてあまりよく知らない医師は、投与量を多くしがちなので注意が必要です。たとえばアスペルガー症候群のある人は、プロザックをとりすぎるとかえって興奮するのですが、医師は量を減らすのではなく、精神安定剤や別の薬物を処方したりすることがあります。

多くの著作や講演で知られるアスペルガー症候群のある女性、ドナ・ウィリアムズは、特別食と少量の薬の服用によって、大きな会議場での大勢の聴衆を前にした講演にも耐えられることに気づきました。その二つがなければ会議場に近づくことすらできないといいます。ドナは自分の人生に責任をもち、自分にとって有効な方法を突き止めました。これは大変すばらしいことです。

親や教師が自閉症スペクトラム障害のある子どもを指導するにしろ、本人が自立した労働や生活をしようとするにしろ、自分の行動の責任をとれるようになるためには全人的なアプローチが必要です。本人の知性、身体、精神または基本的性格、そして彼らが生活し、学び、遊ぶ環境を考慮に入れる必要があります。一部の高機能のアスペルガー症候群のある人は、薬の助けをまったく必要としません。彼らは情緒が安定しているので、行動修正のアプローチや認知療法、そのほかの自閉症関連の介入や社会的・感情的面からの介入によって、ソーシャルスキルを学習することができます。その一方で、著しい不安や感覚過敏などの生理学的な問題を根本に抱える人もいます。ところが、こうした問題への対処は、放置されたり、行動修正や学究的なアプローチの陰に隠れたりしがちです。彼らの不安や感覚過敏の問題に対処しないかぎり、社会理解も自己コントロールも学業の向上も困難ですし、到達不可能な目標にさえなるでしょう。

✣

ルール10 留意すべきポイント

- 自閉症スペクトラム障害のある人が**常に**抱えているストレスの大きさを過小評価してはいけません。感覚過敏のせいで、学校や職場が大変にストレスのたまる場所になることがあります。この問題は個人差が非常に大きいものです。
- 積極的行動支援の原理と行動修正のテクニックを活用しましょう。
- 「すべての行動はコミュニケーションである――子どもはこの行動によって何を言おうとしているのか」を常に念頭に置きましょう。
- 「私にはできない」(知識や能力がない)と「私はやりたくない」(やり方はわかるが、あえてやらない)を区別しましょう。
- 「子どもであろうと大人であろうと、すべての行動には機能がある」ことを忘れずに。

- 不適切な行動があるときは、まず環境に原因がないかどうかを調べましょう。過剰な感覚刺激はないでしょうか。
- 定期的に現在の指導を見直しましょう。「今教えようとしている行動は、本当に必要か」「今やめさせようとしている執着は、本当にそれほど有害なのか」と問い直してみましょう。親や教師はときに、子ども本人やほかの人ではなく自分にとって不快な行動だからやめさせようとすることがあります。
- よい面を強調しましょう！　子どもには、よくできた面も伝えましょう。
- 子どもにもティーンエイジャーにも大人に対しても、自分の行動をコントロールする責任は自分にあることを、ことばや目に見えるかたちで強調しましょう。そのようなことをまったく教えられてこなかった人もいるのです。
- 子どもには、ことばを字義通りに解釈する傾向が大変強くあります。ことばが足りないために子どもを混乱させせないよう注意しましょう。部屋を「片づけなさい」と言うだけでは意味が通じないことがあります。「片づける」とは具体的にどういうことなのかを説明することが必要です。そうしなければ、子どもはあなたが省略した部分を理解できないので、あなたがことばにした通りのことしか実行しません。彼らには言外の意味を察することはできないのです。

■子どもの社会性について、本人の個性を無視して過大な期待をしていないでしょうか。自閉症スペクトラム障害のある人の誰もが、パーティーの花形や主人公になりたいわけではありません。ひとりでいるのが好きで、それで幸せで満足している場合も少なくありません。人との交流については、本人の個性と選択を尊重します。人づきあいのスキルに欠けているためにひとりぼっちになる場合と、基本的なスキルはあるがひとりでいるほうが好きな場合を区別しましょう。自分の価値観を押しつけてはいけません。

■人の感情や気分は毎日、ときには毎分のように変化するものです。それは自閉症スペクトラム障害のある人も例外ではありません。彼らがいつもむらなく感情を制御することを期待していないか、再確認してみてください。あなたが自分自身の感情の揺れを許容するように、自閉症スペクトラム障害のある人にも許容しているでしょうか。

■具体的行動と並行して、感情面の問題を解決する方法を教えましょう。幼い子どもには具体的行動を教える必要がありますが、成長するにつれ、感情面の問題解決を身につけることは、長い目で見て子どもの役に立ちます。ルール⑩の価値は、結果ではなくプロセスにあります。

■自閉症スペクトラム障害のある人は、感情表現のオン・オフがはっきりしていることを理解しておきましょう。アスペルガー症候群のある大人は、いったん感情を爆発させたら、それで気がおさまることがあります。しかし、彼らの行動がまわりの人の心に与えた影響は簡単には消えないということに、彼らは気づいていないことが多いのです。彼らの認識の中にはもう爆発の余韻が残っていないので、周囲の人の感情を修復する必要があるのを見落としてしまうことがあります。「もうすんだことだろう?」と言いたげな態度が、人の気持ちがわからないとか、共感性に欠けると解釈されます。まわりの人の気持ちがまだぎくしゃくしているのに、それを非言語的サインから読み取れない場合には、とくにそのように思われてしまいます。

■対人的な場面で「きちんとしたい」という願望が強すぎると、巨大なストレスを生むことがあります。学校できちんとしようとがんばりすぎて、家に帰ると爆発したり、あるいはその日の緊張を解くために引きこもってしまう子どももいます。にもかかわらず、親が高い期待をかけて、家でもきちんとふるまうことを求めたり、放課後の地域の活動に参加させたりして限界以上のものを求めることがあります。「学校であんなにきちんとできるのだから、家でも（体育館やソーシャルスキルのグループでも）できないはずがない」と安易に考えてはいけません。このタイプの子どもに必要なのは、規則的な休憩、感覚刺激の少ない安全な環境、ゆとりのあるスケジュールかもしれません。

■セルフトーク（社会的場面で自分に言い聞かせること）に注意するよう教えましょう。よくある否定的なセルフトークを肯定的なセルフトークに置き換えられるよう支援しましょう。

■子どもでも大人でも、怒りや不安やストレスを表現する方法にはおもに二通りあって、積極的に爆発させるか、消極的に引きこもるかのどちらかです。支援が必要なのは、感情をあらわにし、爆発させるタイプの人だけではありません。沈黙し、人前を避けたがる消極的な人にも同じように支援が必要なのですが、見落とされがちです。

エピローグ

テンプルのエピローグ

青年期になっても、私は現在のようにうまく社会生活に適応していたわけではありませんでした。その事実を、多くの親や専門家は見落としているのではないかと思います。当時の私は社会にとけ込んでいるように見えたでしょうし、そうふるまってはいましたが、ある部分はよしとしても、おかしな部分はたくさん残っていました。早期介入のおかげで、自閉症を克服し、社会生活ができるようになり、大学に入り、卒業し、就職できた、というような単純な話ではないのです。現実はそんなものではありませんでした。本書で示した対人関係の暗黙のルール、またそのほかのルールはすべて、論理的で視覚的な思考を駆使しながら、時間をかけて身につけたものです。

二七歳のとき、私はアリゾナの雑誌社と建設会社でかけもちで働いていましたが、職場環境に適応できるだけの基本的な社会生活能力は〝かろうじて〟身についていた程度でした。私を採用した上司は、彼自身少し変わり者でしたが、私の頭脳と才能を理解してくれました。私が雇われた理由はただ一つ、製図の技術を買われたためでした。それがなければとても採用されなかったでしょう。雑誌社では、無報酬で記事を書くことから始め、そのうち少しばかりの原稿料をもらえるようになりました。二年間ほどたって雑誌社が売却されたとき、赴任した新しい上司は私を変な人間と思ったようで、私の首がつながったのは、過去二年間の記事のポートフォリオのおかげでした。もしそれがなければ「変な人間」であるがゆえに職を失っていたでしょう。このできごとは、三三歳になって抗うつ剤を服用し始め、目に見える自閉症の症状の多くが緩和される以前のことです。当時の私は猫背で歩き、大きな声で単調なしゃべり方をし、いつも息切れしているみたいだと人から言われていました。たえず不安にとりつかれ、手をしょっちゅうこすり合わせていました。服装はだらしなく、清潔にも気をつかっていませんでした。一般の世界では、社会にとけ込んでいるとは見てもらえないような人物像だったことは確かです。

周囲の世界に仲間入りすることは、私にとって進行中のプロセスです。今でも常に学び、常によりよくなろうと努力しています。自閉症スペクトラム障害のある多くの子どもはそうでしょう。あるときを境にすべてが自然に何の努力もなしにうまくいき始める、というものではないのです。変化は徐々に訪れます。自閉症スペクトラム障害のある子どもが世界を理解する鍵となるような「たった一つの何か」を探し求める大人もいるようです。けれど現実はそういうものではありません。人と積極的な交流ができるように社会にとけ込むことは、扉を一つひとつ開けていくのに似ていて、扉の鍵は一つひとつ違います。柔軟に思考し、他人の視点でものごとを見ることができたなら、多くの扉が開かれるでしょう。それらはマスターキーともいえますが、それでもたった一つの鍵だけですべての扉を開くことはできません。そこには自尊感情と意欲もかかわります。これらの個人的特性はいわば扉のつっかい棒のようなもので、開いた扉を押さえ、学習や意識が次の部屋に入るのを容易にします。つっかい棒がなければ、開けた扉はすぐに閉まってしまうでしょう。教えること、学ぶことは一生涯続きます。それは自閉症のある人でも定型発達の人でも同じことです。ただ、一つ付け加えるとしたら、今日私が充実した人生を送れるのは、神経を消耗するパニック発作をくいとめた薬のおかげという側面があります。すべての人が薬を必要としているわけではありませんが、私には必要でした。いつもライオンに襲われているような気分でいたら、社会性を身につけることは不可能だったでしょう。あなたのお子さんが私と同じような大きな不安や恐怖を抱いていないか、かえりみていただきたいと思います。

私にとって「人生の成功」を定義するものは、他人と感情的なつながりをもつことよりも、仕事、友人、社会への貢献です。それが人生のおもな動機づけになりました。自閉症の特徴である、一般の人とは非常に異なる思考パターンについて、本書があなたの心の多くの扉を開くことができたなら幸いです。

ショーンのエピローグ

一二歳の頃、自分は将来、犯罪者になって人生のほとんどを刑務所で過ごすにちがいないと思っていた。チャールズ・マンソン*と彼の血なまぐさい「ファミリー」に、僕は病的な執着を感じた。いずれ自分もそうなる運命だと予感していたし、自分よりももっとひどい人間と自分を比べたい気持ちもあった。

ありがたいことに、その予感ははずれた。

両親にも僕の将来は想像がつかなかった——自立した生活を送り、自分でお金を管理し、定職に就き、自分の車をもち、祖父母の家に住んで家を管理し、充実した人間関係を営む日が来ようとは。一九九〇年代の初めに、母との共著『ここにいた少年』を出版すると、手の届かなかったはずのいろいろなチャンスの扉が開かれた。講演をし、たくさんのすばらしい人々と出会い、自分の経験を生かして子どもの自閉症やさまざ

*カルト教団の指導者。信者のグループ「ファミリー」に殺人を強要した。

まな困難に取り組む人への支援に携わるようになった。また旅行をして、世界のいろいろな場所をこの目で見ることができた。

自分の人生を活字にして見直すことを通して、家族に大変な苦労をさせた自分を許せるようにもなった。自閉症にまつわる困難を客観的にとらえることによって、責めと罪悪感、怒りやそのほかの感情的な重荷を下ろすことができたのだ。

僕は今、外界に目を向ける仕事をすることが一番楽しい。ビッグブラザーズ・ビッグシスターズ・オブ・アメリカに登録してビッグブラザーとして活動し、刑務所や地域の動物保護施設でボランティアもしている。現在は、地元紙の編集者兼記者としてフルタイムで働いている。自分が主導権をとることが必要な、インタビューの仕事もする。こうした仕事をこなすには、さまざまな角度からものごとをとらえ、評価し、他人の仕事に対しても同じようにする必要があるが、それらはすべて自閉症を抱え込んでいた頃の僕とは対極にあるスキルである。

うれしいことに、不安はもう僕の人生を引きずりまわしたりしない。現在の僕を突き動かすのは興味、目標、そして好奇心だ。僕は旅を愛し、人との出会いを愛し、日々変化する、困難だがやりがいのある仕事を愛している。

僕は自分の過去といろいろな意味で再結合した。ありがたいことに、そこにはもはや痛みは存在しない。

訳者あとがき

本書は *The Unwritten Rules of Social Relationships*（二〇〇五年）の全訳です。自閉症スペクトラム障害のあるテンプル・グランディンとショーン・バロンの二人を語り手とし、編集者が全体をまとめるというユニークな構成になっています。

テンプルが誕生した一九四七年当時、自閉症はまだよく知られていませんでした。二歳で脳障害と診断された彼女が社会人として自立するまでの歩みを綴った著書『我、自閉症に生まれて』（学習研究社）は、自閉症のある人による自伝として大きな反響を呼びました。現在、テンプルはコロラド州立大学で教鞭をとり、家畜施設設計の第一人者としても知られています。

もう一人の語り手ショーンは一九六一年生まれで、三歳のときに自閉症と診断されました。両親の支えのもと、困難な症状を徐々に克服しながらコミュニティカレッジを卒業。その後、老人介護施設の職員を経て、一九九二年、母親と息子それぞれの視点から生い立ちをふり返った母ジュディとの共著 *There's a Boy in Here* を出版し、現在はフリーライターとして活躍中です。

自閉症は社会性やコミュニケーションにまつわる障害で、場の雰囲気や暗黙の了解を察するのが苦手というのが特徴の一つです。本書のテーマである「人間関係の暗黙のルール」は、自閉症のある人にとってもっとも不可解な領域といえるでしょう。

本書の10のルールは、自閉症のある人が社会性を身につけていくうえで、ぜひ留意すべき大原則を、テンプルとショーンが自身の体験から導き出したものです。たとえば二人とも自閉症スペクトラム障害のある人にありがちな「白か黒かの二者択一的思考」のために、さまざまな社会的場面でつまずき、やがて「ルールは絶対ではない。状況と人によりけりである（ルール①）」ことに気づきます。また場面が読めずに他人を傷つけ自ら傷ついた経験から、「正直と社交辞令とを使い分ける（ルール④）」「やさしくしてくれる人がみな友人とはかぎらない（ルール⑥）」ことを理解していきます。

また本書は、同じ自閉症とはいえテンプルとショーンにいかに大きな違いがあるかを浮き彫りにしていきます。テンプルはこれを「感情的つながり」という独自の視点から説明します。幼いときから愛し愛される関係を切に求めながらも、奔流のような感情に翻弄されるショーン。一方、すべてを論理的・分析的に思考し、他者と感情的な絆を結ぶことが自分の人生の最大の関心事ではないというテンプル。また彼女はこの社会で他人と協調して生きるのに必要な基本的社会生活能力の習得を強調しますが、ソーシャルスキルの訓練において、社会生活能力と感情の交流の問題が一律的に扱われていないかと疑問を呈しています。

テンプルとショーンは異なる道をたどりながらも、それぞれ社会性を身につけ、才能を開花させて充実した人生を歩んでいます。ソーシャルスキルの勉強は一生続くとして、挫折を繰り返しながらも努力し、成長し続ける姿には感動させられます。また私たちとは異なる視点から読み解かれた人間関係の暗黙のルールの世界に、訳者自身、さまざまな再発見をさせられました。「誰しも互いに貢献できるものを豊かにもって」いて、「パレットにたくさんの色があるほど、美しい世界を創り出せる」ことを信じられる気がします。著者らの願いの通り、本書が自閉症スペクトラム障害のある子どもを育てる方々へのヒントとなるなら、これ以上喜ばしいことはありません。

最後になりましたが、本書の翻訳の機会を与えてくれた明石書店、とくに拙訳を丹念に見直し、ご指導くださった吉澤あきさんに心から感謝を捧げます。

二〇〇九年五月

門脇　陽子

参考文献

Aron, A., Fisher, H., Mashek, D.J., Strong, G., Li, H., Brown, L.L. 2005, "Reward, Motivation and Emotion Systems Associated with Early-stage Intense Romantic Love." *Journal of Neurophysiology*, 94: 327-337.

Barron, J., Barron, S. 1992, *There's a Boy in Here*. New York: Simon & Schuster.

Baron-Cohen, S. 1995, *Mindblindness: An Essay on Autism and Theory of Mind*. Cambridge, MA: The MIT Press.（サイモン・バロン＝コーエン『自閉症とマインド・ブラインドネス』長野敬／長畑正道／今野義孝訳、青土社、一九九七年）

Bolick, T. 2001, *Asperger Syndrome and Adolescence: Helping Preteens and Teens Get Ready for the Real World*. Gloucester, MA: Fair Winds Press.

Buron, K. D. & Curtis M. 2003, *The Incredible 5-Point Scale: Assisting Students with Autism Spectrum Disorders in Understanding Social Interactions and Controlling Their Emotional Responses*. Shawnee Mission, KS: Autism Asperger Publishing Company.（カーリ・ダン・ブロン／ミッツィ・カーティス『これは便利！　5段階表——自閉症スペクトラムの子どもが人とのかかわり方と感情のコントロールを学べる5段階表 活用事例集』柏木諒訳、スペクトラム出版社、二〇〇七年）

Cohen, C. 2000, *Raise Your Child's Social IQ : Stepping Stones to People Skills for Kids*. Silver Spring, MD: Advantage Books.（キャシー・コーエン『子どもの社会性づくり10のステップ』高橋りう司／益子洋人／芳村恭子訳、金子書房、二〇〇五年）

Courchesne, E. et al. 2004, "The Autistic Brain: Birth through Adulthood." *Current Opinion in Neurology*. Vol. 17: 489-496.

Cutler, E. 2004, *A Thorn in My Pocket: Temple Grandin's Mother Tells the Family Story*. Arlington, TX: Future Horizons Inc.

Goleman, D. 1995, *Emotional Intelligence*. New York: Bantam Books.（ダニエル・ゴールマン『ＥＱ——こころの知能指数』土屋京子訳、講談社、一九九八年）

Grandin, T. 1995, *Thinking in Pictures*. New York, NY: Doubleday.（テンプル・グランディン『自閉症の才能開発——自閉症と天才

をつなぐ鎖』カニングハム久子訳、学習研究社、一九九七年）
——— 1999, "Social Problems: Understanding Emotions and Developing Talents." *Autism Collaboration*. http://www.autism.org/temple/social.html/
——— 2001, "Lose the Social Skills, Gain Savant Skills?" *Autism Asperger's Digest*. September-October 2001.
——— 2002, "Happy People on the Autism Spectrum Have Satisfying Jobs or Hobbies." *Autism Asperger's Digest*. March-April 2002.
——— 2002, "Teaching People with Autism/Asperger's to be More Flexible." *Autism Asperger's Digest*. July-August 2002.
——— 2003, "Teaching Concepts to Children with Autism." *Autism Asperger's Digest*. November-December 2003.
——— 2003, "Disability versus Just Bad Behaviors." *Autism Asperger's Digest*. May-June 2003.
——— 2005, "Learning Social Rules." *Autism Asperger's Digest*. January-February 2005.

Grandin, T. & Duffy, K. 2004, *Developing Talents: Careers for Individuals with Asperger Syndrome and High-Functioning Autism*. Shawnee Mission, KS: Autism Asperger Publishing Company.（テンプル・グランディン／ケイト・ダフィー『アスペルガー症候群・高機能自閉症の人のハローワーク』梅永雄二監修、柳沢圭子訳、明石書店、二〇〇八年）

Grandin, T. & Johnson, C. 2005, *Animals in Translation*. New York: Scribner.（テンプル・グランディン／キャサリン・ジョンソン『動物感覚——アニマル・マインドを読み解く』中尾ゆかり訳、日本放送出版協会、二〇〇六年）

Grandin, T. & Scariano, M. M. 1986, *Emergence: Labeled Autistic*. Novato, CA : Arena Press.（テンプル・グランディン／マーガレット・M・スカリアノ『我、自閉症に生まれて』カニングハム久子訳、学習研究社、一九九四年）

Grant, K. 2005, Private email communication.

Grover, D. 2004, "How to Stop Bullies." *Wrong Planet.net*. http://www.wrongplanet.net/modules.php?name=Articles&pa=showpage&pid=4.

Kats, I., Yellen, A. 2000, *Social Facilitation in Action*. West Hills, CA: Real Life Story Books.

Ledgin, N. 2002, *Asperger's and Self-Esteem: Insight and Hope through Famous Role Models*, Arlington, TX: Future Horizons, Inc.

McAfee, J. 2002, *Navigating the Social World: A Curriculum for Individuals with Asperger's Syndrome, High Functioning Autism and Related Disorders*. Arlington: TX. Future Horizons.

Meyer, R., Root, A., Newland, L. 2003, "Asperger Syndrome Grows Up: Recognizing AS Adults in Today's Challenging World." ASPIRES. http://www.aspires-relationships.com/as_grows_up.htm

Miller, B. L. 1998, "Emergence of Art Talent in Frontal Temporal Dementia." *Neurology.* Vol. 51: 978-981.

Moyes, R.A. 2001, *Incorporating Social Goals in the Classroom*. New York, NY: Jessica Kingsley Publishers.（レベッカ・A・モイズ『自閉症スペクトラム学び方ガイド――社会参加を見通した授業づくり』荒木穂積監訳、森由美子訳、クリエイツかもがわ、二〇〇八年）

Myers, J.M. 2005, Private email communications.

Myles, B.S., Trautman, M.L., Schelvan, R.L. 2004, *The Hidden Curriculum*. Shawnee Mission, KS: Autism Asperger Publishing Company.

Newport, J. 2005, Adapted from "Horses Get Angry Too: But Angry Horses Win Few Races." *Autism Asperger's Digest* . January-February 2005.

Rakovic, P. 2005, Private email communication.

Sanders, R.S. 2002, *Overcoming Asperger's: Personal Experience & Insight*. Murfreesboro, TN: Armstrong Valley Pub. Co.

———2004, *On My Own Terms: My Journey with Asperger's*. Murfreesboro, TN: Armstrong Valley Pub. Co.

———2004, *En Mis Propios Terminos: Mi Jornada con Asperger's*. Murfreesboro, TN: Armstrong Valley Pub. Co.

———2005, Private email communication.

Smith, M. J. 1975, *When I Say No, I Feel Guilty.* New York: Dial Press.

Williams, D. 1992, *Nobody Nowhere: The Extraordinary Autobiography of An Autistic*. New York: Times Books.（ドナ・ウィリアムズ『自閉症だったわたしへ』河野万里子訳、新潮文庫、二〇〇〇年）

———1994, *Somebody Somewhere : Breaking Free from the World of Autism*. New York: Times Book.（ドナ・ウィリアムズ『自

閉症だったわたしへⅡ』河野万里子訳、新潮文庫、二〇〇一年）
Winner, M. G. 2002, *Inside Out : What Makes the Person with Social Cognitive Deficits Tick?* London: Jessica Kingsley Publishers.
———2002, *Thinking About YOU Thinking About ME*. San Jose, CA: Author.
———2004, “Perspective Taking Across the School and Adults Years for Persons with Social Cognitive Deficits.” *Social Spectrum* newsletter, Vol.4-03 / 04.

◆著者紹介

テンプル・グランディン（Dr. Temple Grandin）

1947年生まれ。世界各地の家畜施設を設計する動物科学者。コロラド州立大学で教鞭をとり、自閉症関連の講演や執筆でも活躍中。著書として『アスペルガー症候群・高機能自閉症の人のハローワーク』（ケイト・ダフィーとの共著、梅永雄二監修、柳沢圭子訳、明石書店、2008年）、『我、自閉症に生まれて』（マーガレット・M・スカリアノとの共著、カニングハム久子訳、学習研究社、1994年）、『自閉症の才能開発』（カニングハム久子訳、学習研究社、1997年）ほか多数。

ショーン・バロン（Sean Barron）

1961年生まれ。オハイオ州でフリーランスの記者として活躍する一方、刑務所や動物保護施設でボランティアをしている。著書に、母ジュディとの共著 *There's a Boy in Here* がある。

◆訳者紹介

門脇　陽子（かどわき　ようこ）

津田塾大学学芸学部国際関係学科卒業。

主な翻訳書：シンシア・ウィッタム『きっぱりNO！でやさしい子育て——続 読んで学べるADHDのペアレントトレーニング』（上林靖子・藤井和子監修、明石書店、2003年）、リチャード・ラヴォイ『LD・ADHD・高機能自閉症のある子の友だちづくり』（竹田契一監修、明石書店、2007年）

自閉症スペクトラム障害のある人が
才能をいかすための人間関係10のルール

2009年6月10日　初版第1刷発行
2025年5月10日　初版第8刷発行

著　者　テンプル・グランディン
ショーン・バロン
訳　者　門脇陽子
発行者　大江道雅
発行所　株式会社 明石書店
〒101-0021 東京都千代田区外神田6-9-5
電話　03(5818)1171
FAX　03(5818)1174
振替　00100-7-24505
https://www.akashi.co.jp/

組版・装丁　明石書店デザイン室
印刷　株式会社文化カラー印刷
製本　協栄製本株式会社

定価はカバーに表示してあります。　ISBN978-4-7503-2991-8

自閉症の人の機能的行動アセスメント（FBA）
問題提起行動を理解する

ベス・A・グラスバーグ、ロバート・H・ラルー 著
門眞一郎 訳

■A5判／並製／252頁　◎2500円

社会的に好ましくないとされる問題提起行動の発生理由と強化原因の分析をはじめ、問題提起行動を減少させ、適切な行動を増やすための評価・介入・測定といったアセスメント技法（FBA）の概要を解説。親・教師・支援者が家庭や学校で活用できる実践書です。

●内容構成●

第1章　問題提起行動はなぜ生じるのか
第2章　行動はいかに学習されるか
第3章　着手――機能的行動アセスメントを完了するための最初のステップ
第4章　行動の測定
第5章　誰が何を知っているかを知る
第6章　観察タイム
第7章　仮説の検証
第8章　代替アセスメント・モデル
第9章　すべてをまとめる――アセスメント・プロセスの要約
第10章　ついに行動の機能が分かった――では、どうする？
第11章　特別な状況とトラブル解決作業

自閉症の人の問題提起行動の解決
FBA（機能的行動アセスメント）に基づき支援する

ベス・A・グラスバーグ 著
門眞一郎 訳

■A5判／並製／212頁　◎2500円

問題提起行動の機能を確定させた上で、環境要因を変える、新たな行動を導入する、対応方法を変えるなど、様々な機能をもつ行動の予防・軽減に適した行動支援計画の作り方を解説。問題提起行動をともなうあらゆる人たちに有効なFBAの実践書です。

●内容構成●

第1章　機能的行動アセスメントと行動支援計画――概要
第2章　どのようにして行動は脱学習されるか？
第3章　問題提起行動に打ち勝つ
第4章　代わりに何ができるか？――先行支援で行動を減少させる
第5章　結果に基づく支援方法――問題提起行動の代替スキルを教える
第6章　すべての機能に対する賢明な支援
第7章　特別な考慮事項の管理
第8章　行動支援計画の効果測定
第9章　行動支援計画書の作成
第10章　よくある質問
第11章　問題提起行動の予防法トップ10

〈価格は本体価格です〉